# GUIDE DE
# FITNESS



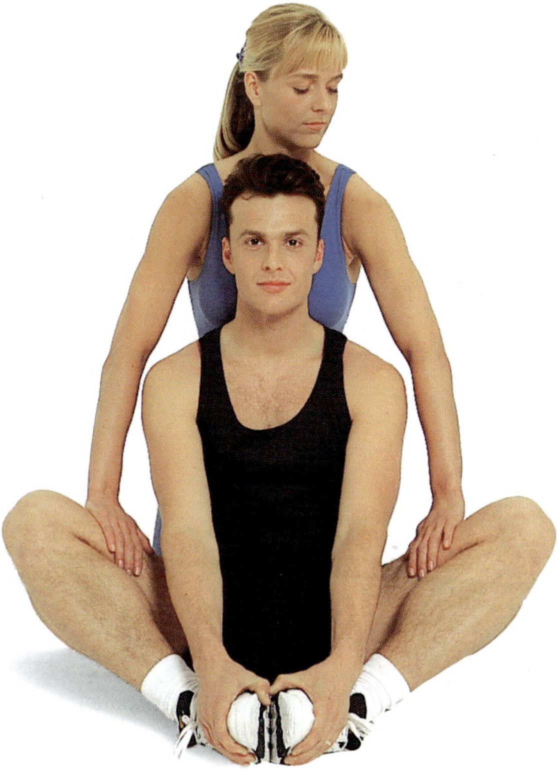

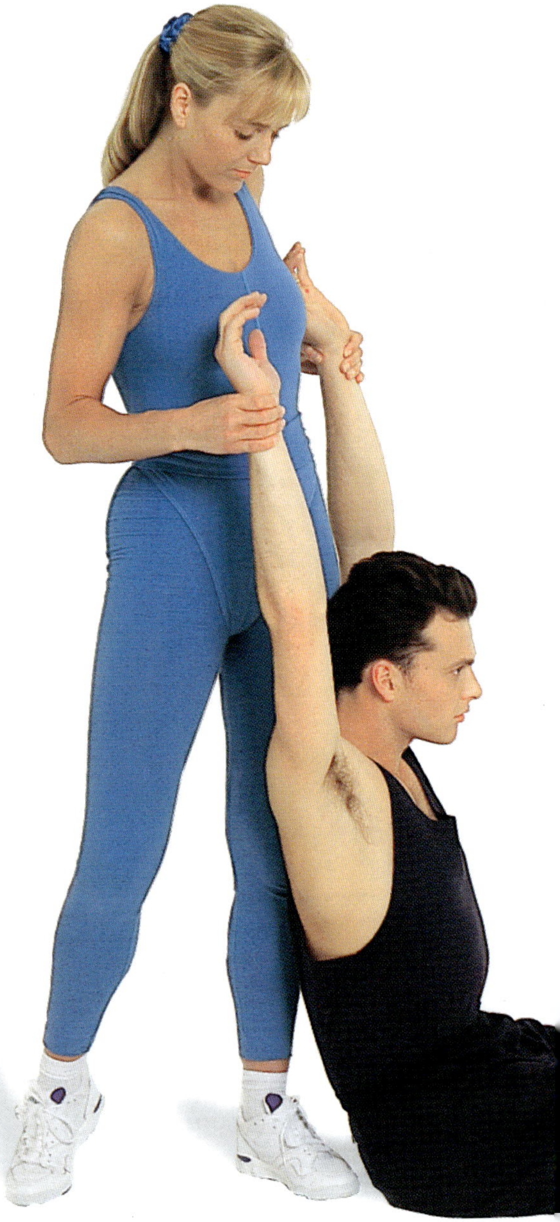

# GUIDE DE FITNESS

## Pour établir votre programme

A. GOODSELL

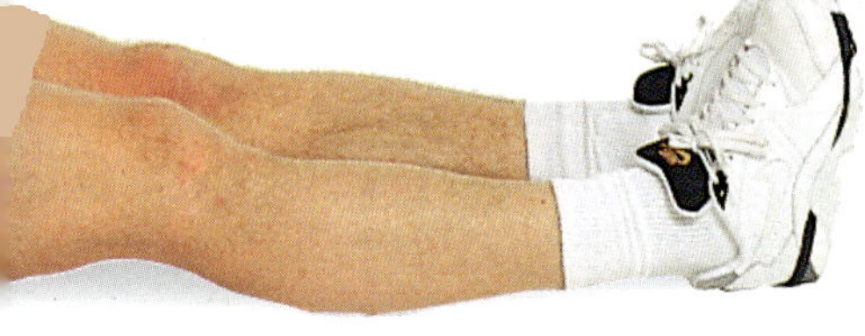

VIGOT

**Traduit de l'anglais** par Eva Vigot



Conceived, edited and designed by
Marshall Editions
**The Old Brewery**
**Blundell Street**
**London N7 9 BH**

Pour l'édition originale parue sous le titre *Your Personal Trainer* :



Dépôt légal : septembre 2003 - ISBN : 2 7114 1634 8

*Imprimé et relié à Dubai par Oriental Press*

# SOMMAIRE



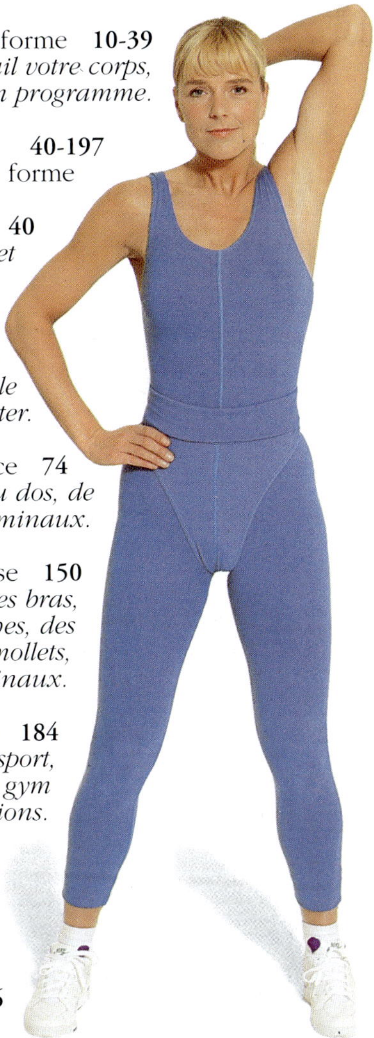

# PRÉFACE

Vous venez de faire l'acquisition du ***Guide pratique de mise en forme*** et, si vous vous en servez de manière régulière, vous obtiendrez des résultats spectaculaires et en retirerez de grandes satisfactions, tant sur le plan physique que sur le plan moral.

L'auteur a en effet acquis une grande expérience par des années de pratique auprès d'une clientèle variée, allant de la mère de famille à l'athlète olympique. Elle vous transmet l'essentiel de son savoir-faire dans cet ouvrage qui s'adresse à tous, hommes et femmes, débutants ou sportifs confirmés, car il permet à chacun de progresser selon son rythme et ses capacités physiques.

Tout au long des chapitres, clairement illustrés de photos en couleurs, vous apprendrez à composer vous-même vos menus d'entraînement en choisissant les exercices qui conviennent le mieux à votre personnalité et à votre niveau de forme, et à suivre vos progrès, semaine après semaine, grâce à une méthode d'évaluation d'une utilisation très simple. Des conseils diététiques complètent votre programme afin de vous permettre d'être vraiment bien dans votre peau.

Vous serez vite enthousiasmé par les résultats obtenus.

Bonne lecture et bonne forme !

# POURQUOI UN GUIDE DE LA FORME ?

Il y a environ dix ans que je m'intéresse à la mise en forme et que je l'enseigne en travaillant avec des groupes et en cours particuliers. Ceci m'a appris que la plupart des gens peuvent presque tout faire s'ils sont suffisamment motivés et si leurs buts de départ sont réalistes.

Lorsque je prends un nouveau client, je lui parle un long moment afin de savoir quels sont ses objectifs et les raisons pour lesquelles il a décidé que pour lui le moment de commencer était venu. En général il y a un catalyseur : nouvel amour, mariage, invitation à se joindre à une équipe, vacances, ou anniversaire important (souvent les trente ou les quarante ans).

Les buts d'un programme de mise en forme sont aussi divers que les raisons : faire un marathon, parcourir un kilomètre à la nage, passer des vacances à vélo, être en forme sur la plage, ou simplement se sentir bien. Il arrive aussi que des clients se remettent d'une blessure et qu'ils veuillent retrouver leur force. Je peux tous les aider à atteindre ces objectifs. Par contre, les gens pour qui je ne peux rien sont ceux qui disent "Je veux ressembler à Arnold Schwarzenegger (ou à Cindy Crawford)". C'est impossible : ces derniers sont nés pour être beaux, ce qui n'est pas le cas pour la majorité d'entre nous.

Tout d'abord, je suggère toujours de bien se regarder dans la glace avec un œil critique. J'évalue aussi la forme, la force, l'endurance aérobie et la souplesse. Une fois cela fait, nous savons l'un et l'autre que nous avons le même but réaliste. Avant de continuer votre lecture, faites une liste de vos ambitions à court et à long terme (la semaine prochaine, le mois prochain, dans six mois, l'année prochaine). Sont-elles réalistes ?

Je ne vous promets pas que ça va être facile, et je ne vous promets pas non plus des résultats rapides. À la plupart des gens, je dis qu'ils vont remarquer une grande amélioration dans six mois et une encore plus importante dans un an s'ils sont persévérants. Ils ne feront peut-être pas encore leur marathon, ils ne soulèveront pas encore 20 kg et ils n'auront pas les muscles dont ils rêvent, mais ils seront sur le chemin de la réussite avec un programme efficace et sans danger.

Nous développons ensemble un programme, puis nous nous rencontrons en général deux ou trois fois par semaine afin que je puisse surveiller les progrès, vérifier la technique, encourager et, surtout, motiver.

Selon les objectifs et les progrès, je teste tous les mois ou tous les trois mois, afin que nous puissions voir tous deux les effets du programme. Parfois nous modifions une activité ou un exercice, ou nous ajoutons une séance. Enfin, mes clients parviennent à leur but : se sentir bien mentalement et physiquement, avec de nouvelles habitudes alimentaires, un cœur alerte, des muscles dont ils sont fiers et une souplesse qu'ils pensaient avoir perdu avec leurs vingt ans.

Ce n'est pas facile, mais rien n'est jamais facile. À l'école j'étais sportive, je pensais même faire une carrière d'éducateur sportif... avant de passer mes vingt ans à profiter de la vie : soirées prolongées, alcool, cigarettes. Puis j'ai enfin réalisé que pour garder sa forme il fallait changer mes habitudes, n'aller à des soirées qu'occasionnellement et non pas toutes les nuits. Ce faisant, j'ai augmenté mon espérance de vie et ai appris que les activités naturelles pouvaient prendre le pas sur les autres. Je crois en effet fermement que la forme vaut toujours le sacrifice de temps, et qu'elle peut être très amusante.

Cet ouvrage est structuré comme mes cours particuliers. Pour moi c'est la façon idéale d'entamer un programme de mise en forme : j'aurais bien aimé jadis avoir un guide personnel. Certains cours sont excellents, certes, mais, croyez-moi, les professeurs, même doués et impliqués, ne peuvent surveiller tout le monde et donner des conseils constructifs à tous ceux qui en ont besoin, même si le nombre d'élèves est limité.

Je ne peux évidemment vous voir faire vos exercices, mais si vous les lisez attentivement avant de les faire, et si vous essayez "à blanc" ceux pour lesquels vous n'êtes pas sûr d'avoir la bonne technique avant de commencer à soulever des poids, vous aurez le même soutien que si j'étais près de vous.

Les conseils qui accompagnent de nombreux exercices sont ceux que je considère avoir été les plus utiles tout au long de mes années d'enseignement. Je les donne au moins une fois par jour.

J'aime ce que je fais : peu de choses sont plus satisfaisantes que d'aider les autres à atteindre leurs objectifs et à déverrouiller leur véritable moi, et ce n'est pas un processus à sens unique. Tous ceux avec qui j'ai travaillé m'ont apporté quelque chose, et beaucoup de ce qu'ils m'ont appris figure dans ce livre.

Les seules personnes que je refuse sont celles dont les objectifs ne sont pas réalistes et celles qui ne sont pas prêtes à travailler sérieusement. Dans ces conditions, quel que soit votre but, j'espère que vous allez trouver dans cet ouvrage tout ce dont vous avez besoin.

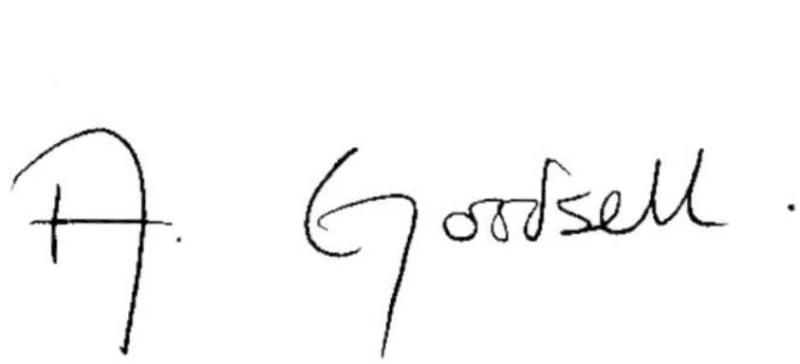

Ann Goodsell

# LA FORME QU'EST-CE QUE C'EST ?

Il est facile de dire : "je veux être en meilleure forme", d'ailleurs, la plupart d'entre nous le dit souvent. Cependant, définir la forme est plus problématique. Tout d'abord, il y a différentes sortes de forme. Un marathonien ne fait pas cinq sets plus facilement qu'un champion de tennis ne court un marathon ; et pourtant, tous deux sont en forme.

Le sens du mot forme varie aussi selon les individus. Certains veulent être en meilleure forme pour faire un sport, par ambition (courir un marathon, faire le tour de France à vélo). Cependant, beaucoup d'entre nous veulent simplement se sentir mieux, avoir l'air en forme, avoir encore un peu d'énergie en fin de journée, être émotionnellement stables et s'amuser un peu. Nous n'aimons ni avoir des kilos en trop, ni être constamment fatigués et stressés.

La mise en forme peut vous aider à tous ces niveaux. Vous serez un meilleur sportif, si c'est ce que vous recherchez, mais votre graisse va aussi fondre en faveur des muscles (vous allez donc perdre du poids) et tonifier ces nouveaux muscles, ce qui va améliorer votre apparence. Cela va vous donner de la force et de la résistance, vous aider à vous relaxer et améliorer votre sommeil. Faire régulièrement de l'exercice augmente la vitesse de mouvement et permet une meilleure coordination et concentration. Enfin cela procure un sentiment de bien-être.

Ce livre traite de la forme en général, qui se compose de l'endurance aérobie, de la force (souvent divisée en force musculaire et en endurance musculaire) et de la souplesse. En général nous sommes bons à l'une ou l'autre (la souplesse étant la plus négligée), mais votre but devrait être d'atteindre une bonne moyenne dans les trois, et dans chaque partie de votre corps.

L'exercice aérobie est essentiel : un cœur robuste et sain et des poumons efficaces sont à la base d'une vie saine. En vieillissant, serez-vous capable de jouer avec vos petits enfants ou de courir pour attraper le train ? Les infarctus n'arrivent pas qu'aux autres, et bien que beaucoup de gens en réchappent, leur vie n'est plus jamais la même.

Musculation ne veut pas dire confiné aux muscles. La force et l'endurance musculaires donnent un bon support à votre squelette et améliorent votre posture. Ces facteurs seuls vous seront d'une grande utilité en vieillissant. Des muscles sains et forts donnent aussi à votre corps forme et tonus.

La souplesse vous permettra de rester mobile malgré l'âge. Savez-vous que de nombreux problèmes de mobilité rencontrés par les vieillards auraient pu être évités ?

Vous avez probablement découvert les raisons pour lesquelles cette approche multiple est si importante sans en être conscient. Les femmes participent à des classes d'aérobic et ne voient pas de changement dans la forme de leur corps. C'est parce qu'il n'y a pas assez de développement de la forme tous azimuts. Pour changer votre silhouette, un programme qui combine l'aérobic et l'entraînement de la force est nécessaire.

Par ailleurs, les hommes qui jouent au football ou au rugby le week-end finissent par avoir des problèmes de genoux et de tendons, principalement à cause de leur manque de souplesse. La vigueur et la force ne représentent qu'une partie de l'entraînement : il faut aussi faire du stretching.

Si votre but est d'améliorer votre niveau de forme, lisez l'introduction, testez-vous (pp. 22-27), puis regardez l'évaluation générale, pour voir ce ce que vous avez à faire.

**AUTRES TYPES DE FORME**

Ce livre peut aussi être utilisé par ceux qui ne recherchent pas impérativement une amélioration de leur forme générale. Lisez d'abord l'introduction, puis testez-vous : si vous désirez vous entraîner pour un sport, allez pp. 192-197 ; si votre but est la forme aérobie par dessus tout, choisissez un programme dans les pp. 58-73 ; si vous voulez vous entraîner à la force ou au tonus musculaire, faites les exercices de force des pp. 78-149.

Enfin, attention. Quel que soit votre but principal, ne négligez pas les autres composantes de la forme : il est important de s'occuper de son corps en entier. Les programmes aérobics comprennent des exercices complémentaires de force : utilisez-les. Puis, après avoir renforcé une partie de votre corps, étirez-la.

Un vélo d'appartement est un moyen efficace d'améliorer votre forme aérobie, c'est l'une des clés pour une vie plus saine et plus longue.

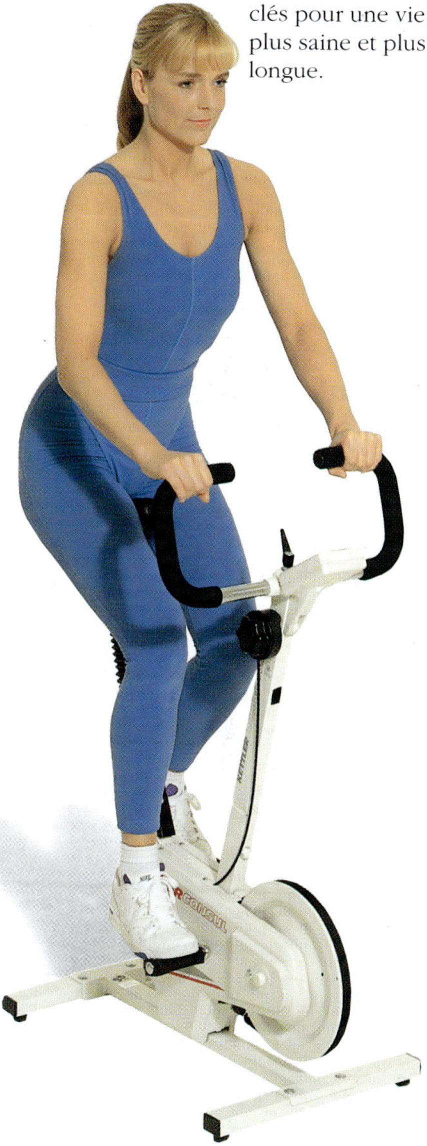

# VOTRE CORPS ET L'EXERCICE

La mesure de base de votre forme est la façon dont bat votre cœur. C'est un muscle dont les contractions pompent le sang dans le corps, et qui distribue l'oxygène contenu dans le sang (qui entre dans le corps par les poumons) dans les muscles. Mais, à la différence de tous les autres muscles, le cœur doit travailler continuellement pour entretenir la vie.

Puisque c'est un muscle, vous pouvez l'entraîner à améliorer sa performance. La façon de le faire est d'augmenter le travail de vos muscles, en commençant par le jogging par exemple. Pour satisfaire à l'augmentation d'oxygène demandée par les muscles, votre cœur doit pomper plus de sang, son efficacité ainsi améliorée a aussi un effet sur les poumons et sur les systèmes circulatoire et respiratoire. Ce type d'entraînement s'appelle aérobie (qui utilise de l'oxygène).

Avec le temps, alors que vous entraînez votre système aérobie, votre corps devient plus efficace à prendre l'oxygène du sang. Votre cœur commence donc à battre plus doucement et plus fortement; il travaille moins pour obtenir les mêmes résultats.

Beaucoup de ceux qui décident d'améliorer leur forme le font à cause des bienfaits évidents pour le cœur, les poumons et la circulation. L'autre avantage majeur du travail aérobie, est l'amélioration du taux de métabolisme de votre consommation d'énergie. Si vous suivez un programme d'entraînement aérobie et mangez intelligemment, vous devriez également perdre de la graisse.

Toutes les activités ne dépendent

Les premiers stades d'une activité brûlent les réserves d'énergie du corps qui sont rapidement épuisées. L'augmentation de la demande déclenche le système aérobie.

**ANAÉROBIE**

Les réserves d'ATP stockées dans les muscles vous permettent de travailler environ 10 secondes, puis l'action du PC (phosphate créatine) en synthétise plus, ce qui donne encore 10 secondes. Ensuite, l'énergie vient du glycogène, dont le déchet est l'acide lactique.

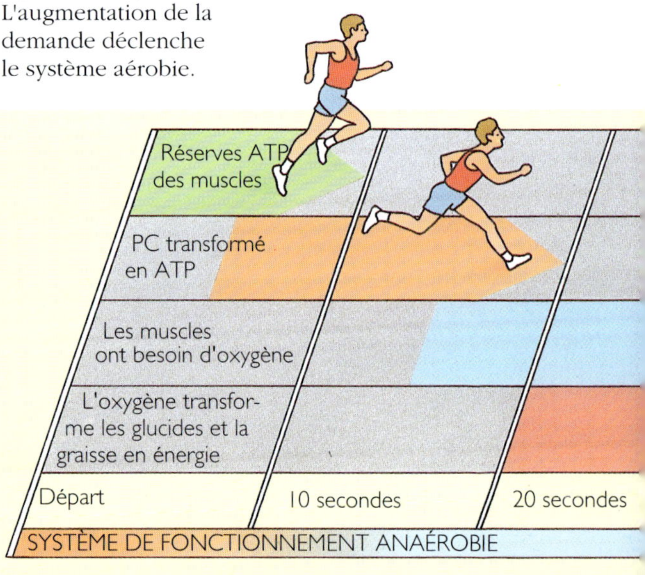

pas de l'efficacité du système aérobie de votre corps. Les muscles eux-mêmes contiennent des réserves d'énergie qui peuvent être utilisées lors de courtes périodes d'activité (courir pour attraper le bus ou le train) ou pour certaines activités sportives - le sprint par exemple.

Vos muscles travaillent de cette façon entre 10 et 30 secondes avant que la fatigue ne s'installe; puis ils commencent à s'alourdir (à cause de l'accumulation d'acide lactique). Ce type d'activité s'appelle anaérobie (sans oxygène). Tout exercice intensif et de courte durée utilise le système anaérobie du corps.

Dans un programme de mise en forme vous pouvez entraîner votre système aérobie ou anaérobie, ou les deux. Si vous voulez faire un marathon, concentrez-vous sur le travail anaérobie. Lorsque votre cœur et vos poumons commenceront à être plus efficaces, vous pourrez courir sur de plus longues distances avant d'être fatigué. Les autres activités aérobies comprennent la marche au pas, la danse, le patin à roulette ou à glace, le ski de fond et les suggestions des pp. 58-73.

Si votre but est d'être bon au sprint ou à la course de haies, de jouer au tennis, au squash ou de soulever des haltères (principales activités anaérobies), concentrez-vous sur l'accroissement de vos réserves d'ATP (adénosine triphosphorique) et sur votre tolérance à l'élaboration d'acide lactique lors de courts moments d'activité intense. De cette façon vous augmenterez la période qui précède l'entrée en jeu de votre système aérobie.

Si vous voulez améliorer les deux systèmes, composez un programme d'entraînement mixte (voir pp 190-191).

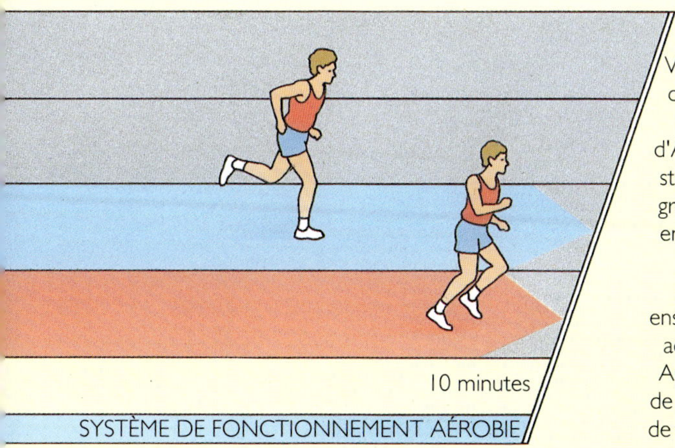


**AÉROBIE**

Votre système aérobie commence à travailler lorsque les réserves d'ATP sont épuisées. Les stocks de glucides et de graisse sont transformés en énergie. Pendant 1 à 2 minutes les deux systèmes travaillent ensemble, puis le système aérobie prend le relais. Après 10 minutes, 85 % de votre énergie provient de votre système aérobie.

Les trois fonctions les plus importantes du squelette sont de supporter et de donner une forme au corps, de protéger les organes internes vulnérables et de fournir un support aux muscles.

Les 200 os du corps sont trop rigides pour plier, mais ils sont tenus entre eux aux articulations par des tissus cellulaires connectifs flexibles. Tous les mouvements qui changent la position des parties osseuses du corps ont lieu aux articulations. La structure d'une articulation et la nature des tissus cellulaires connectifs détermine sa liberté de mouvement. Plus les os sont bien ajustés, plus les articulations sont fortes, mais les mouvements autour de cette articulation sont aussi plus restreints.

Les articulations dans lesquelles il n'y a pas de cavité (ou d'espace) entre les os, et où le tissu entre ces os est fibreux, sont classées dans la catégorie fixe. Celles avec cavité, appelée cavité synoviale, permettent un mouvement libre. Ces articulations courent plus le risques de blessure.

Aux articulations synoviales, les os ne sont ni reliés par du cartilage - bien que leurs extrémités en soient couvertes (et qui agit comme amortisseur) - ni par du tissu fibreux; à la place il n'y a pas de cassure dans le tissu fibreux qui entoure les os. Les parois d'une cavité synoviale sont doublées par la membrane synoviale qui sécrète un liquide lubrifiant pour les articulations. De nombreux muscles sont attachés aux articulations synoviales, et lorsque vous vous échauffez (voir pp 36-37), ce processus de sécrétion se met en marche.

Les articulations synoviales sont maintenues entre elles par des ligaments, bandes de tissus fibreux. Le degré de mouvement autour d'une articulation synoviale est déterminé par le type d'articulation (au nombre de six) et par la position des ligaments, des tendons et des muscles attachés à l'os.

Les articulations à emboîtement réciproque permettent le mouvement dans n'importe quel sens. De nombreux muscles y sont attachés, ce qui rend l'échauffement impératif. Les articulations à charnière permettent le mouvement sur un seul plan; celles à glissement sont généralement plates, ne permettant que des mouvements de côté et d'avant en arrière; aux articulations pivot le mouvement est rotatif. Les articulations condyloïdes et de la selle permettent seulement la flexion et l'extension.

**POUR ÉVITER LES PROBLÈMES**

Une façon d'éviter les problèmes avec vos os est de vous assurer que les muscles qui les supportent sont robustes et souples. Une bonne posture est également importante (voir p. 77). Enfin échauffez-vous bien.

**ARTICULATIONS SYNOVIALES**

**A** Cou : pivot
**B** Épaule : emboîtement réciproque ; là où l'humérus s'emboîte dans la clavicule : condyloïde
**C** Coude : charnière
**D** Poignet : pivot; base du pouce : selle
**E** Doigts : glissement
**F** Hanche : emboîtement réciproque
**G** Genou : charnière
**H** Cheville : charnière

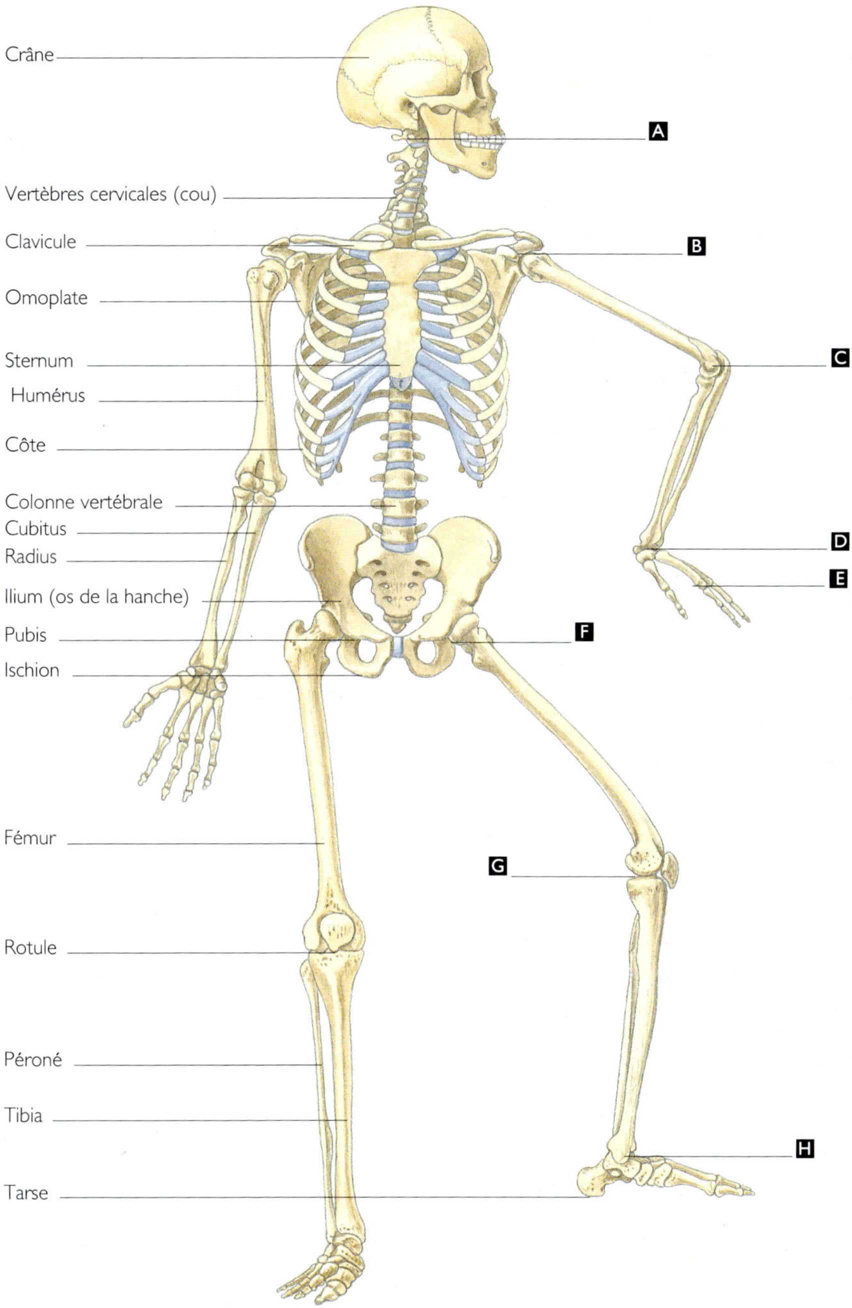
Crâne
A
Vertèbres cervicales (cou)
Clavicule
B
Omoplate
Sternum
C
Humérus
Côte
Colonne vertébrale
Cubitus
D
Radius
E
Ilium (os de la hanche)
Pubis
F
Ischion
Fémur
G
Rotule
Péroné
Tibia
H
Tarse

# VOTRE CORPS • Muscles et tendons

Le corps contient quelque 650 muscles volontaires (ceux que vous contrôlez) qui sont attachés au squelette et qui vous permettent de bouger et de vous tenir droit. Le type de fibres qui forment les muscles (voir pp. 18-19), la longueur du corps du muscle et sa force sont les facteurs qui limitent vos possibilités.

Les fibres des tendons sont similaires, mais composées de tissus plus robustes. Un muscle peut se déchirer, pas un tendon. Les tendons fixent le muscle à l'os. Le plus fort, le tendon d'Achille, relie le jumeau à la cheville.

Il n'est pas nécessaire de connaître la fonction de chaque muscle pour suivre un programme de mise en forme, mais il est important de connaître les principaux groupes de musculaires (car ce sont ceux que vous allez utiliser) et de savoir comment les solliciter. Dans ce livre, au début de chaque exercice, les muscles qui travaillent sont indiqués. "Sentir" l'exercice au bon endroit est le moyen le plus sûr de savoir si vous le faîtes correctement.

Il est également important de se souvenir de faire travailler le groupe de muscles opposé afin que votre corps soit équilibré.

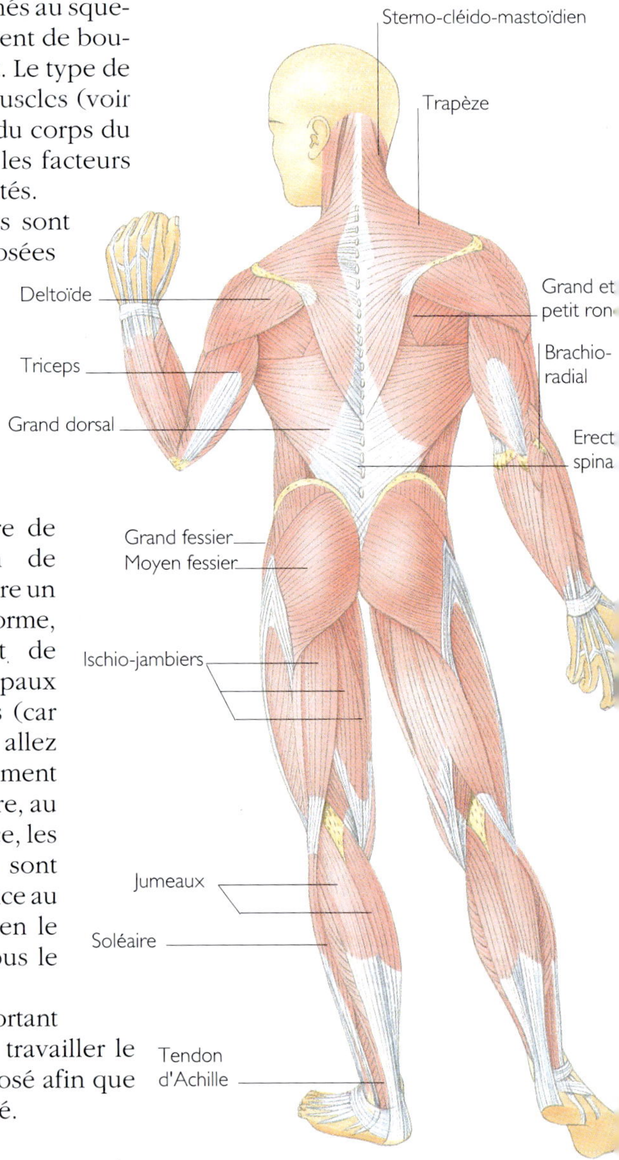


Par exemple, chez beaucoup de gens les triceps (à l'arrière du bras) sont faibles tandis que les biceps (à

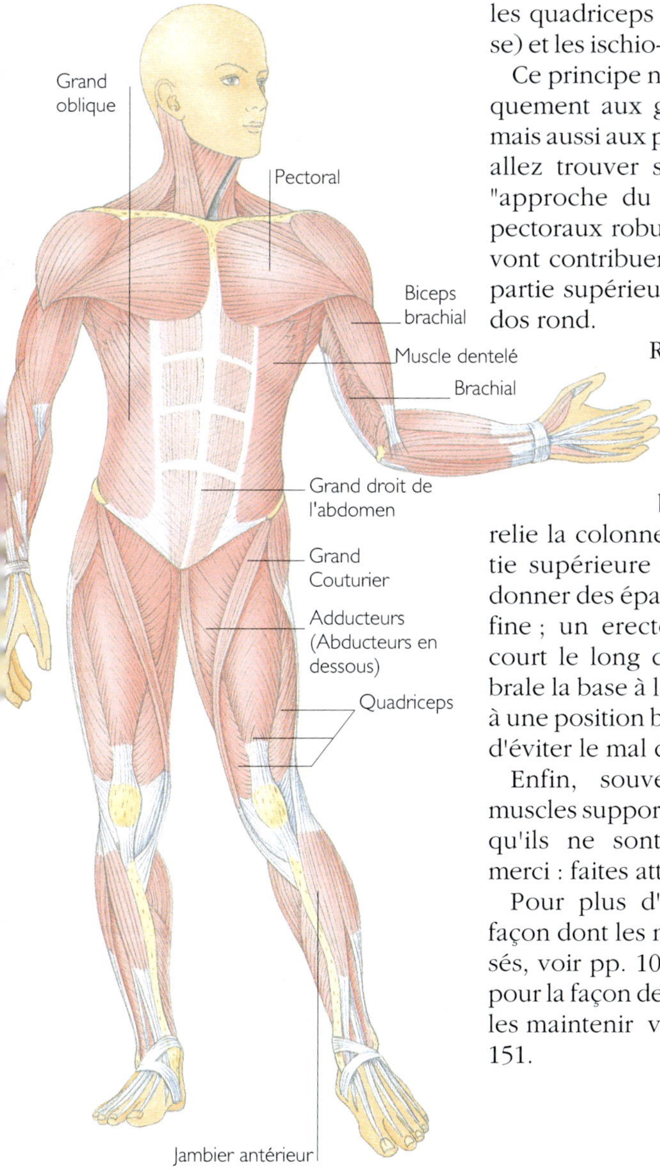


l'avant) sont forts ; si vous faites travailler uniquement vos biceps vous stressez vos triceps. De même pour les quadriceps (à l'avant de la cuisse) et les ischio-jambiers (à l'arrière).

Ce principe ne s'applique pas uniquement aux groupes de muscles, mais aussi aux parties du corps (vous allez trouver souvent l'expression "approche du corps entier"). Des pectoraux robustes (sur la poitrine) vont contribuer, si vous négligez la partie supérieure du dos, à avoir le dos rond.

Réfléchissez aussi à ce que le renforcement des muscles peut faire pour vous. Un grand dorsal bien développé (qui relie la colonne vertébrale à la partie supérieure du bras) peut vous donner des épaules larges et la taille fine ; un erector spinal fort (qui court le long de la colonne vertébrale la base à la poitrine) contribue à une position bien droite (et permet d'éviter le mal de dos).

Enfin, souvenez-vous que les muscles supportent la pression, mais qu'ils ne sont pas corvéables à merci : faites attention.

Pour plus d'informations sur la façon dont les muscles sont composés, voir pp. 10-11, 18-19, 210-211 ; pour la façon de les développer et de les maintenir voir pp. 74-75 et 150-151.

# **VOTRE CORPS** • Types et potentiels

Sans tenir compte des objectifs de votre programme de mise en forme, votre corps peut imposer des limites à ce que vous avez décidé. Regardez-vous dans le miroir. De quel type général êtes-vous (ci-dessous) ? Il y a 3 types morphologiques de base, et bien que les exemples "purs" soient rares, la plupart des gens tendent à faire partie d'un type plutôt que d'un autre.

Votre morphologie détermine votre capacité de développement musculaire et aussi, l'éventail des activités qui vous conviennent le mieux. En général les endomorphes font plutôt du vélo, de la marche, de la natation ainsi que de l'aérobic de faible impact et de l'aquagym ; les mésomorphes font des haltères, du circuit d'entraînement, des arts martiaux, du ski et des sports de raquette ; les ectomorphes enfin, préfèrent le marathon, le vélo, l'aérobic et les haltères.

Également importante pour déterminer vos objectifs, votre forme. Ici les tableaux taille/poids n'ont aucun sens; l'indicateur sur lequel on peut se fier pour savoir si on doit perdre du poids est le taux de graisse et l'endroit où cette graisse est accumulée. Ceci est régi par le type physique et par le sexe : chez les hommes, la graisse s'installe à la taille, aux épaules et sur la partie supérieure du bras, tandis que chez les femmes elle se place de

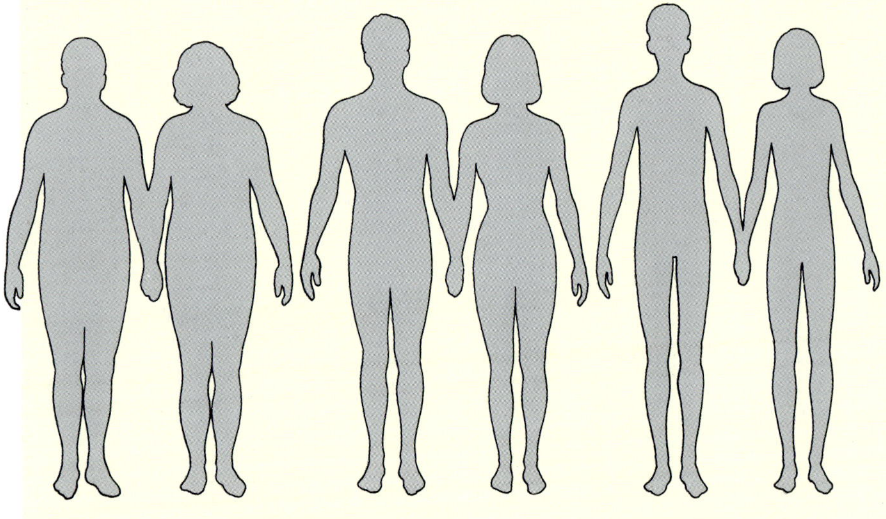

Endomorphes : petits os ; tête large ; épaules tombantes ; poitrine large ; cou et membres courts ; fesses lourdes ; hanches larges ; prennent facilement du poids.

Mésomorphes : os lourds ; poitrine et épaules larges ; forme classique triangulaire ; bon développement potentiel ; ont peu d'excès de graisse.

Ectomorphes : os longs ; minces ; cou et membres longs ; tronc court ; poitrine et fesses étroites peu de graisse ; potentiel de développement musculaire peu important.

préférence à la taille, aux hanches, sur les cuisses, sur la partie supérieure des bras, sur la poitrine et sous les omoplates. Les conseillers de mise en forme utilisent des calibres pour mesurer avec précision la graisse corporelle. Pour vous évaluer vous-même, tenez votre bras comme montré ci-dessous et attrapez autant de chair que vous pouvez de l'arrière de votre bras. Si vous pouvez pincer 2,5 cm ou plus, vous devriez perdre de la graisse ; insistez sur le travail aérobie dans votre programme.

Le troisième facteur qui a un effet sur votre programme de mise en forme est la composition de vos fibres musculaires et leur capacité de développement (ci-dessous). Les longueurs du corps du muscle sont généralement les mêmes dans les parties supérieure et inférieure du corps, et donc votre mollet et vos biceps sont de bons indicateurs du développement potentiel de tous vos muscles.

En général, les muscles sont composés de pourcentages égaux de fibres à contraction lente (pour les longues périodes de travail de faible intensité) et de fibres à contraction rapide (pour les courts instants de travail intensif). Une proportion plus importante de fibres à contraction lente limite donc le potentiel de développement musculaire.

Pour vous tester le mollet, tenez-vous sur une jambe, et sur la pointe des pieds. Repérez la fin de la saillie de muscles près du talon. Pour le biceps, pliez le bras et serrez le poing. Sentez où le muscle commence près du coude.

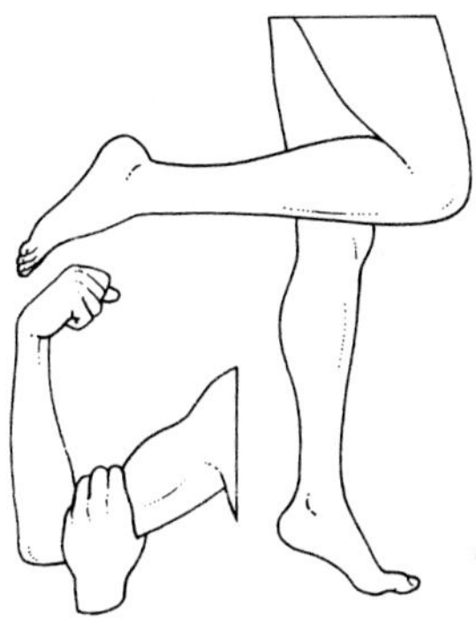

Si votre muscle s'arrête en plein milieu de votre mollet, ou si vous pouvez placer deux doigts entre le biceps et le coude (à droite), vous avez un potentiel moyen. Un muscle qui atteint pratiquement le talon, ou un biceps qui laisse la place à un doigt (à gauche) a un gros potentiel.

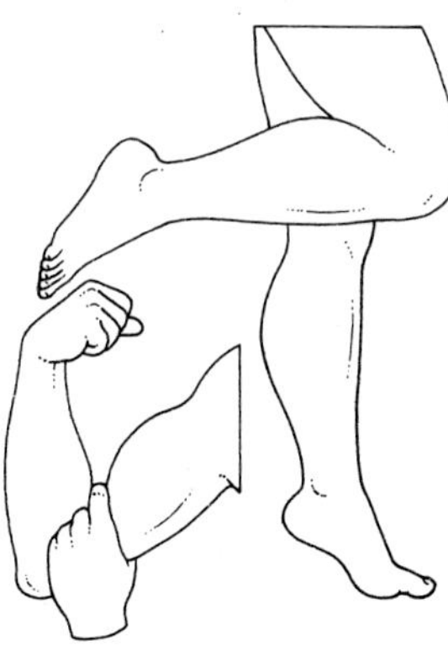

Si le muscle du mollet fait saillie près du genou (à gauche), vous avez un faible potentiel de développement. Si vous pouvez placer trois doigts entre le biceps et le coude, à l'endroit le plus développé, vos biceps vont ressembler à une balle de tennis sous la peau.

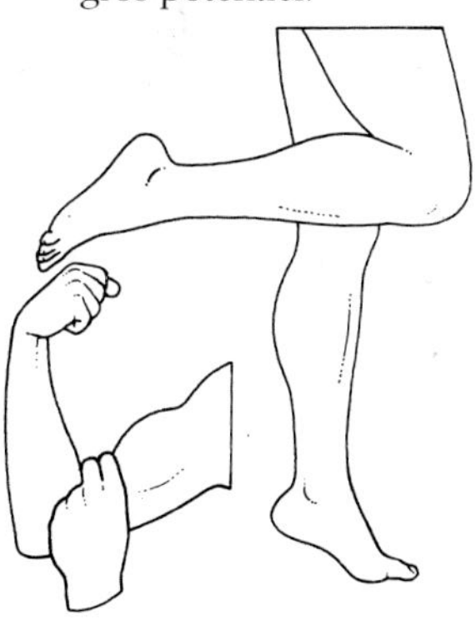

# VOTRE CŒUR

Pour vous assurer que vous travaillez à un niveau correct d'intensité pour votre corps, il faut savoir surveiller les battements de votre cœur avant, pendant et après l'exercice. Le pouls offre la mesure la plus facile et bien que ce soit un peu difficile au début, ce sera rapidement de la routine.

Pour obtenir de meilleurs résultats, déterminez votre pouls au repos dés le réveil, pendant que vous êtes reposé et calme. Il faut une montre avec troteusse.

Plus on fait de l'aérobic, plus l'éfficacité du cœur augmente, et plus le pouls au repos devient faible. Notez les résultats.

## COMMENT SE PRENDRE LE POULS

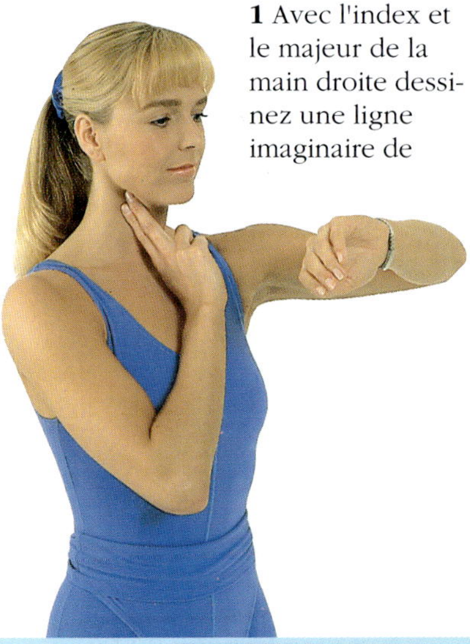

**1** Avec l'index et le majeur de la main droite dessinez une ligne imaginaire de l'oreille droite à la partie la plus large de la mâchoire.

**2** Baissez les doigts sous la mâchoire jusque sur la bande ferme de muscles qui descend le long du cou.

**3** Vous devriez maintenant sentir la palpitation de l'artère carotide sous vos doigts.

**4** Pressez doucement.

**5** Lorsque vous avez trouvé la pulsation, commencez à compter 0 pour la première, puis 1, 2, 3 pendant 10 secondes.

**6** Une fois que vous savez que vous sentez et comptez bien, multipliez votre compte de 10 secondes par 6 pour avoir votre taux au repos.

**7** Répétez le test pendant l'exercice pour être sûr que vous travaillez dans votre plage d'entraînement à atteindre et non au-dessus du maximum de sécurité.

TAUX DE PULSATIONS AU REPOS

| HOMMES | | | | |
|---|---|---|---|---|
| Âge | Faible | Moyen | Bon | Excellent |
| 20-29 | 86+ | 70-84 | 62-68 | 60 ou moins |
| 30-39 | 86+ | 72-84 | 64-70 | 62 ou moins |
| 40-49 | 90+ | 74-88 | 66-72 | 64 ou moins |
| 50+ | 90+ | 76-88 | 68-74 | 66 ou moins |
| FEMMES | | | | |
| 20-29 | 96+ | 78-94 | 72-76 | 70 ou moins |
| 30-39 | 98+ | 80-96 | 72-78 | 70 ou moins |
| 40-49 | 100+ | 80-98 | 74-78 | 72 ou moins |
| 50+ | 104+ | 84-102 | 76-82 | 74 ou moins |

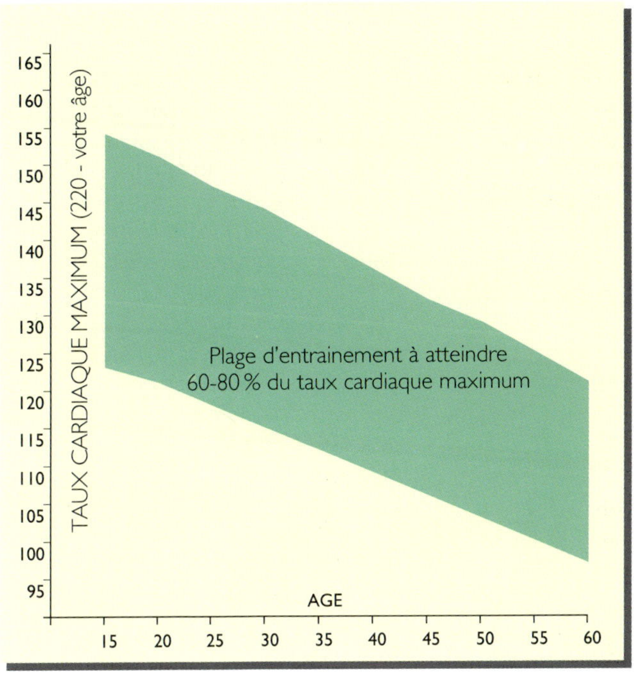


Le graphique (*à gauche*) donne une indication au premier coup d'œil de votre plan d'entraînement à atteindre. Cherchez votre âge sur l'axe horizontal puis lisez-en les limites supérieures et inférieures sur l'axe vertical. La base de travail de tout entraînement doit se trouver dans ces limites.

## PLAGE D'ENTRAÎNEMENT À ATTEINDRE (PEA)

En théorie vous pouvez travailler à n'importe quelle intensité, en pratique il y a des limites au-delà desquelles il est dangereux de pousser votre cœur. Le taux maximum de celui-ci doit être de 220 moins votre âge. Il y a une formule mathématique complexe par laquelle on peut déterminer son taux de pulsations pendant l'effort, mais il est plus simple d'utiliser le graphique ci-dessus.

Pendant votre échauffement (voir pp. 36-37), il faut viser à augmenter vos pulsations de repos à 40-50 % de leur maximum. Lorsque vous travaillez, poussez ce taux à 60-80 %. N'allez pas au-dessus de la limite supérieure.

### CONSEILS DE L'ENTRAÎNEUR

- Prendre le pouls au poignet peut être délicat. Tournez votre poignet droit vers le haut. Placez l'index et le majeur de la main gauche à environ 2,5 cm du poignet.
- La méthode la plus précise pour prendre le pouls est d'utiliser un pulsomètre. Lisez attentivement la notice.

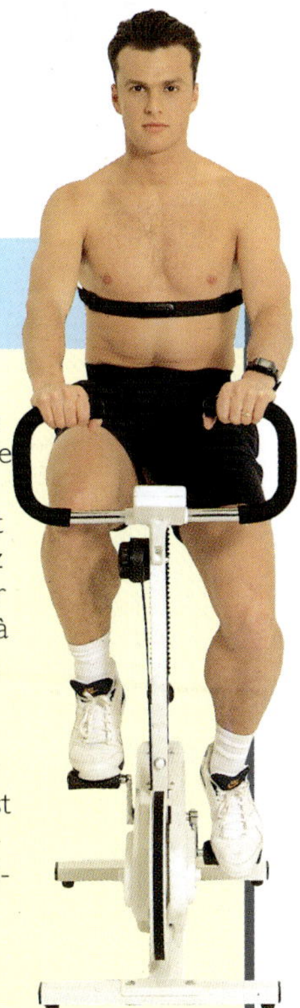

# TESTS D'ENDURANCE

Déterminer l'état de votre forme est la première chose à faire dans l'analyse détaillée de votre condition physique. Pour y arriver vous devez tester vos capacités dans les trois domaines de base suivants : endurance, force musculaire et souplesse. À l'aide des résultats des tests des pages suivantes vous saurez exactement où commencer votre programme de fitness.

Ces tests sont personnels. On peut demander l'aide d'un partenaire pour s'assurer de la précision des résultats, mais ils ne doivent jamais devenir une compétition. Chaque individu est différent, et ce qui semble être facile pour l'un peut poser des problèmes à l'autre. Ne vous découragez en aucun cas si vous réussissez moins bien, ou si vos progrès semblent moindres que ceux d'autres personnes.

Échauffez-vous avant chaque test (voir pp. 36-37). Notez vos résultats, l'heure, et comment vous vous sentez après. Faites toujours vos tests à la même heure.

L'endurance aérobie est l'efficacité du travail cardiaque (voir aussi pp. 12-13 et 56-57). Pour tester votre forme aérobie, vous devez commencer par mesurer votre pouls au repos (voir pp. 20-21). Le test lui-même donne une indication sur l'efficacité de votre cœur et de vos poumons à fournir à vos muscles un apport en oxygène, en déterminant le temps qu'il faut au cœur pour reprendre un rythme normal. Si votre taux de récupération est dans la catégorie faible, n'allez pas plus loin et consultez un médecin.

Le taux de récupération du pouls est essentiel à l'évaluation de votre condition physique. Répétez ce test au terme de chaque menu de 10 semaines (pp. 40-55) ou de chaque programme (pp. 58-73) et notez les résultats à chaque fois que vous changez de catégorie.

| FRÉQUENCE DU POULS DE RÉCUPÉRATION APRÈS 30 SECONDES | | | | |
|---|---|---|---|---|
| HOMMES | | | | |
| Âge | Faible | Moyen | Bon | Excellent |
| 20-29 | 102+ | 86-100 | 76-84 | 74 ou moins |
| 30-39 | 102+ | 88-100 | 80-86 | 78 ou moins |
| 40-49 | 106+ | 90-104 | 82-88 | 80 ou moins |
| 50+ | 106+ | 92-104 | 84-90 | 82 ou moins |
| FEMMES | | | | |
| 20-29 | 112+ | 94-110 | 88-92 | 86 ou moins |
| 30-39 | 114+ | 96-112 | 88-94 | 86 ou moins |
| 40-49 | 116+ | 96-114 | 90-94 | 88 ou moins |
| 50+ | 118+ | 100-116 | 92-98 | 90 ou moins |

## TEST DU STEP

Respirez normalement pendant toute la durée du test.

**PHASE 1**

**1** Position debout à moins de 30 cm du step, de la marche ou du banc. Hauteur maximale de la marche 20-25 cm.

**2** Dos droit, poitrine sortie, abdominaux rentrés.

**3** Flexion légère des genoux, fessiers rentrés, mains posées sur les hanches.

**4** Montez sur la marche, posez d'abord le talon, puis la demi-pointe du pied. Ne vous penchez pas en avant. Gardez le torse droit.

**PHASE 2**

Montez et descendez aussi rapidement que vous le pouvez (levez d'abord le pied droit puis le gauche, abaissez le pied droit puis le gauche) pendant 3 minutes.

**6** Reposez-vous pendant 30 secondes, puis prenez votre pouls.

1

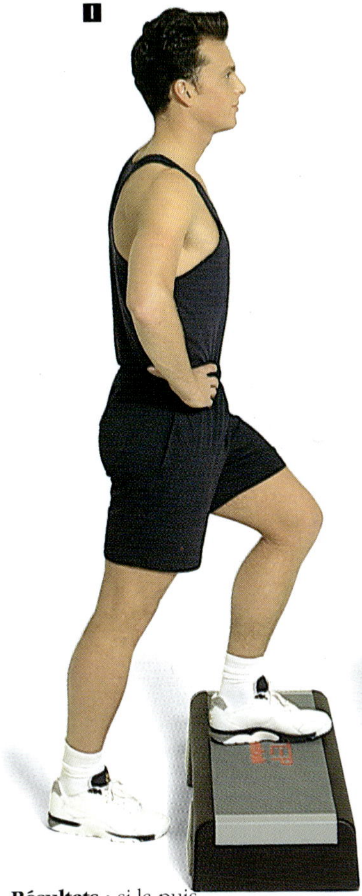

2

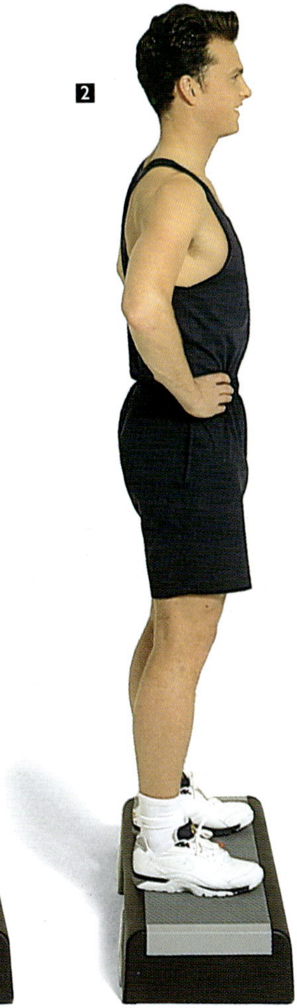

**Résultats :** si la puissance de récupération est faible ou moyenne, commencez avec le menu débutants. Si elle est bonne, voire excellente, commencez avec le menu confirmé et montez au niveau supérieur, si c'est encore trop facile.

**ATTENTION**

Un temps de récupération cardiaque insuffisant indique une endurance extrêmement faible. Consultez un médecin. En cas d'essoufflement, de nausées ou de vertiges, arrêtez immédiatement et consultez votre médecin.

# TESTS DE FORCE

La force est la capacité de vos muscles à exécuter et à soutenir un mouvement contre une résistance. Des muscles puissants soutiennent votre squelette et vous aident à maintenir votre corps droit. Une fois que vous aurez atteint une certaine force musculaire, vous pourrez choisir de travailler votre endurance musculaire, de former et tonifier vos muscles, sans pour autant en augmenter le volume. Dans tous les cas, vous devez d'abord évaluer le niveau de votre force. Pour plus de renseignements sur la force voir pp. 74-75.

Dans le but de tester votre force musculaire et d'interpréter efficacement les résultats de ces tests, vous devez d'abord faire une évaluation préliminaire de votre forme, basée sur les catégories définies ci-dessous.

**ANALYSE DES RÉSULTATS**

Étant donné que les catégories se chevauchent, choisissez un niveau moyen, et n'hésitez pas à en changer si vous pensez que c'est trop facile ou trop difficile. Si vous vous estimez entre débutant et moyen, et si deux de vos résultats sont faibles ou moyens, commencez au niveau débutant. Si deux de vos résultats sont bons ou excellents, commencez au niveau moyen (mais n'hésitez pas à descendre au niveau débutant si c'est trop difficile). Si vous vous estimez confirmé ou entraîné et si deux de vos résultats sont faibles ou moyens, commencez au niveau moyen ; si deux ou plus sont bons ou excellents, commencez au niveau entraîné.

**DÉBUTANT**
Vous ne faites jamais d'exercices et/ou vous avez plus de 50 ans

**MOYEN**
Vous avez pratiqué par intermittence l'année dernière

**CONFIRMÉ**
Vous pratiquez régulièrement 3 à 4 fois par semaine

**ENTRAÎNÉ**
Vous menez une vie sportive

**POMPE**

**1** Une fois votre niveau déterminé, choisissez la position appropriée (voir pp. 102-104)

**2** Faites autant de pompes que vous pouvez, dans la bonne position.

**3** Notez votre résultat

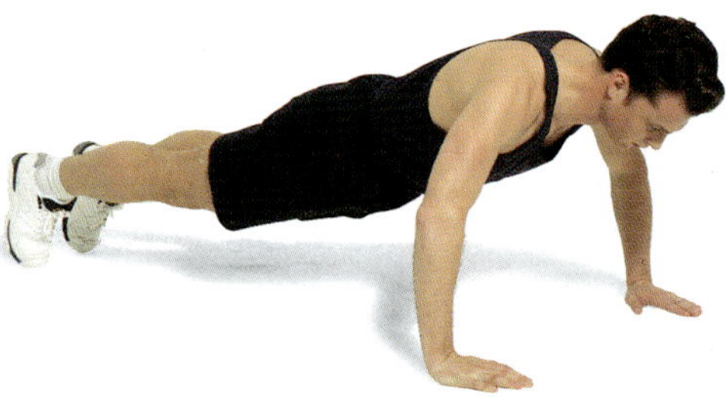

**FORCE DU HAUT DU CORPS**

| Niveau | | Faible | Moyen | Bon | Excellent |
|---|---|---|---|---|---|
| **DÉB.** | Pompes face au mur | 1-5 | 6-10 | 11-19 | 20+ |
| **MOY.** | Pompes à genoux | 1-5 | 6-10 | 11-19 | 20+ |
| **CONF.** | ¾ Pompes | 1-5 | 6-10 | 11-19 | 20+ |
| **ENTR.** | Pompes complètes | 1-5 | 6-10 | 11-19 | 20+ |

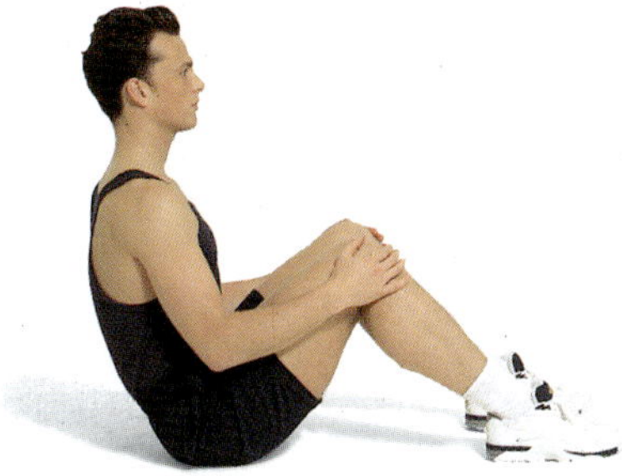

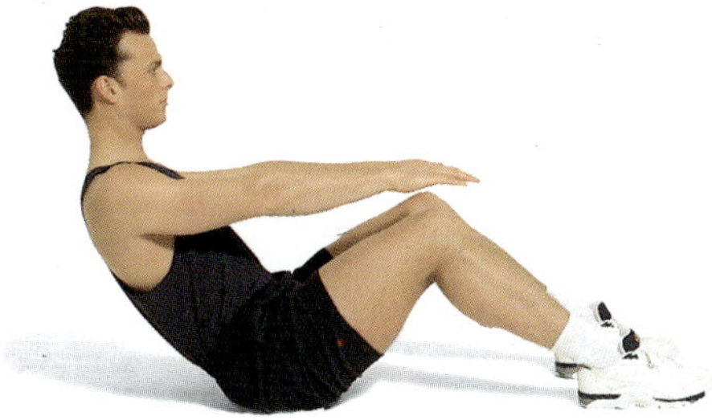

## ABDOMINAUX

Respirez normalement.

**PHASE 1**

**1** Assis, dos droit, abdominaux rentrés. Fléchissez les genoux, placez les pieds à plat sur le sol, dans l'axe des épaules.

**PHASE 2**

**2** Inclinez-vous doucement en arrière, mains tendues au-dessus des genoux, et restez en position.

**3** Gardez le dos plat, et les abdominaux serrés. Gardez la position aussi longtemps qu'elle est confortable. Notez le résultat.

| FORCE AU NIVEAU DU BASSIN | | | | | |
|---|---|---|---|---|---|
| Niveau | | Faible | Moyen | Bon | Excellent |
| DÉB. | en secondes | 0-9 | 10-19 | 20-29 | 30+ |
| MOY. | en secondes | 20-29 | 30-39 | 40-49 | 50+ |
| CONF. | en secondes | 40-49 | 50-59 | 60-79 | 80+ |
| ENTR. | en secondes | 60-79 | 80-99 | 100-119 | 120+ |

## DOS AU MUR

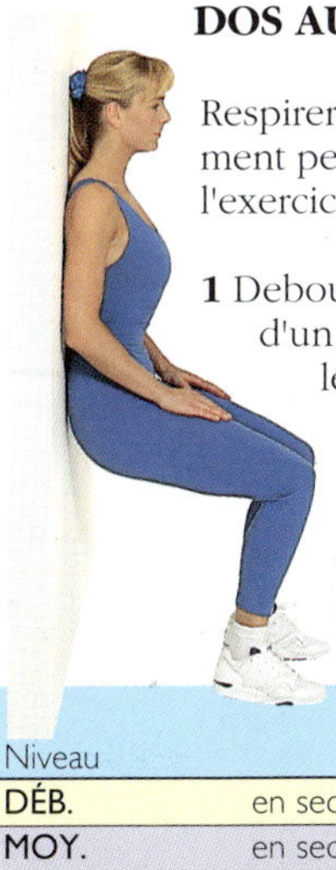

Respirer normalement pendant tout l'exercice.

**1** Debout à 60 cm d'un mur, pieds légèrement écartés, dans l'axe des hanches, orteils vers l'extérieur.

**2** Pliez les genoux en appuyant le bas du dos contre le mur, en vous glissant jusqu'à obtenir un angle de 90° aux hanches et aux genoux, comme si vous étiez assis sur une chaise.

**3** Relevez la poitrine, rentrez les abdominaux, épaules détendues.

**4** Gardez la position aussi longtemps que possible. Notez le résultat.

| FORCE DU BAS DU CORPS | | | | | |
|---|---|---|---|---|---|
| Niveau | | Faible | Moyen | Bon | Excellent |
| DÉB. | en secondes | 20-29 | 30-39 | 40-49 | 50+ |
| MOY. | en secondes | 40-49 | 50-59 | 60-79 | 80+ |
| CONF. | en secondes | 60-79 | 80-99 | 100-119 | 120+ |
| ENTR. | en secondes | 100-119 | 120-139 | 140-159 | 160+ |

# TESTS DE SOUPLESSE

La souplesse est la capacité de faire exécuter à vos muscles un mouvement complet autour d'une ou plusieurs articulations. Avant de la tester, échauffez-vous au maximum (pp. 36-37). Faîtes le même test à chaque fois et toujours à la même heure. Répétez chaque test trois fois, en conservant votre meilleur score comme résultat. Il est plus facile d'obtenir des résultats précis si quelqu'un les note pour vous. Ces résultats donnent une indication correcte de votre souplesse.

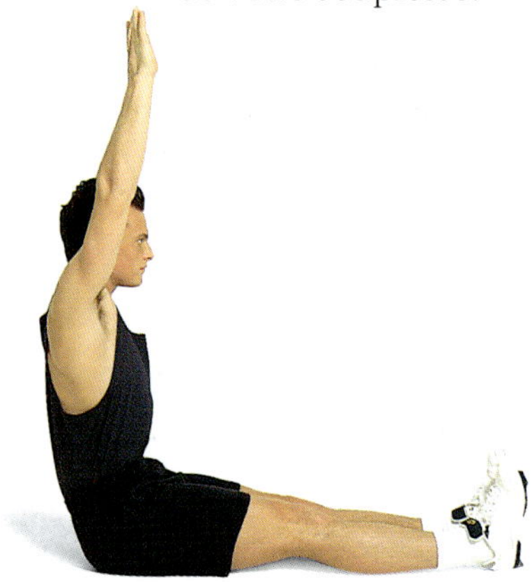

## FLEXION DU BUSTE JAMBES TENDUES

**Parties du corps sollicitées :** arrière des cuisses, hanches
**Muscles sollicités :** couturier, ischios-jambiers

### PHASE 1

**1** Position assise, extension des jambes, flexion des pieds.

**2** Dos droit, poitrine sortie, tête dans l'axe de la colonne vertébrale, abdominaux rentrés. Regardez droit devant vous.

**3** Levez les bras au ciel en inspirant.

### PHASE 2

**4** Tirez les bras le plus possible vers le haut, expirez, et penchez-vous doucement en avant à partir des hanches.

**5** Gardez le dos le plus plat possible en avançant les mains vers les pieds.

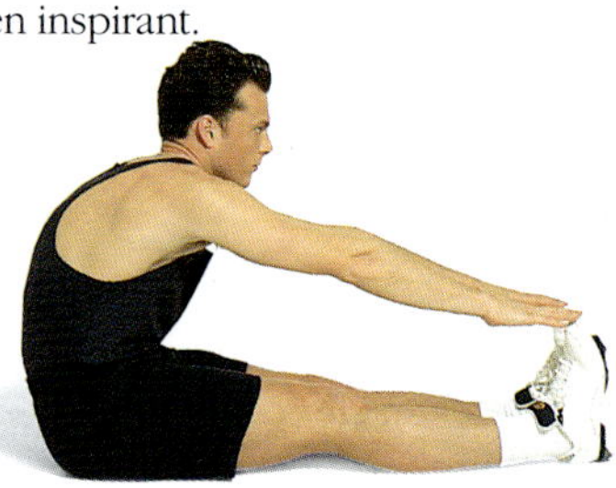

**6** N'allongez pas la nuque dans le but d'atteindre vos orteils.

**7** Mesurez l'écart entre les doigts et les orteils.

**RÉSULTATS DE LA FLEXION DU BUSTE JAMBES TENDUES**

| ZONE | | |
|---|---|---|
| 1 | La distance entre doigts et orteils est de plus de 12.5 cm | La plupart des gens manquent de souplesse à cet endroit, mais une bonne flexion des hanches est importante pour beaucoup de disciplines sportives |
| 2 | Les doigts touchent ou touchent presque les orteils | **ZONE 1** Il est indispensable de faire beaucoup plus de stretching |
| 3 | Les doigts dépassent les orteils de 2.5 cm ou plus | **ZONE 2** Vous êtes assez souple, mais vous devriez faire plus de stretching **ZONE 3** Votre souplesse est bonne, faites du stretching pour la maintenir |

## EXTENSION DES ÉPAULES

**Parties du corps sollicitées :** arrière des bras
**Muscles sollicités :** triceps

Respirez normalement.

**1** Position debout, dos droit, abdominaux rentrés, bassin en avant. Légère flexion des genoux.

**2** Levez le bras droit, pliez le coude et laissez tomber la main par dessus l'épaule.

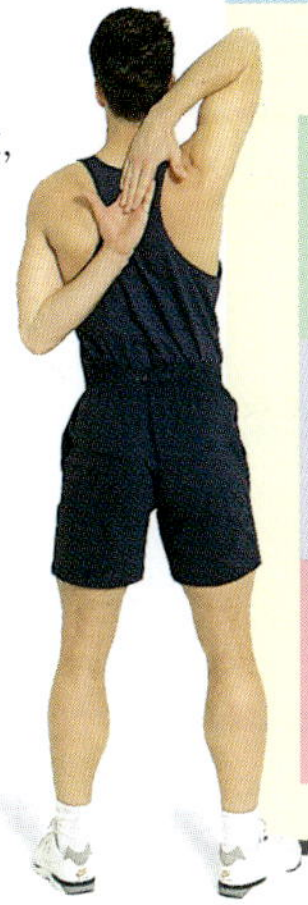

**RÉSULTATS DE L'EXTENSION DE L'ÉPAULE**

| ZONE | | |
|---|---|---|
| 1 | Les doigts sont écartés de plus de 7,5 cm | Une souplesse optimale des épaules est importante pour tous les sports de raquette |
| 2 | Le bout des doigts se touche | **ZONE 1** Il est indispensable de faire beaucoup plus de stretching |
| 3 | Vous pouvez entrelacer vos doigts | **ZONE 2** Vous êtes assez souple mais vous devriez faire plus de stretching<br>**ZONE 3** Votre souplesse est bonne, faites du stretching pour la maintenir |

**3** Pliez le coude gauche et faites glisser la main gauche vers le haut, derrière le dos.

**4** Faites glisser doucement les mains l'une vers l'autre. Essayez de joindre le bout des doigts.

## FLEXION FRONTALE

**Parties du corps sollicitées :** bas du dos **Muscles sollicités :** erector spinal

**1** Position assise, dos droit, poitrine sortie, abdominaux rentrés.

**2** Écartez les jambes en V. Inspirez.

**3** Expirez en vous penchant lentement à partir des hanches et du bas du dos vers l'avant. Posez vos poings sur le sol, l'un sur l'autre.

**RÉSULTATS DE LA FLEXION EN AVANT DU TRONC**

| ZONE | | |
|---|---|---|
| 1 | La poitrine est à plus de 30 cm du poing | Le bas du dos supporte une bonne partie du stress des sports de force et d'impact<br>**ZONE 1** Il est indispensable de faire beaucoup plus de stretching |
| 2 | La poitrine touche/est à 5 cm du poing | **ZONE 2** Vous êtes assez souple, mais vous devriez faire plus de stretching |
| 3 | La poitrine est au moins 2,5 cm plus bas que le poing | **ZONE 3** Votre souplesse est bonne, faites du stretching pour la maintenir |

**4** Descendez la poitrine vers les poings, arrêtez-vous si vous sentez une petite tension.

**5** Mesurez la distance entre votre poitrine et le poing supérieur.

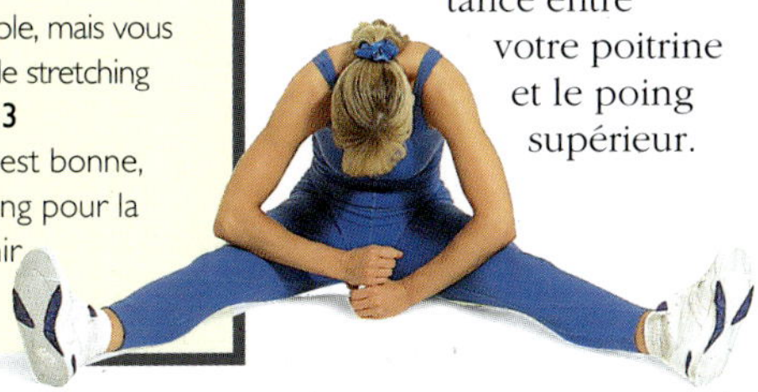

# ÉVALUATION GLOBALE

Maintenant que vous avez les résultats de vos tests et que vous connaissez votre niveau de forme, vous pouvez décider comment procéder. Votre but semble-t-il toujours réaliste ? Si la réponse est oui, vous êtes sur la bonne voie. (Si toutefois les résultats des tests d'endurance et de force sont faibles ou moyens, demandez une confirmation d'aptitude à votre médecin avant de commencer les exercices).

Si vous voulez une amélioration générale de votre forme, et que vos trois tests comportent un écart trop important, retardez les programmes de mise en forme jusqu'à ce que vous soyez au même niveau dans les trois catégories. Dans le cas d'une force moyenne, d'une bonne souplesse et d'une endurance faible, par exemple, vous devriez suivre le programme d'endurance pour débutants pendant quelques semaines, puis refaire le test. Vous serez sans doute apte à commencer un menu pour moyens. En cas de bon niveau de force du haut du corps et du bassin, mais plus faible pour le bas du corps, concentrez-vous pendant un certain temps à faire des exercices de jambes pour débutants. Faites à nouveau le test ; vous devriez être apte à commencer un menu pour confirmés ou entraînés.

Sélectionnez le menu le plus adapté à votre niveau de forme. Si vous avez moins de 35 ans, vous ne devriez pas avoir de problèmes à suivre le programme. Si vous avez plus de 50 ans, suivez-le à une vitesse plus lente : à environ la moitié de l'intensité, en passant deux semaines sur les séances d'une semaine. Entre 35 et 50 ans, suivez la moitié du programme comme indiqué, puis ralentissez en passant deux semaines au lieu d'une sur le reste. Si votre but principal est l'endurance aérobie, sélectionnez le programme qui vous convient le mieux en commençant au niveau approprié, et si nécessaire, suivant l'âge, réduisez-en la vitesse.

N'oubliez pas votre objectif, mais soyez réaliste. Si vos tests indiquent un programme de confirmés mais que vous êtes incapable de suivre, descendez au niveau moyen et vous progresserez sans doute plus rapidement (mieux vaut perdre un mois maintenant que tout abandonner par découragement).

### QUELQUES CONSEILS

Quelques conseils pour vous aider à maintenir vos efforts.

- Soyez régulier : exercez-vous toujours les mêmes jours de la semaine et aux mêmes heures pour que votre entraînement devienne une partie intégrante de votre vie.
- Fixez-vous des objectifs rapprochés pour arriver progressivement à votre but final. Offrez-vous une récompense lorsque vous les atteignez (pas en nourriture).
- Ne vous inquiétez pas si vous régressez, maintenez vos efforts.
- En cas de difficultés, avoir un partenaire peut aider.
- Soyez réaliste, regardez-vous souvent dans un miroir et vérifiez si votre objectif est réalisable.
- Variez votre programme : faites du jogging plutôt que du vélo pendant une semaine ; faites deux parcours d'entraînement au lieu d'une séance de gymnastique etc.

**LES QUATRE VARIABLES**

Tous les menus et programmes sont basés sur quatre variables : la quantité

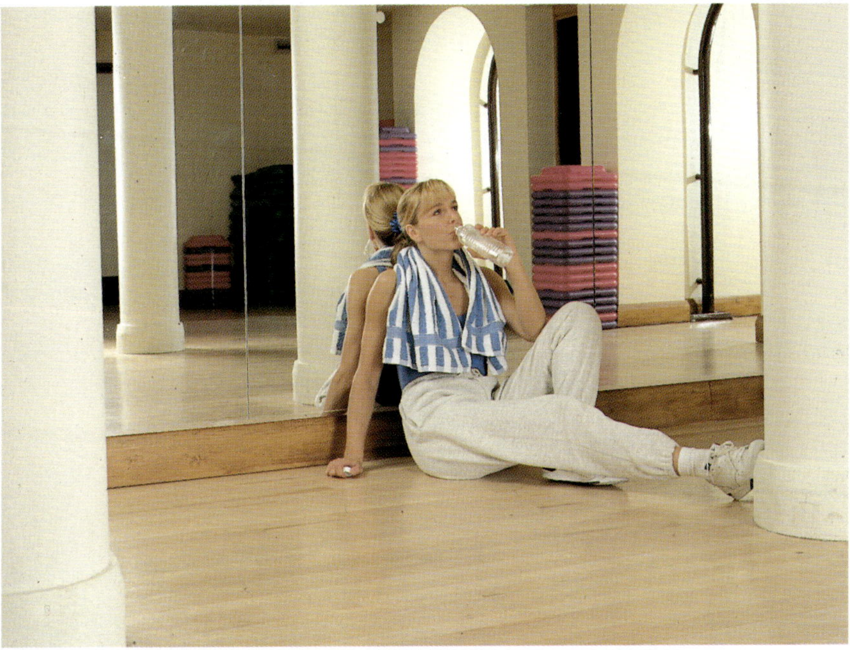

(fréquence), l'intensité, la durée et le type.

**La fréquence** est le nombre d'unités d'exercices. Entre les séances le corps a besoin de repos pour s'adapter aux exigences plus grandes qui lui sont demandées. Cependant, une séance occasionnelle est aussi mauvaise que trop de séances à la fois. La régularité est importante : trois fois par semaine est un nombre idéal avec un jour de repos entre les séances.

**L'intensité** est l'effort fourni pendant l'exercice. Pour obtenir des résultats il faut demander à votre corps plus d'efforts que d'habitude. Pour savoir si votre entraînement est assez intense pour améliorer votre forme, votre plage d'entraînement à atteindre (PEA voir p. 21) est le meilleur indice.

**La durée** de chaque séance doit être augmentée progressivement. Ne dépassez jamais les deux heures par séance. Le temps passé est complémentaire à l'intensité : la plupart des gens passent trop de temps sans faire assez d'efforts.

**Le type** d'entraînement dépend de votre objectif. Avez-vous l'intention de choisir un programme général ou voulez-vous vous concentrer sur un endroit spécifique de votre corps ?

Enfin, il faut être réaliste quant à vos espérances. Plus vous faites d'exercices, plus l'aspect de votre corps change. Si vous travaillez les épaules et le dos, les proportions du haut de votre corps s'amélioreront. Si vous travaillez les jambes, elles apparaîtront plus longues et plus minces. En revanche, vous ne changerez pas votre morphologie (pp. 18-19).

# ÉQUIPEMENT

Pour la majorité des exercices de ce livre vous n'aurez pas besoin de beaucoup d'équipement. Un banc d'entraînement sera un bon investissement, et plus vous avancerez dans votre programme de forme, plus il deviendra indispensable. Si vous travaillez les niveaux débutants ou moyens, une paire d'haltères (pas de barres à disque) sera utile. Toutes les autres pièces montrées ici pourront être choisies selon vos besoins.

Un équipement pour la maison peut être assez coûteux mais il est important de choisir du matériel de la meilleure qualité. Avant de prendre une décision, assurez-vous qu'il s'agit exactement de ce que vous recherchez, et que ces appareils sont adaptés à vos besoins et à votre taille (n'en achetez que des réglables). Vérifiez aussi que vous pourrez les utiliser tout seul.

Avant d'acheter du matériel volumineux comme un vélo d'appartement (pas un vélo normal) ou un rameur, regardez d'abord différents modèles et marques, et faites-vous expliquer leurs différences. Vous pouvez également vous renseigner auprès des moniteurs des clubs de gymnastique qui vous donneront des conseils tout à fait impartiaux. Les modèles les plus chers ne sont pas nécessairement adaptés à vos besoins.

Beaucoup de ces équipements sont très sophistiqués et possèdent des programmes électroniques; renseignez-vous sur la garantie des pièces détachées et le service après vente en cas de problèmes. Essayez plutôt d'acheter du matériel qui ne demande aucun entretien.

**A** Pédaleur : il s'emploie à la maison ; vérifiez qu'il soit stable et confortable.

**B** Rameur : grand choix, certains avec programmateur, ce qui rend l'entraînement plus amusant.

**C** Stepper : choisissez-le robuste, réglable et assez large pour y poser les pieds confortablement.

**D** Tapis : pratique pour les exercices au sol. Doit être matelassé et lavable.

**E** Haltères : Choisissez-en une paire avec des disques pour ajuster le poids si nécessaire.

**F** Haltères souples.

**G** Alarme personnelle essentielle pour les coureurs.

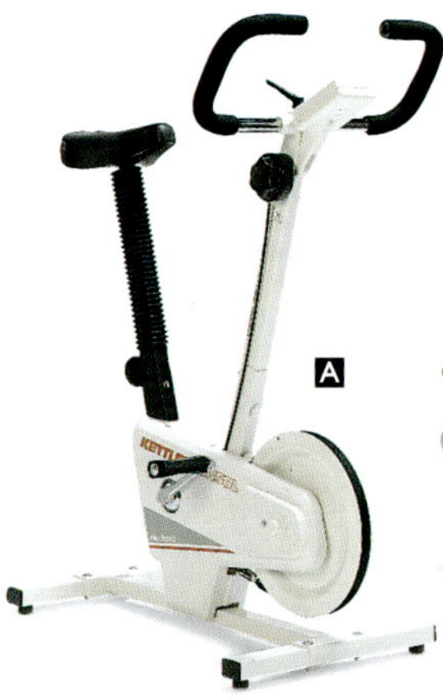

A

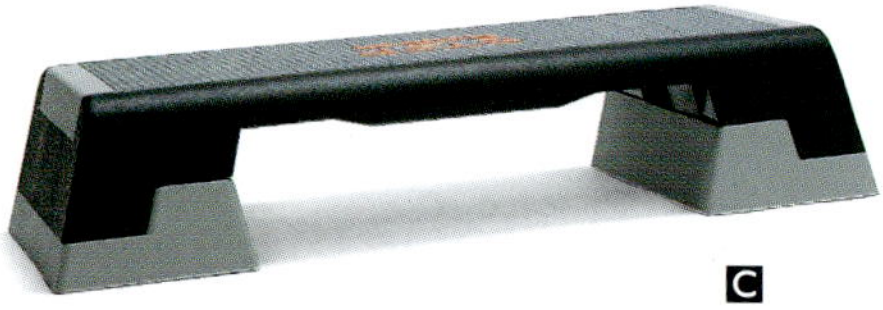

C

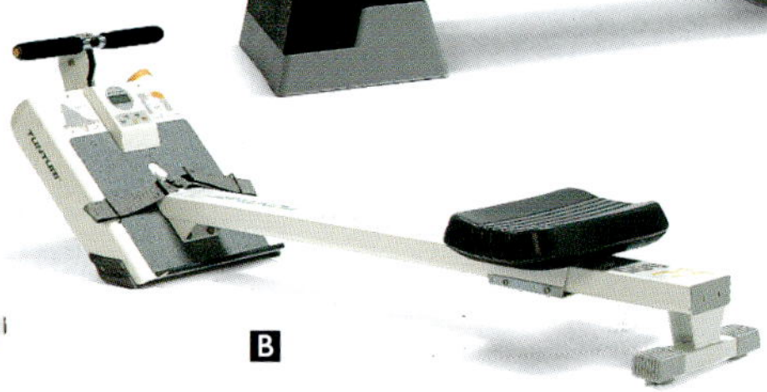

B

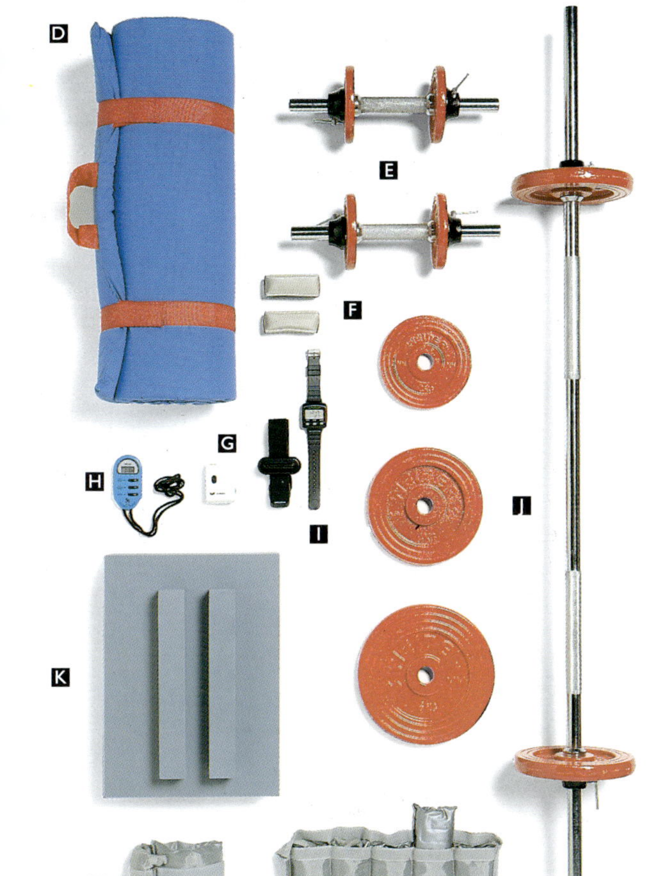


**H** Podomètre : pour mesurer exactement les distances.
**I** Pulsomètre.
**J** Haltères à disques : les barres sont de longueur et de poids variable. Vérifiez avant d'acheter.
**K** Repose-pieds : aide à rester sur le banc.
**L** Haltères souples pour les chevilles : préférez un modèle avec compartiments séparés pour les charges.
**M** Trampoline : idéal pour courir par mauvais temps.
**N** Banc d'entraînement : il doit être robuste et stable. La plupart sont de taille standard ; vérifiez qu'il est à votre taille. Un porte-poids est pratique si vous utilisez des haltères. Avez-vous besoin d'un banc incliné ?

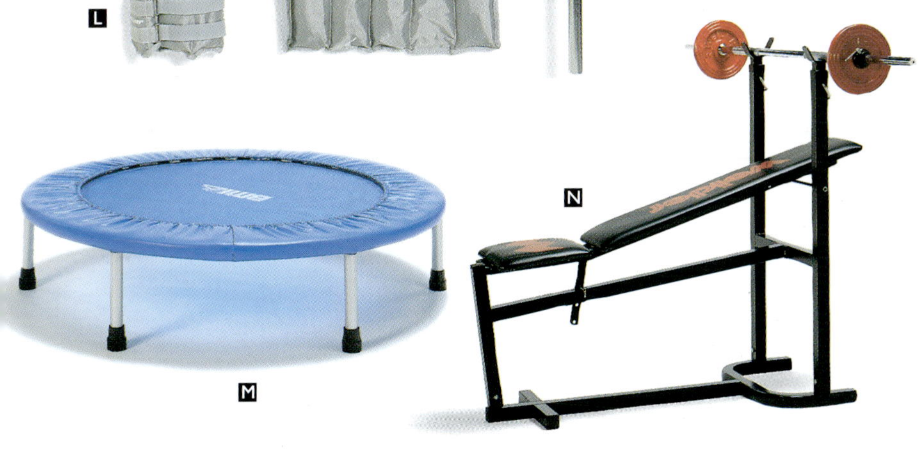

# VÊTEMENTS

Pour faire du sport, ne choisissez que des vêtements confortables, amples qui respirent et qui sont adaptés à votre activité sportive.

Sans être obligatoirement à la dernière mode, il est néanmoins recommandé d'acheter la meilleure qualité possible, surtout si vous envisagez de de faire une activité physique plus de deux fois par semaine. Les vêtements d'excellente qualité résisteront aux nombreux lavages et vous les garderez longtemps. Vous aurez besoin d'au moins deux ensembles pour la semaine, auxquels vous ajouterez un sweater.

N'achetez pas tous vos vêtements de sport à la fois. Une garde-robe de base pour votre activité principale sera suffisante; vous la compléterez au fur et mesure de votre progression. (Des vêtements nouveaux sont une bonne récompense lorsque vous avez atteint un objectif).

Pour les femmes un bon soutien-gorge de sport est indispensable.

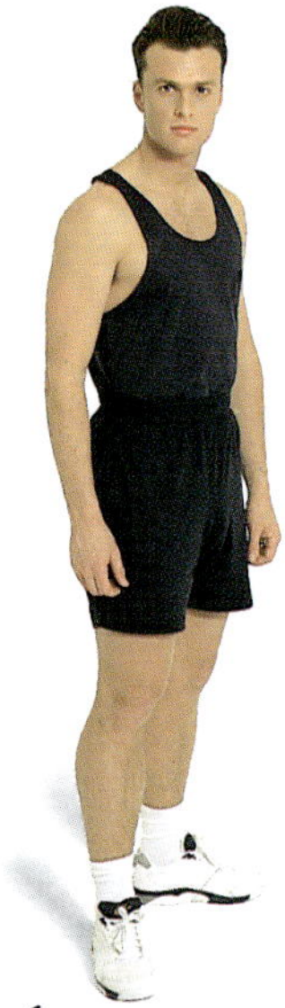

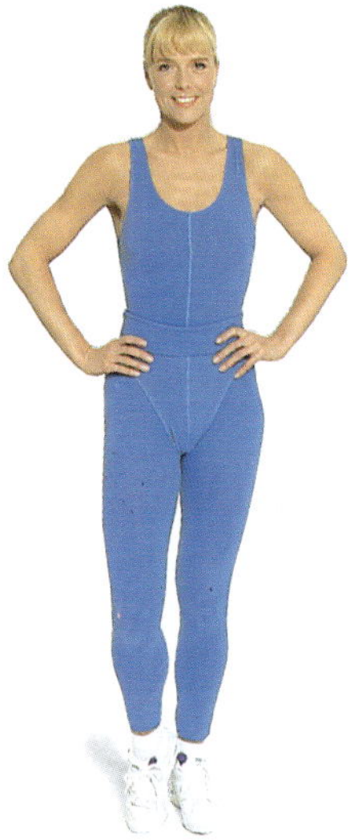

**ÉQUIPEMENT D'INTÉRIEUR**

Un short et un maillot de corps seront un bon choix pour la plupart des exercices d'intérieur et d'extérieur. Portez des shorts bien amples pour le jogging. Un justaucorps pas trop serré et des collants ou une combinaison seront parfaits pour l'intérieur. Des socquettes de sport légères sont indispensables.

## ÉQUIPEMENT DE NATATION

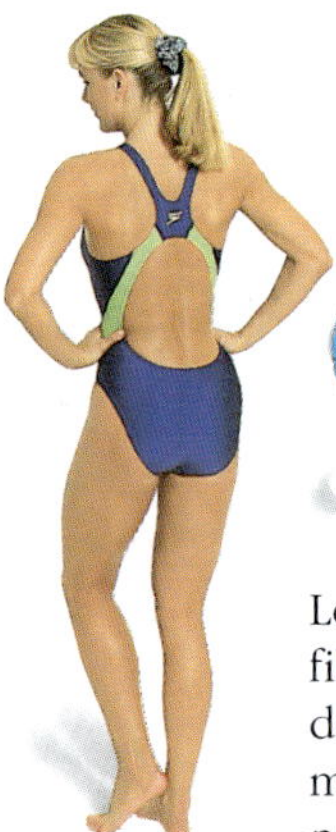

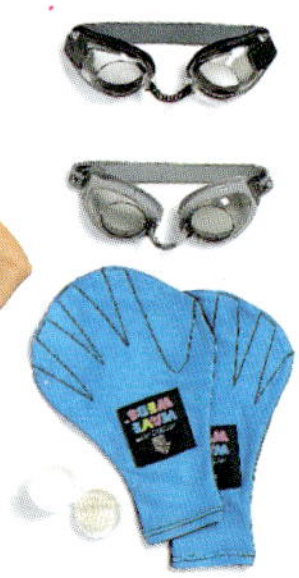

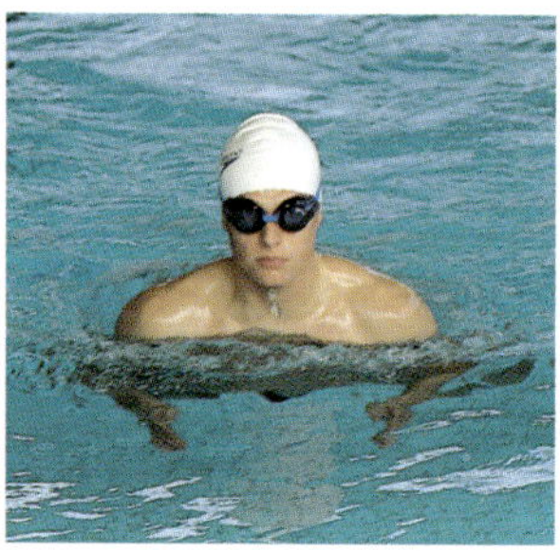

Des bouchons d'oreille et un pince-nez sont souhaitables, les lunettes de protection, indispensables. Un bonnet de bain diminue la résistance alors que les gants de natation l'augmentent.

Le chlore abîme les fibres et les teintes des maillots à la mode. Optez plutôt pour des maillots spéciaux pour piscine, résistants au chlore, qui se lavent mieux et qui sont plus hydrodynamiques. Les bretelles doivent être bien ajustées.

## ÉQUIPEMENT D'EXTÉRIEUR

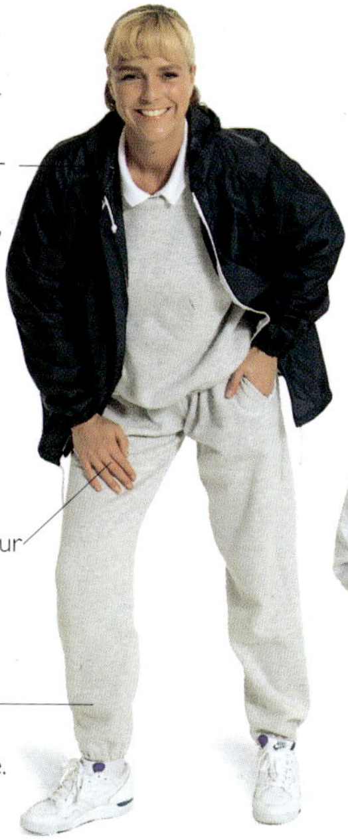

Pour un climat changeant choisissez un blouson coupe-vent, imperméable, dans un tissu qui respire. S'il n'y a pas de capuche portez un chapeau, une écharpe ou une serviette quand il fait froid.

Mettez des gants pour garder les mains détendues quand il fait froid.

Un survêtement chaud doit être confortable et ample.

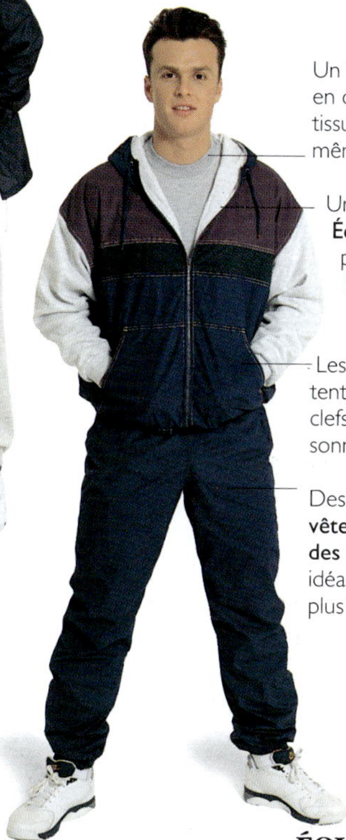

Un **T-shirt** doit être en coton, le meilleur tissu pour être porté à même la peau.

Un **gilet à fermeture Éclair** à capuche protège la tête et la nuque du vent.

Les **poches** permettent de garder des clefs, une alarme personnelle et des gants.

Des **pantalons de survêtement légers ou des shorts** sont idéaux pour un temps plus chaud.

Mettez plutôt un vêtement de trop que pas assez pendant l'entraînement à l'extérieur. Il sera toujours possible d'enlever un sweat-shirt et de le nouer autour de la taille. Portez toujours des chaussures confortables (voir pp. 34-35).

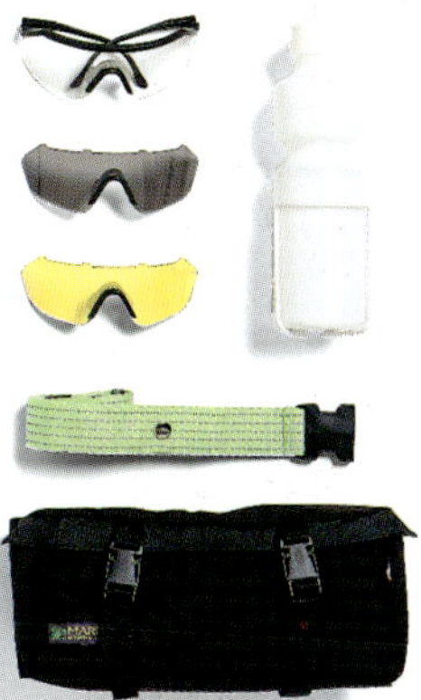

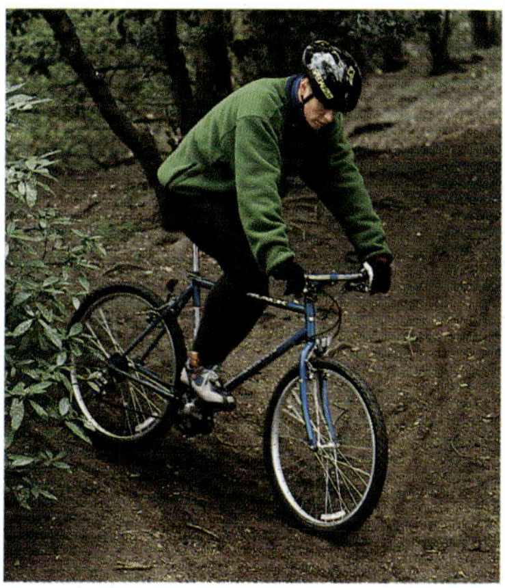

## ÉQUIPEMENT POUR CYCLISTES

Un casque bien ajusté à la tête est indispensable. Important : une gourde et des lunettes de protection. Les cale-pieds font exécuter aux jambes un mouvement complet. Portez des vêtements, des chaussures et des gants spéciaux pour cyclistes.

# CHAUSSURES

Les chaussures d'entraînement absorbent l'impact de vos pieds sur le sol, grâce à des couches de différents matériaux composant la semelle; et elles les soutiennent par des laçages stabilisants, des talons de hauteur variable et des contreforts rembourrés. Elles ne sont pas bon marché, mais utiliser des chaussures inappropriées ne peut qu'entraîner des accidents.

**Les chaussures d'entraînement multisport** sont idéales pour jouer au tennis ou au badminton une fois par semaine, pour faire de l'aérobic ou des circuits de temps en temps ; elles ne sont pas adaptées à la course fréquente ni aux autres activités d'impact. Elles sont faites pour la stabilité.

Il existe des **chaussures spéciales pour la course**. Il n'est pas recommandé d'en utiliser d'autres. Recherchez des dessus légers, durables en tissu qui sèche vite. Les talons doivent être légèrement surélevés pour éviter la tension sur les tendons d'Achille et les mollets, être bien rembourrés pour absorber l'impact, et comporter des bandes réfléchissantes de sécurité. Elles ne protègent pas contre les flexions latérales et ne sont donc pas adaptées aux sports de raquette.

Les **chaussures de marche** doivent fléchir à à l'articulation de la cheville et avoir le talon plus haut que l'avant. Vérifiez aussi la stabilité et l'absorption des chocs.

Vérifiez l'absorption de choc et la stabilité en premier, puis considérez le confort et la solidité. Vérifiez que le système de fermeture est robuste et que le dessus est fait en tissu léger qui respire. Vérifiez également la hauteur du talon par rapport à la semelle et la largeur de l'empeigne.

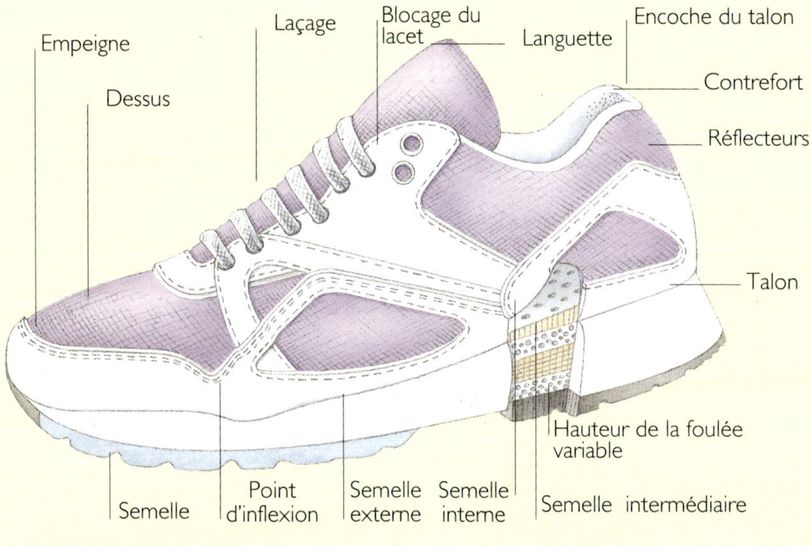

**Les chaussures d'aérobic** doivent maintenir fermement le pied, avoir une semelle qui absorbe les chocs et un point d'inflexion au niveau de l'articulation des orteils.

**Les chaussures de tennis** ont besoin de bandes latérales de stabilisation, de semelles enveloppantes et de contreforts rigides. Elles doivent être solides avec une empeigne robuste.

Achetez vos chaussures en fin de journée lorsque vos pieds sont gonflés. Faites avec quelques mouvements d'entraînement. Des chaussures neuves ne seront jamais aussi confortables que les anciennes : des chaussures trop souples au départ, ne garderont pas leur forme.

Pour acheter des chaussures, pressez votre pied humide sur une surface dure. Si on voit plus de la moitié du pied (en haut) votre voûte plantaire est peu cambrée. Choisissez des chaussures stables et rembourrées. Si on voit la moitié du pied (centre) la plupart des chaussures vous iront. Si on voit moins de la moitié, achetez des chaussures avec absorption de chocs au milieu de la semelle et une bonne stabilité.

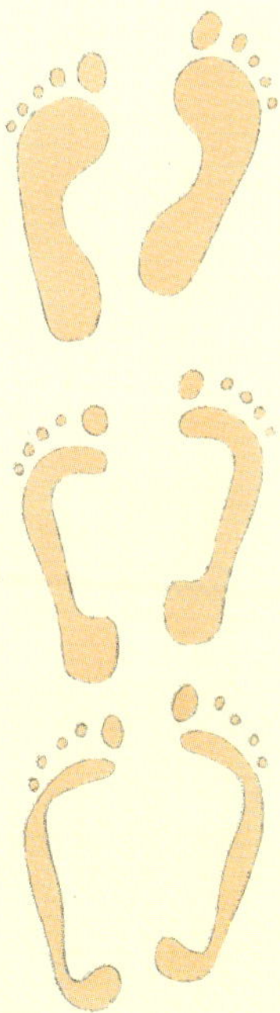

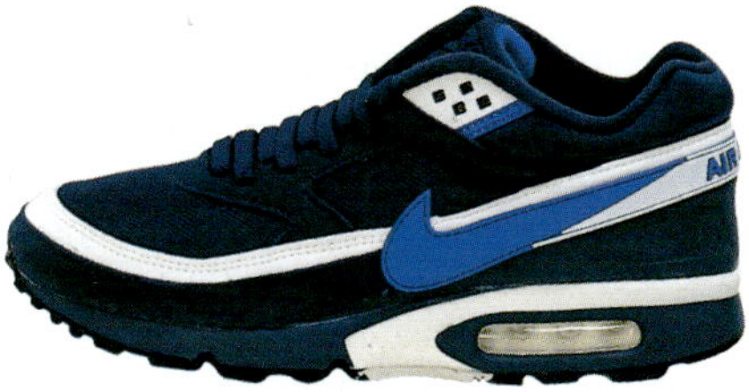


Les chaussures de course doivent avoir une bonne capacité d'absorption des chocs au centre de la semelle intermédiaire et sous le talon.

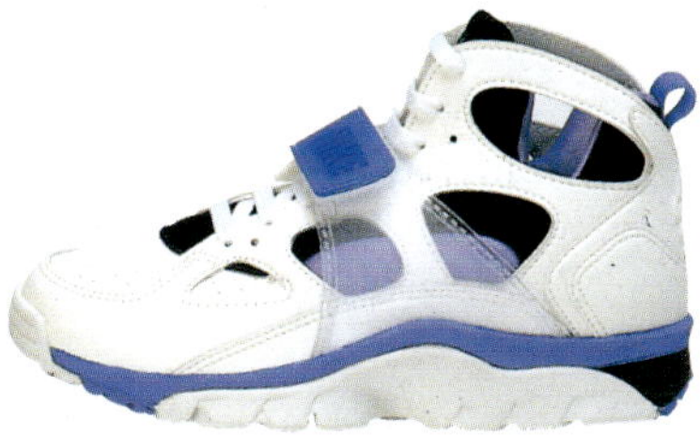

Les lanières latérales de stabilisation des chaussures d'aérobic tiennent fermement le pied.

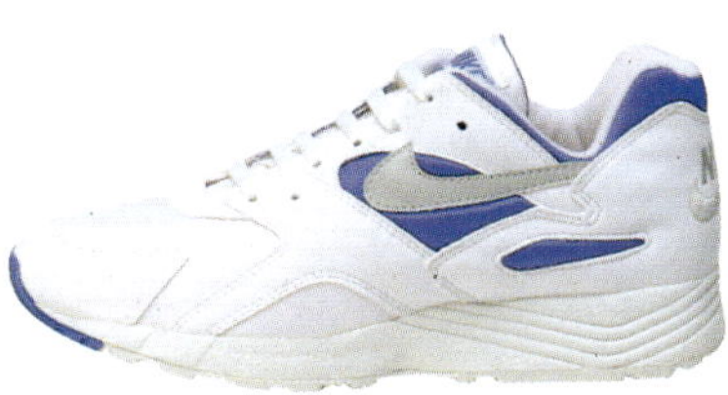

Dessinées pour la stabilité, les chaussures multisport ont des lanières, des renforts et un rembourrage robuste. Elles sont de plus en plus sophistiquées, car orientées vers une activité particulière. Lorsque vous avez fixé votre choix, achetez une paire adaptée à l'activité choisie.

# ÉCHAUFFEMENT

L'échauffement et la détente font partie intégrante de tout entraînement et de tout sport. L'échauffement prépare le corps à l'entraînement en accélérant les rythmes cardiaque, circulatoire et respiratoire. Il permet également aux articulations de travailler librement en augmentant la production de fluide synovial (voir pp. 16-17) qui les rend plus souples. Il devrait durer 10-15 minutes et augmenter votre pouls à 45-50 % de son maximum - en dehors de votre PEA (voir p. 21).

Si vous arrêtez brusquement un exercice, votre corps sera en état de choc ; les muscles se contracteront et le sang stagnera dans les veines. Un étourdissement ou des douleurs dans la poitrine, ainsi qu'une production d'acide lactique peuvent en résulter, puis plus tard des raideurs et une perte de souplesse. Un retour progressif au calme est indispensable (voir pp. 38-39).

## FLEXION LATÉRALE DU BUSTE

Respiration normale.

**1** Position debout, dos droit, poitrine relevée, abdos rentrés.

**2** Écartez les pieds plus loin que la largeur des hanches et pliez légèrement les genoux.

**3** Placez la main droite sur la hanche et la gauche au-dessus de la tête. Penchez le haut du corps sur le côté droit.

**4** Gardez brièvement cette position, puis répétez le mouvement avec la main droite au-dessus de la tête en vous penchant sur le côté gauche.

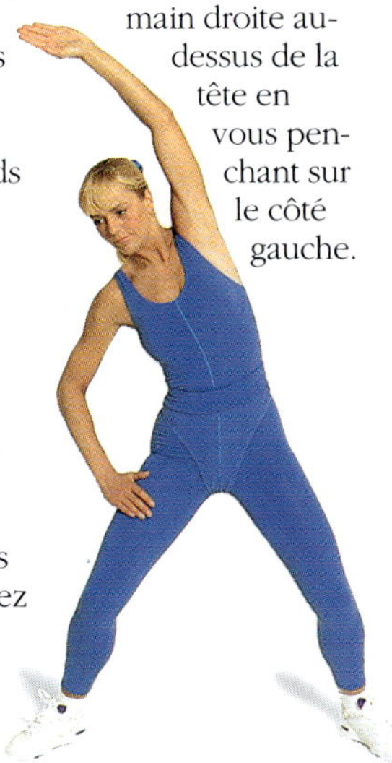

## BALANCEMENT DES BRAS

### PHASE 1

Debout comme pour la flexion des pieds vers l'extérieur (voir p. 84).

**2** Croiser les mains devant les hanches.

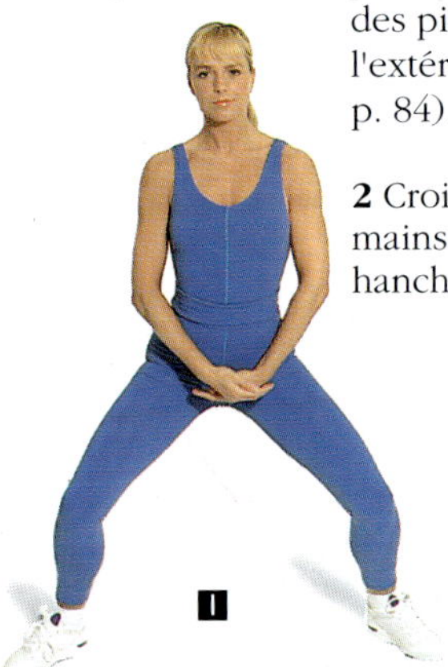

1

### PHASE 2

**3** Inspirez et montez les bras de chaque côté pour les balancer au-dessus de la tête.

**4** Expirez et ramenez les bras à la position initiale. Décrivez des cercles aussi grands que possible.

**5** Répétez sans vous arrêter.

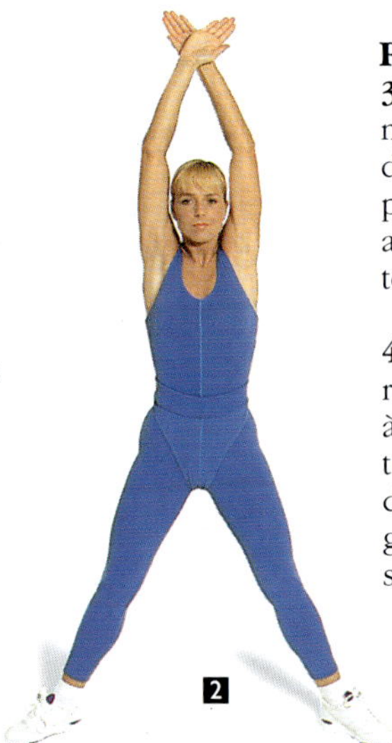

2

## EXTENSION DES BRAS EN HAUT ET EN ARRIÈRE

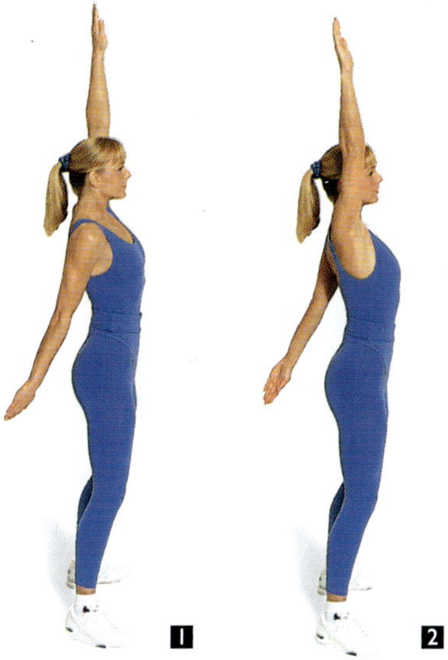


Respiration normale.

**PHASE 1**

**1** Position debout, dos droit, poitrine sortie, abdos rentrés.

**2** Placez les pieds dans l'alignement des épaules et pliez légèrement les genoux.

**3** Tirez le bras gauche doucement vers le haut.

**4** En même temps, tirez le bras droit vers le bas et le plus en arrière possible.

**PHASE 2**

**5** Gardez la position brièvement, puis changez de bras; bras droit en haut, bras gauche en bas et en arrière. Tenez le dos droit.

**6** Répétez sans vous arrêter.

## ROTATION DES ÉPAULES

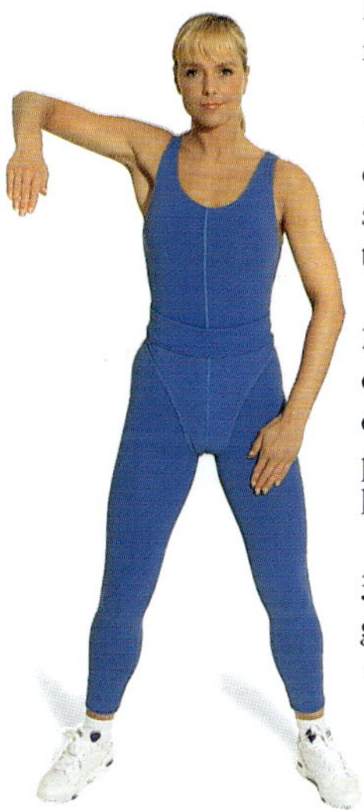

Respiration normale

**1** Position debout, dos droit, poitrine sortie, abdos rentrés.

**2** Placez les pieds dans l'alignement des hanches, pliez légèrement les genoux.

**3** Lentement, en guidant avec le coude, basculez l'épaule droite en avant et vers le haut, puis en arrière et vers le bas.

**4** Répétez le mouvement en basculant votre épaule en arrière et vers le bas, puis en avant et vers le haut.

**5** Répétez le mouvement avec l'épaule gauche.

**6** Répétez le mouvement avec les deux épaules en même temps.

### EXERCICES D'ÉCHAUFFEMENT

Des mouvements lents, coulés et rythmés qui imitent l'activité principale de vos séances d'entraînement - courir, nager ou faire du vélo par exemple - sont des exercices parfaits pour l'échauffement. Toutes les suggestions pour le retour progressif au calme pp. 38-39 peuvent également être utilisées. En supplément essayez les exercices pp. 186-187. N'oubliez pas d'intégrer de brèves séances d'étirement (8-10 secondes) à votre échauffement.

# RETOUR PROGRESSIF AU CALME

## FLEXION DU GENOU VERS L'EXTÉRIEUR

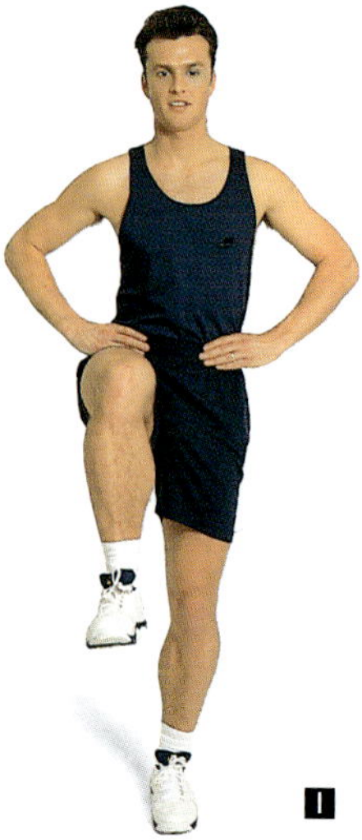

1

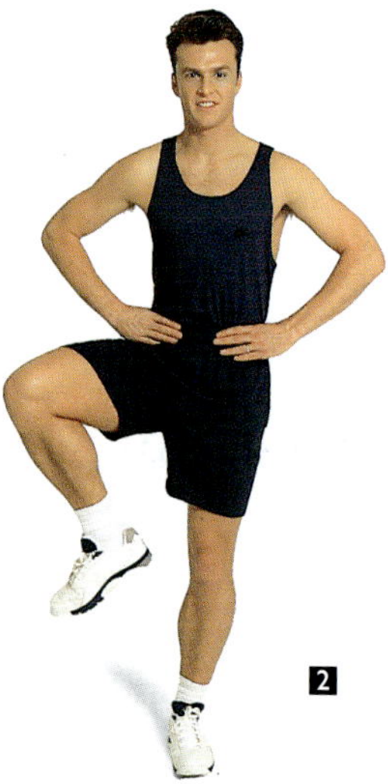

2

Respiration normale.

**PHASE 1**

**1** Position debout, dos droit, poitrine sortie, abdos rentrés.

**2** Écartez les jambes dans l'alignement des hanches, fléchissez légèrement les genoux. Posez les mains sur les hanches pour un meilleur équilibre.

**3** Levez lentement le genou droit devant vous. Arrêtez lorsque la cuisse est parallèle au sol.

**PHASE 2**

**4** Écartez lentement le genou vers la droite en gardant la cuisse à l'horizontale.

**5** Tenez la position quelques instants, puis ramenez le genou à la position initiale.

**6** Répétez l'exercice avec la jambe gauche.

**Note :** Cet exercice sera plus facile si vous vous tenez au dossier d'une chaise.

## ROTATION DU BUSTE

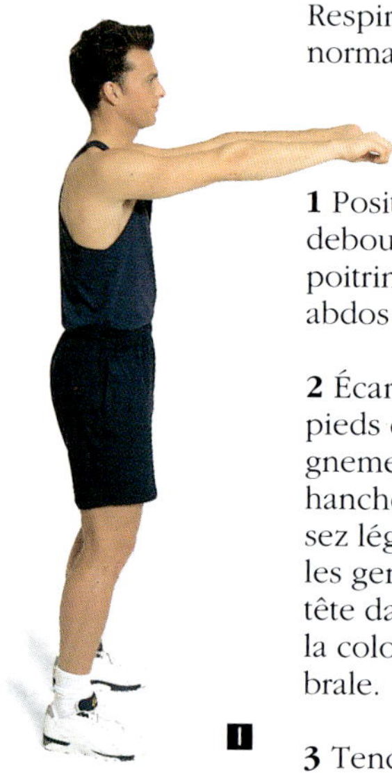

1

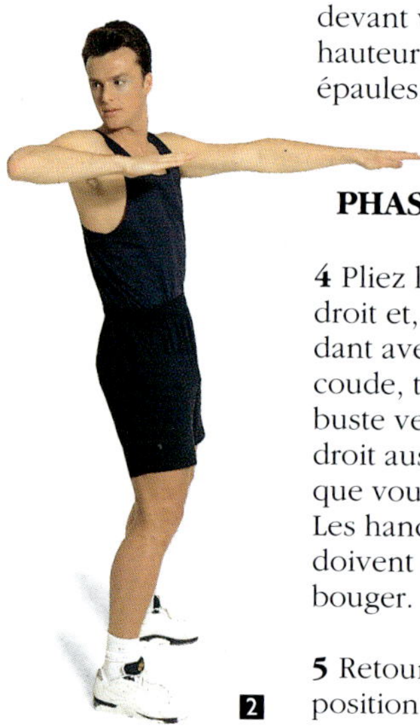

2

Respiration normale.

**PHASE 1**

**1** Position debout, dos droit, poitrine sortie, abdos rentrés.

**2** Écartez les pieds dans l'alignement des hanches, fléchissez légèrement les genoux, la tête dans l'axe de la colonne vertébrale.

**3** Tendez les bras devant vous à la hauteur des épaules.

**PHASE 2**

**4** Pliez le coude droit et, en guidant avec le coude, tournez le buste vers le côté droit aussi loin que vous pouvez. Les hanches ne doivent pas bouger.

**5** Retour à la position initiale.

**6** Répétez le mouvement vers la gauche.

## BALANCEMENTS AVEC FLEXION DES GENOUX

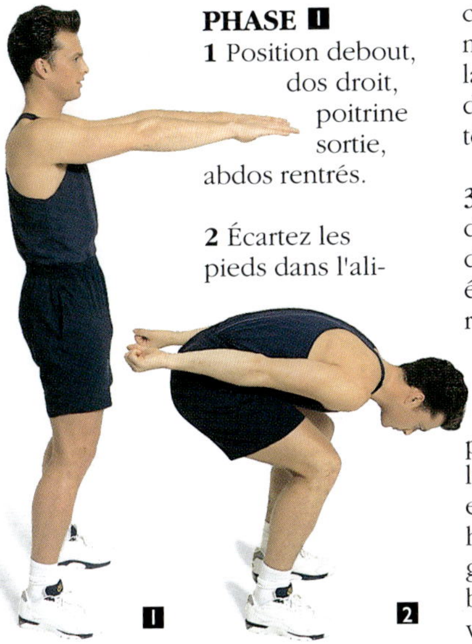


**PHASE 1**

**1** Position debout, dos droit, poitrine sortie, abdos rentrés.

**2** Écartez les pieds dans l'alignement des hanches et fléchissez légèrement les genoux, la tête dans l'axe de la colonne vertébrale.

**3** Tendez les bras devant vous au-dessus des épaules, et inspirez.

**PHASE 2**

**4** Expirez en penchant lentement le buste en fléchissant les hanches et les genoux tout en balançant les bras vers le bas.

**5** Continuez le balancement des bras plus loin derrière le dos. N'exagérez pas l'ampleur du mouvement.

**6** Tenez la position brièvement, puis respirez en ramenant les bras en position initiale. Gardez les talons au sol, poussez vers le haut avec les hanches et les genoux.

**7** Répétez sans vous arrêter.

## TALONS AUX FESSES

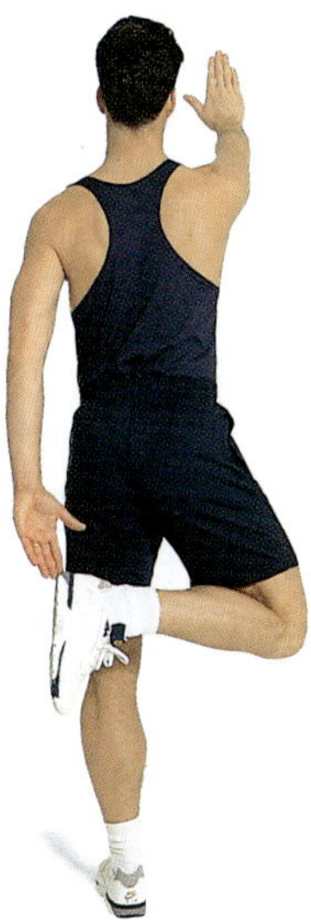

Respiration normale.

**1** Position debout, dos droit, poitrine sortie, abdos rentrés.

**2** Écartez les jambes dans l'alignement des hanches et fléchissez légèrement les genoux. Les hanches sont parallèles, face à l'avant.

**3** Appuyez le talon droit contre la fesse gauche, puis le talon gauche contre la fesse droite.

**4** Si vous maîtrisez bien ce mouvement, ajoutez le mouvement des bras.

**5** Touchez le pied droit avec la main gauche et le pied gauche avec la main droite. Dos droit, abdos rentrés.

### RETOUR PROGRESSIF AU CALME

Semblables à l'échauffement, les exercices pour le retour progressif au calme imitent l'activité principale de vos séances d'entraînement, telle que la course, la nage ou le vélo. Tous les exercices d'échauffement des pp. 36-37 peuvent aussi servir au retour au calme. En supplément essayez les exercices des pp. 186-187. N'oubliez pas d'intégrer des séances d'étirement un peu plus longues (20-30 secondes)

# DÉBUTANTS • Hommes

Le menu débutants permet de faire travailler tout le corps dans les trois domaines de base de la forme : l'endurance aérobie, la force (force "pure" et endurance musculaire) et la souplesse.

Avant de commencer, lisez les informations ci-après et **dans le menu,** p. 42.

**Comment procéder** : faites une copie de la carte d'entraînement p. 217. Elle vous permettra de noter vos progrès semaine après semaine. Reportez la liste des exercices mentionnés ci-après sur la carte en copiant les séries et les répétitions des exercices de force des pages indiquées.

Les exercices sont inscrits dans l'ordre où vous devez les exécuter. Vous éviterez ainsi de faire travailler les mêmes groupes musculaires plusieurs fois à la suite et de provoquer une fatigue musculaire.

**Note** : le poids "juste" est celui qui transforme les deux dernières répétitions de la série en un défi - 1 kg est le poids le plus indiqué à ce niveau.

SEMAINES 1-2

Deux fois par semaine

**Échauffement**
(pp.36-37) et courtes séries d'étirements (8-10 secondes) pour les principaux groupes musculaires, pp. 150-183

**Endurance**
5 minutes de n'importe quelle activité aérobie pp. 58-73

**Force**
Flexion des genoux, p. 80
Pompes - mur, p. 102
Élévation du tronc, p. 114
Crunches, bras seul, p. 142

**Retour au calme**
(pp. 38-39) et, séries d'étirements (20-30 sec.) pour tout le corps

SEMAINES 3-4

Deux fois par semaine

**Échauffement**
(pp.36-37) et courtes séries d'étirements (8-10 secondes) pour les principaux groupes musculaires, pp. 150-183

**Endurance**
10 minutes de n'importe quelle activité aérobie pp. 58-73

**Force**
Flexion des genoux, p. 80
Pompes - mur, p. 102
Élévation du tronc, p. 114
Curls aux haltères p.130
Crunches, bras seul, p. 142

**Retour au calme**
(pp. 38-39) et, pour la souplesse, séries d'étirements (20-30 sec.) pour tout le corps

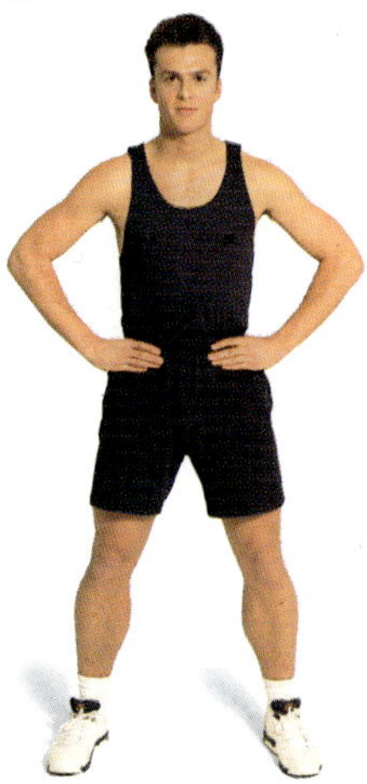

flexion des genoux, p. 80

### SEMAINES 5-6

Trois fois par semaine

**Échauffement**
(pp.36-37) et courtes séries d'étirements (8-10 secondes) pour les principaux groupes musculaires, pp. 150-183

**Endurance**
13 minutes de n'importe quelle activité aérobie pp. 58-73

**Force**
Flexion des genoux, p. 80
Pompes - mur, p. 102
Élévation du tronc, p. 114
Cruls aux haltères, p.130
Dips au banc, p. 138
Crunches, bras seul, p. 142

**Retour au calme**
(pp. 38-39) et, pour la souplesse, séries d'étirements (20-30 sec.) pour tout le corps

### SEMAINES 7-8

Trois fois par semaine

**Échauffement**
(pp.36-37) et courtes séries d'étirements (8-10 secondes) pour les principaux groupes musculaires, pp. 150-183

**Endurance**
16 minutes de n'importe quelle activité aérobie pp. 58-73

**Force**
Flexion des genoux, p. 80
Pompes - mur, p. 102
Élévation du tronc, p. 114
Curls aux haltères, p.130
Dips au banc, p. 138
Crunches, bras seul, p. 142
Relevé latéral, p. 147

**Retour au calme**
(pp. 38-39) et, pour la souplesse, séries d'étirements (20-30 sec.) pour tout le corps

### SEMAINES 9-10

Trois fois par semaine

**Échauffement**
(pp.36-37) et courtes séries d'étirements (8-10 secondes) pour les principaux groupes musculaires, pp. 150-183

**Endurance**
20 minutes de n'importe quelle activité aérobie pp. 58-73

**Force**
Flexion des genoux, p. 80
Élévation des mollets, p. 100
Pompes - mur, p. 102
Élévation du tronc, p. 114
Cruls aux haltères, p.130
Dips au banc, p. 138
Crunches, bras seul, p. 142
Relevé latéral, p. 147

**Retour au calme**
(pp. 38-39) et, pour la souplesse, séries d'étirements (20-30 sec.) pour tout le corps

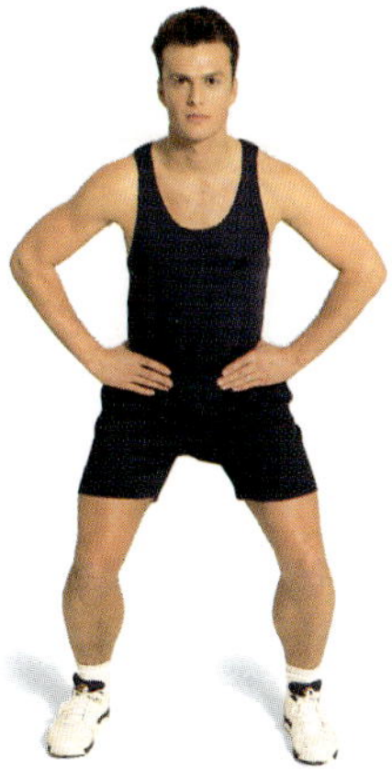

# DÉBUTANTS • Femmes

Le menu débutants travaille tout le corps dans les trois domaines de base de mise en forme : l'endurance aérobie, la force (force "pure" et endurance musculaire) et la souplesse.

Avant de commencer, lisez les informations ci-après et le chapitre **Comment procéder** (p. 40).

Les femmes ont plus de graisse que les hommes et le changement de silhouette sera moins rapide que vous le souhaitez. Ne désespérez pas. Faites beaucoup d'aérobic entre vos séances et surveillez votre régime.

**Dans le menu** : si après la semaine 2 vous trouvez que le travail est toujours trop difficile, ne commencez pas la semaine 3 ; en revanche, si à la fin de la semaine 6 vous trouvez le travail très facile, essayez le menu semaines 1-2 au niveau moyen.

**Note** : le poids "juste" est celui qui transforme les deux dernières répétitions de la série en un défi - 1 kg est le poids le plus indiqué à ce niveau.

SEMAINES 1-2

Deux fois par semaine

**Échauffement**
(pp .36-37) et courtes séries d'étirements (8-10 secondes) pour les principaux groupes musculaires, pp. 150-183

**Endurance**
5 minutes de n'importe quelle activité aérobie pp. 58-73

**Force**
Fentes, p. 78
Pompes - mur, p. 102
Élévation du tronc, p. 114
Crunches, bras seul, p. 142

**Retour au calme**
(pp. 38-39) et, pour la souplesse, séries d'étirements (20-30 sec.) pour tout le corps

SEMAINES 3-4

Deux fois par semaine

**Échauffement**
(pp. 36-37) et courtes séries d'étirements (8-10 secondes) pour les principaux groupes musculaires, pp. 150-183

**Endurance**
10 minutes de n'importe quelle activité aérobie pp. 58-73

**Force**
Fentes, p. 78
Pompes - mur, p. 102
Travail des adducteurs, p. 92
Élévation du tronc, p. 114
Crunches, bras seul, p. 142

**Retour au calme**
(pp. 38-39) et, pour la souplesse, séries d'étirements (20-30 sec.) pour tout le corps

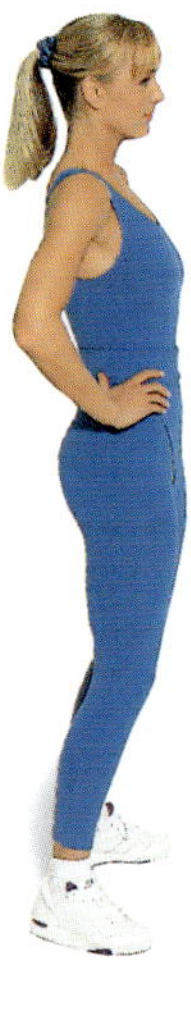
Fentes, p. 78

SEMAINES 5-6

Trois fois par semaine

**Échauffement**
(pp. 36-37) et courtes séries d'étirements (8-10 secondes) pour les principaux groupes musculaires, pp. 150-183

**Endurance**
13 minutes de n'importe quelle activité aérobie pp. 58-73

**Force**
Fentes, p. 78
Pompes - mur, p. 102
Travail des adducteurs, p. 92
Élévation du tronc, p. 114
Dips au banc, p. 138
Crunches, bras seul, p. 142

**Retour au calme**
(pp. 38-39) et, pour la souplesse, séries d'étirements (20-30 sec.) pour tout le corps

SEMAINES 7-8

Trois fois par semaine

**Échauffement**
(pp. 36-37) et courtes séries d'étirements (8-10 secondes) pour les principaux groupes musculaires, pp. 150-183

**Endurance**
16 minutes de n'importe quelle activité aérobie pp. 58-73

**Force**
Fentes, p. 78
Pompes - mur, p. 102
Travail des adducteurs, p. 92
Élévation du tronc, p. 114
Élévation des mollets, p. 114
Dips au banc, p. 138
Crunches, bras seul, p. 142

**Retour au calme**
(pp. 38-39) et, pour la souplesse, séries d'étirements (20-30 sec.) pour tout le corps

SEMAINES 9-10

Tois fois par semaine

**Échauffement**
(pp. 36-37) et courtes séries d'étirements (8-10 secondes) pour les principaux groupes musculaires, pp. 150-183

**Endurance**
20 minutes de n'importe quelle activité aérobie pp. 58-73

**Force**
Fentes, p. 78
Pompes - mur, p. 102
Travail des adducteurs, p. 92
Élévation du tronc, p. 114
Élévation des mollets, p. 114
Dips au banc, p. 138
Crunches, bras seul, p. 142
Relevé latéral, p. 147

**Retour au calme**
(pp. 38-39) et, pour la souplesse, séries d'étirements (20-30 sec.) pour tout le corps

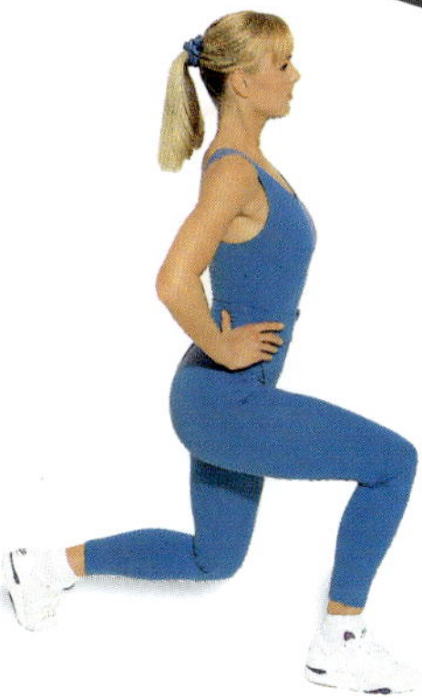

# MOYENS • Hommes

Si vous commencez votre entraînement à ce niveau, lisez d'abord **Comment procéder** p. 40. **Comment organiser votre entraînement.**

À ce stade la liste des exercices commence à s'allonger, il est donc indispensable de les exécuter dans l'ordre donné pour éviter de faire travailler les mêmes groupes musculaires plusieurs fois de suite, ce qui les fatiguerait. Si deux exercices concernent la même partie du corps, ils solliciteront des muscles différents. Les exercices sont structurés de telle façon que vous travaillerez les grands muscles avant les petits pour être sûr que ces derniers soient suffisamment approvisionnés en oxygène.

Si ce programme s'avère être trop facile ou trop difficile, reportez vous à **dans le menu** p. 46.

**Note** : le poids "juste" est celui qui transforme les deux dernières répétitions de la série en un défi - 1 kg est le poids le plus indiqué à ce niveau.

SEMAINES 1-2

Trois fois par semaine

**Échauffement**
(pp. 36-37) et courtes séries d'étirements (8-10 secondes) pour les principaux groupes musculaires, pp. 150-183

**Endurance**
10 minutes de n'importe quelle activité aérobie, pp. 58-73

**Force**
Flexion des genoux, p. 81
Pompes à genoux, p. 103
Élévation du tronc, p. 115
Curls aux haltères, p. 130
Dips au banc, p. 138
Élévation latérale aux haltères, p. 105
Crunches, p. 141
Relevé latéral, p. 147

**Retour au calme**
(pp. 38-39 et, pour la souplesse, séries d'étirements (20-30 sec.) pour tout le corps

SEMAINES 3-4

Trois fois par semaine

**Échauffement**
(pp. 36-37) et courtes séries d'étirements (8-10 secondes) pour les principaux groupes musculaires, pp. 150-183

**Endurance**
15 minutes de n'importe quelle activité aérobie, pp. 58-73

**Force**
Flexion des genoux, p. 81
Pompes à genoux, p. 103
Élévation mollets, p. 101
Élévation du tronc, p. 115
Curls aux haltères, p. 130
Dips au banc, p. 138
Élévation latérale aux haltères, p. 105
Crunches, p. 141
Relevé latéral, p. 147

**Retour au calme**
(pp. 38-39) et pour la souplesse, séries d'étirements (20-30 sec.) pour tout le corps

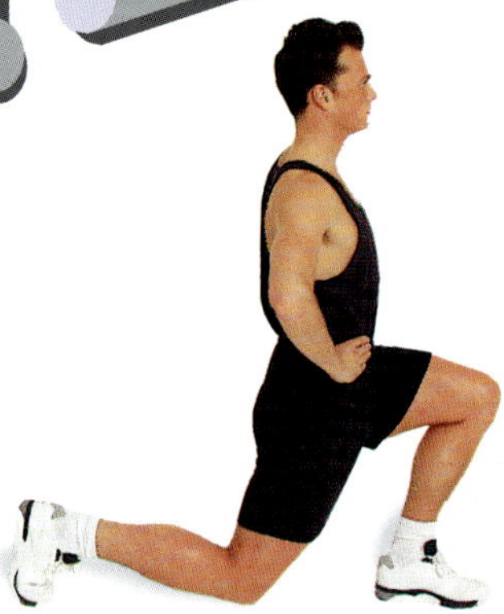

Fentes, p. 78

### SEMAINES 5-6

Trois fois par semaine

**Échauffement**
(pp. 36-37) et courtes séries d'étirements (8-10 secondes) pour les principaux groupes musculaires, pp. 150-183

**Endurance**
20 minutes de n'importe quelle activité aérobie, pp. 58-73

**Force**
Flexion des genoux, p. 81
Pompes à genoux, p. 103
Élévation des mollets, p. 101
Élévation du tronc, p. 115
Curls aux haltères, p. 130
Dips au banc, p. 138
Élévation latérale aux haltères, p. 105
Crunches bras croisés, p. 141
Relevé latéral, p. 147

**Retour au calme**
(pp. 38-39) et, pour la souplesse, séries d'étirements (20-30 sec.) pour tout le corps

### SEMAINES 7-8

Trois fois par semaine

**Échauffement**
(pp. 36-37) et courtes séries d'étirements (8-10 secondes) pour les principaux groupes musculaires, pp. 150-183

**Endurance**
25 minutes de n'importe quelle activité aérobie, pp. 58-73

**Force**
Fentes, p. 78
Pompes à genoux, p. 103
Élévation des mollets, p. 101
Élévation du tronc, p. 115
Tirage d'un bras avec haltères, p. 116
Curls aux haltères, p. 130
Dips au banc, p. 138
Élévation latérale aux haltères, p. 105
Crunches, p. 141
Relevé latéral, p. 147

**Retour au calme**
(pp. 38-39) et, pour la souplesse, séries d'étirements (20-30 sec.) pour tout le corps

### SEMAINES 9-10

Trois fois par semaine

**Échauffement**
(pp. 36-37) et courtes séries d'étirements (8-10 secondes) pour les principaux groupes musculaires, pp. 150-183

**Endurance**
30 minutes de n'importe quelle activité aérobie, pp. 58-73

**Force**
Fentes, p. 78
Pompes à genoux, p. 103
Élévation des mollets, p. 101
Élévation du tronc, p. 115
Tirage d'un bras avec haltères, p. 116
Curls aux haltères, p. 130
Dips au banc, p. 138
Élévation latérale aux haltères, p. 105
Développé couché, p. 124-125
Crunches, p. 141
Relevé latéral, p. 147

**Retour au calme**
(pp. 38-39) et, pour la souplesse, séries d'étirements (20-30 sec.) pour tout le corps

# **MOYENS** • Femmes

Si vous commencez votre entraînement à ce niveau, lisez d'abord : **Comment procéder** p. 40 et les détails sur **Comment organiser votre entraînement** p. 44.

Beaucoup de femmes craignent l'**utilisation des poids**. À ce niveau vous utiliserez des poids légers qui ne vous donneront en aucun cas l'aspect d'un athlète. Pour cela il faudrait vous entraîner 2 à 4 heures par jour avec des poids lourds.

**Dans le menu** : Si vous trouvez ce niveau trop difficile au début, revenez aux semaines 7-8 pour débutants afin de voir si ce programme vous convient mieux. Vous continuerez avec les semaines 9-10 puis vous recommencerez à nouveau avec ce menu. Vous serez surprise de voir avec quelle facilité vous l'accomplissez.

Si à la fin de la semaine 6 ce programme vous semble trop facile, essayez le menu pour confirmés.

**Note** : le poids "juste" est celui qui transforme les deux dernières répétitions de la série en un défi. - 2 à 3 kg est le poids le plus indiqué à ce niveau.

SEMAINES 1-2

Trois fois par semaine

**Échauffement**
(pp. 36-37) et courtes séries d'étirements (8-10 sec.) pour les principaux groupes musculaires, pp. 150-183

**Endurance**
10 minutes de n'importe quelle activité aérobie, pp. 58-73

**Force**
Fentes, p. 78
Pompes à genoux, p. 103
Travail des adducteurs, p. 93
Élévation du tronc, p. 115
Élévation des mollets, p. 101
Curls aux haltères, p. 130
Dips au banc, p. 138
Crunches, p. 141
Relevé latéral, p. 147

**Retour au calme**
(pp. 38-39) et, pour la souplesse, séries d'étirements (20-30 sec.) pour tout le corps

SEMAINES 3-4

Trois fois par semaine

**Échauffement**
(pp. 36-37) et étirements (8-10 sec.) pour les principaux groupes musculaires, pp. 150-183

**Endurance**
15 mn d'une activité aérobie, pp. 58-73

**Force**
Fentes, p. 78
Pompes à genoux, p. 103
Travail des adducteurs, p. 93
Élévation du tronc, p. 115
Élévation des mollets, p. 101
Développé des épaules à la machine, p. 107
Curls aux haltères, p. 130
Dips au banc, p. 138
Crunches, p. 141
Relevé latéral, p. 147

**Retour au calme**
(pp. 38-39) et s, séries d'étirements (20-30 sec.) pour tout le corps

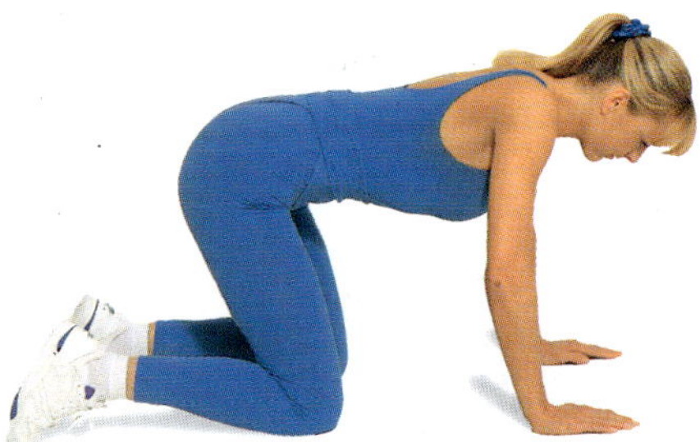
Pompes à genoux, p.103

### SEMAINES 5-6

Trois fois par semaine

**Échauffement**
(pp. 36-37) et courtes séries d'étirements (8-10 sec.) pour les principaux groupes musculaires, pp. 150-183

**Endurance**
20 minutes de n'importe quelle activité aérobie pp. 58-73

**Force**
Fentes, p. 78
Pompes à genoux, p. 103
Travail des adducteurs, p. 93
Élévation du tronc, p. 115
Élévation des mollets, p. 101
Développé des épaules à la machine, p. 107
Curls aux haltères, p. 130
Dips au banc, p. 138
Crunches, p. 141
Relevé latéral, p. 147

**Retour au calme**
(pp. 38-39) et, pour la souplesse, séries d'étirements (20-30 sec.) pour tout le corps

### SEMAINES 7-8

Trois fois par semaine

**Échauffement**
(pp. 36-37) et courtes séries d'étirements (8-10 sec.) pour les principaux groupes musculaires, pp. 150-183

**Endurance**
25 minutes de n'importe quelle activité aérobie pp. 58-73

**Force**
Fentes, p. 78
Pompes à genoux, p. 103
Travail des adducteurs, p. 93
Élévation du tronc, p. 115
Élévation des mollets, p. 101
Développé des épaules à la machine, p. 107
Élévation latérale aux haltères, p. 105
Curls aux haltères, p. 130
Dips au banc, p. 138
Crunches, p. 141
Relevé latéral, p. 147

**Retour au calme**
(pp. 38-39) et, pour la souplesse, séries d'étirements (20-30 sec.) pour tout le corps

### SEMAINES 9-10

Trois fois par semaine

**Échauffement**
(pp. 36-37) et courtes séries d'étirements (8-10 sec.) pour les principaux groupes musculaires, pp. 150-183

**Endurance**
30 minutes de n'importe quelle activité aérobie pp. 58-73.

**Force**
Fentes, p. 78
Pompes à genoux, p. 103
Travail des adducteurs, p. 93
Élévation du tronc, p. 115
Élévation des mollets, p. 101
Développé des épaules à la machine, p. 107
Élévation latérale aux haltères, p. 105
Curls aux haltères, p. 130
Dips au banc, p.138
Crunches, p. 141
Relevé latéral, p. 147
Travail abdominaux partie basse, p. 145

**Retour au calme**
(pp. 38-39) et, pour la souplesse, séries d'étirements (20-30 sec.) pour tout le corps

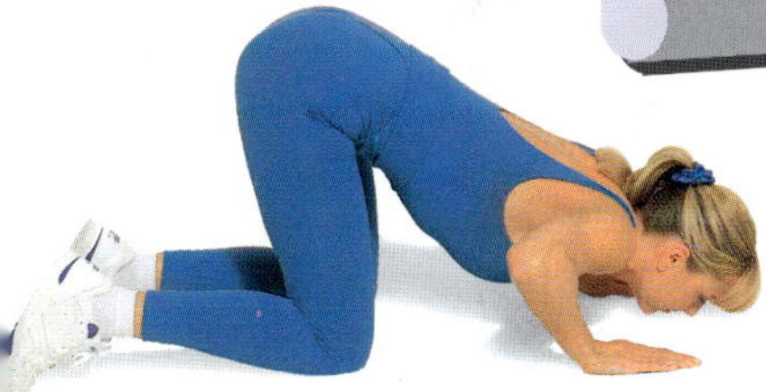

# **CONFIRMÉS** • Hommes

Si vous commencez votre entraînement à ce niveau, lisez d'abord **Comment procéder**, p. 40 et **Comment organiser votre entraînement ?** p. 44 ainsi que **Quand vous entraîner ?** p. 50.

**Faire face aux paliers :** La liste des exercices s'allongeant et les séances devenant plus éprouvantes, il se peut que vous arriviez à un palier : vous ne semblez plus faire de progrès malgré tous vos efforts. Ne vous découragez pas. Si vous appliquez trop longtemps le même menu, il est naturel que votre corps et votre esprit soient fatigués. Dans ce cas il faut changer légèrement la routine. Soit vous augmentez le poids et vous réduisez les répétitions, soit vous diminuez le poids et vous augmentez les répétitions.

**Souvenez vous** : le poids "juste" est celui qui transforme les deux dernières répétitions d'une série en un défi.

### SEMAINES 1-2

Trois fois par semaine

**Échauffement**
(pp. 36-37) et courtes séries d'étirements (8-10 secondes) pour les principaux groupes musculaires, pp. 150-183

**Endurance**
20 minutes de n'importe quelle activité aérobie pp. 58-73

**Force**
Fentes, p. 79
Pompes trois quart, p. 104
Élévation des mollets, p. 101
Élévation du tronc, p. 115
Développé couché, p. 124
Tirage d'un bras avec haltères, p. 116
Élévation latérale aux haltères, p. 105
Curls aux haltères, p. 130
Extension des bras, buste penché, p. 135
Crunches, bras croisés, p. 141
Relevé latéral, p. 147

**Retour au calme**
(pp. 38-39) et, séries d'étirements (20-30 sec.) pour tout le corps

### SEMAINES 3-4

Trois fois par semaine

**Échauffement**
(pp. 36-37) et courtes séries d'étirements (8-10 secondes) pour les principaux groupes musculaires, pp. 150-183

**Endurance**
25 minutes de n'importe quelle activité aérobie pp. 58-73

**Force**
Fentes, p. 79
Pompes trois quart, p. 104
Élévation des mollets, p. 101
Élévation du tronc, p. 115
Développé couché, p. 124
Tirage d'un bras avec haltères, p. 116
Élévation latérale aux haltères, p. 105
Élévation devant avec haltères, p. 111
Curls aux haltères, p. 130
Extension des bras, buste penché, p. 135
Crunches, bras croisés, p. 141
Relevé latéral, p. 147

**Retour au calme**
(pp. 38-39) et, séries d'étirements (20-30 sec.) pour tout le corps

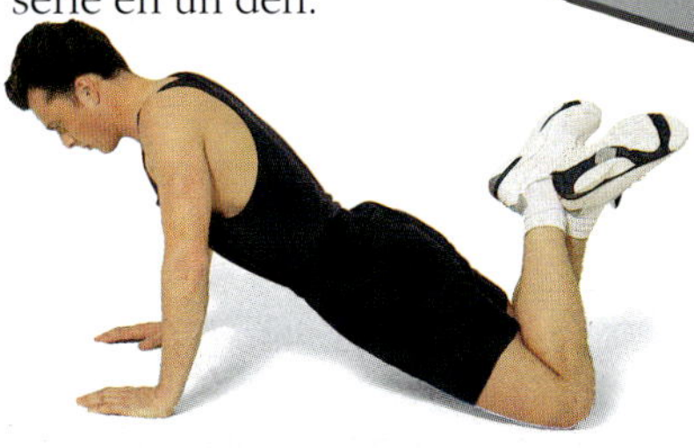

Pompes trois quarts, p. 104

### SEMAINES 5-6

Trois fois par semaine

**Échauffement**
(pp. 36-37) et courtes séries d'étirements (8-10 secondes) pour les principaux groupes musculaires, pp. 150-183

**Endurance**
30 minutes de n'importe quelle activité aérobie, pp. 58-73

**Force**
Fentes, p. 79
Pompes trois quart, p. 104
Élévation des mollets, p. 101
Élévation du tronc, p. 115
Développé couché, p. 124
Tirage d'un bras avec haltères, p. 116
Élévation latérale aux haltères, p. 105
Élévation devant avec haltères, p. 111
Développé des épaules à la machine, p. 107
Curls aux haltères, p. 130
Extension des bras, buste penché, p. 135
Crunches bras croisés, p. 141
Relevé latéral, p. 147

**Retour au calme**
(pp. 38-39) et, pour la souplesse, séries d'étirements (20-30 sec.) pour tout le corps

### SEMAINES 7-8

Trois fois par semaine

**Échauffement**
(pp. 36-37) et courtes séries d'étirements (8-10 secondes) pour les principaux groupes musculaires, pp. 150-183

**Endurance**
35 minutes de n'importe quelle activité aérobie, pp. 58-73

**Force**
Fentes, p. 79
Pompes trois quart, p. 104
Élévation des mollets, p. 101
Élévation du tronc, p. 115
Développé couché, p. 124
Tirage d'un bras avec haltères, p. 116
Élévation latérale aux haltères, p. 105
Élévation devant avec haltères, p. 111
Développé des épaules à la machine, p. 107
Curls aux haltères, p. 130
Extension des bras, buste penché, p. 135
Crunches bras croisés, p. 141
Relevé latéral, p.147

**Retour au calme**
(pp. 38-39) et, pour la souplesse, séries d'étirements (20-30 sec.) pour tout le corps

### SEMAINES 9-10

Trois fois par semaine

**Échauffement**
(pp. 36-37) et courtes séries d'étirements (8-10 secondes) pour les principaux groupes musculaires, pp. 150-183

**Endurance**
40 minutes de n'importe quelle activité aérobie, pp. 58-73

**Force**
Fentes, p. 79
Pompes trois quart, p. 104
Élévation des mollets, p. 101
Élévation du tronc, p. 115
Développé couché, p. 124
Tirage d'un bras avec haltères, p. 116
Développé nuque, p. 108
Élévation latérale aux haltères, p. 105
Élévation devant avec haltères, p. 111
Développé des épaules à la machine, p. 107
Curls aux haltères, p. 130
Extension des bras, buste penché, p. 135
Flexion du bras avec haltère, p. 131
Crunches avec élévation des genoux, p. 146

**Retour au calme**
(pp. 38-39) et, pour la souplesse, séries d'étirements (20-30 sec.) pour tout le corps

# **CONFIRMÉS** • Femmes

Si vous commencez votre entraînement à ce niveau, lisez d'abord **Comment procéder**, p. 40 et **Comment organiser votre entraînement ?** p. 44.

**Quand s'entraîner ?** À ce stade vous pouvez souhaiter faire l'entraînement d'endurance les mêmes jours que celui de la force. Essayez de faire l'aérobic le matin et de vous entraîner aux poids le soir. Sinon, commencez avec l'endurance, car votre force n'en sera pas diminuée. Dans le cas contraire vous risquerez d'être trop fatiguée pour une séance d'endurance de 20-30 minutes.

Les informations de la p. 48 seront également très utiles.

**Souvenez vous** : le poids "juste" est celui qui transforme les deux dernières répétitions d'une série en un défi.

SEMAINES 1-2

Trois fois par semaine

**Échauffement**
(pp. 36-37) et courtes séries d'étirements (8-10 sec.) pour les principaux groupes musculaires, pp. 150-183

**Endurance**
20 minutes d'une activité aérobie, pp. 58-73

**Force**
Flexion des genoux, p. 82
Pompes trois quarts, p. 104
Travail des adducteurs, p. 94
Élévation du tronc, p. 115
Élévation des mollets, p. 101
Développé des épaules, p. 107
Élévation latérale aux haltères, p. 105
Curls aux haltères, p. 130
Dips au banc, p. 138
Crunches, p. 141
Relevé latéral, p. 147
Travail des abdominaux partie basse, p. 145

**Retour au calme**
(pp. 38-39) et séries d'étirements (20-30 sec.) pour tout le corps

SEMAINES 3-4

Trois fois par semaine

**Échauffement**
(pp. 36-37) et courtes séries d'étirements (8-10 sec.) pour les principaux groupes musculaires, pp. 150-183

**Endurance**
25 minutes d'une activité aérobie, pp. 58-73

**Force**
Flexion des genoux, p. 82
Pompes trois quarts, p. 104
Travail des adducteurs, p. 94
Élévation du tronc, p. 115
Élévation des mollets, p. 101
Écartés latéraux avec haltères, p. 127
Développé des épaules, p. 107
Élévation latérale aux haltères, p. 105
Curls aux haltères, p. 130
Dips au banc, p. 138
Crunches, p. 141
Relevé latéral, p. 147
Travail des abdominaux partie basse, p. 145

**Retour au calme**
(pp. 38-39) et séries d'étirements (20-30 sec.) pour tout le corps

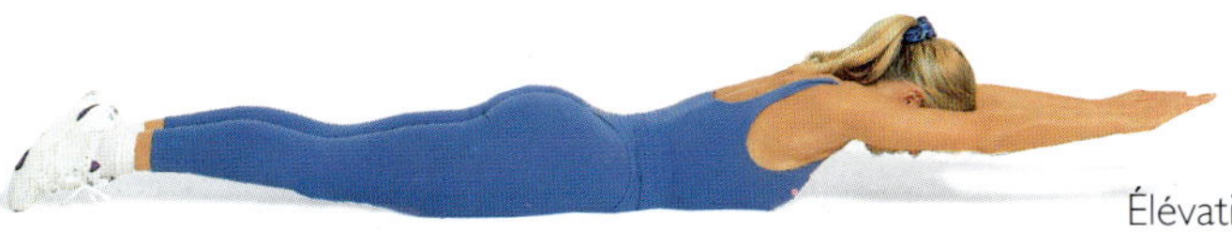

Élévation du tronc, p.115

## SEMAINES 5-6

Trois fois par semaine

**Échauffement**
(pp. 36-37) et courtes séries d'étirements (8-10 sec.) pour les principaux groupes musculaires, pp. 150-183

**Endurance**
30 minutes de n'importe quelle activité aérobie, pp. 58-73

**Force**
Flexion des genoux, p. 82
Pompes trois quarts, p. 104
Travail des adducteurs, p. 94
Élévation du tronc, p. 115
Élévation des mollets, p. 101
Écartés latéraux avec haltères, p. 127
Développé des épaules, p. 107
Élévation latérale aux haltères, p. 105
Curls aux haltères, p. 130
Dips au banc, p. 138
Crunches, p. 141
Relevé latéral, p. 147
Travail des abdominaux partie basse, p. 145

**Retour au calme**
(pp. 38-39) et, pour la souplesse, séries d'étirements (20-30 sec.) pour tout le corps

## SEMAINES 7-8

Trois fois par semaine

**Échauffement**
(pp. 36-37) et courtes séries d'étirements (8-10 sec.) pour les principaux groupes musculaires, pp. 150-183

**Endurance**
35 minutes de n'importe quelle activité aérobie, pp. 58-73

**Force**
Flexion des genoux, p. 82
Pompes trois quarts, p. 104
Travail des adducteurs, p. 94
Élévation du tronc, p. 115
Élévation des mollets, p. 101
Écartés latéraux avec haltères, p. 127
Tirage vertical au menton, p. 110
Développé des épaules, p. 107
Élévation latérale aux haltères, p. 105
Curls aux haltères, p. 130
Dips au banc, p. 138
Crunches, p. 141
Relevé latéral, p. 147
Travail des abdominaux partie basse, p. 145

**Retour au calme**
(pp. 38-39) et, pour la souplesse, séries d'étirements (20-30 sec.) pour tout le corps

## SEMAINES 9-10

Trois fois par semaine

**Échauffement**
(pp. 36-37) et courtes séries d'étirements (8-10 sec.) pour les principaux groupes musculaires, pp. 150-183

**Endurance**
40 minutes de n'importe quelle activité aérobie, pp. 58-73

**Force**
Flexion des genoux, p. 82
Pompes trois quarts, p. 104
Travail des adducteurs, p. 94
Élévation du tronc, p. 115
Élévation des mollets, p. 101
Élévation grands fessiers, p. 98
Tirage vertical au menton, p. 110
Écartés latéraux avec haltères, p. 127
Tirage d'un bras avec haltères, p. 116
Développé des épaules, p. 107
Élévation latérale aux haltères, p. 105
Élévation antérieure aux haltères, p. 111
Curls aux haltères, p. 130
Extension des bras buste penché, p. 135
Double crunches, p. 144

**Retour au calme**
(pp. 38-39) et, pour la souplesse, séries d'étirements (20-30 sec.) pour tout le corps

# ENTRAÎNÉS • Hommes

Lorsque vous aurez atteint ce niveau vous connaîtrez suffisamment vos capacités pour expérimenter des méthodes différentes d'entraînement, en particulier dans les exercices concernant la force.

L'entraînement pyramidal comprend un nombre différent de répétitions par exercice, tel que 6-8-10-15 ou 15-10-8-6.

Vous pouvez superposer vos exercices de deux façons :

a) soit vous travaillez la même partie du corps en utilisant deux exercices pour des muscles antagonistes, comme l'extension des jambes suivie d'un travail des ischios pour que l'un des muscles se repose pendant que l'autre travaille. Ainsi le temps d'entraînement sera réduit.

b) soit vous travaillez le même groupe de muscles avec une série de plusieurs exercices successifs et rapides Faites 8-10 répétitions avec peu ou pas de repos entre les séries et/ou les exercices.

Vous trouverez d'autres variations de méthodes d'entraînement à la page 54.

SEMAINES 1-2

Trois fois par semaine

**Échauffement**
(pp. 36-37) et courtes séries d'étirements (8-10 sec.) pour les principaux groupes musculaires, pp. 150-183

**Endurance**
30 minutes de n'importe quelle activité aérobie pp. 58-73

**Force**
Fentes, p. 79
Élévation des mollets, p. 101
Tirage vertical au menton, p. 110
Développé couché, p. 124
Tirage d'un bras aux haltères, p. 116
Écartés latéraux avec haltères, p. 127
Élévation latérale aux haltères, p. 105
Développé des épaules, p. 107
Élévation devant avec haltères, p. 111
Triceps barre au front, p. 139
Curls aux haltères, p. 130
Extension des bras, buste penché, p. 135
Flexion du bras à l'haltère, p. 131
Crunches avec élévation du genou, p. 46

**Retour au calme**
(pp. 38-39) et, pour la souplesse, séries d'étirements (20-30 sec.) pour tout le corps

SEMAINES 3-4

Trois fois par semaine

**Échauffement**
(pp. 36-37) et courtes séries d'étirements (8-10 sec.) pour les principaux groupes musculaires, pp. 150-183

**Endurance**
35 minutes de n'importe quelle activité aérobie pp. 58-73

**Force**
Flexion des genoux, p. 83
Élévation des mollets, p. 101
Tirage vertical au menton, p. 110
Développé couché, p. 124
Tirage d'un bras aux haltères, p. 116
Écartés latéraux avec haltères, p. 127
Élévation latérale aux haltères, p. 105
Développé des épaules, p. 107
Élévation devant avec haltères, p. 111
Développé nuque, p. 108
Triceps barre au front, p. 139
Curls aux haltères, p. 130
Extension des bras, buste penché, p. 135
Flexion du bras à l'haltère, p. 131
Double crunches, p. 144

**Retour au calme**
(pp. 38-39) et, pour la souplesse, séries d'étirements (20-30 sec.) pour tout le corps

SEMAINES 5-6

Trois fois par semaine

**Échauffement**
(pp. 36-37) et courtes séries d'étirements (8-10 sec.) pour les principaux groupes musculaires, pp. 150-183

**Endurance**
40 minutes de n'importe quelle activité aérobie pp. 58-73

**Force**
Flexion des genoux, p. 83
Extension des jambes, p 87
Travail des ischios, p. 90
Élévation des mollets, p. 101
Tirage vertical au menton, p. 110
Développé couché, p. 124
Tirage d'un bras aux haltères, p. 116
Écartés latéraux avec haltères, p. 27
Élévation latérale aux haltères, p. 105
Développé des épaules, p. 107
Élévation devant avec haltères, p. 111
Développé nuque, p. 108
Triceps barre au front, p. 139
Curls aux haltères, p. 130
Extension des bras, buste penché, p. 135
Flexion du bras à l'haltère, p. 131
Doubles crunches, p. 144

**Retour au calme**
(pp. 38-39) et, séries d'étirements (20-30 sec.) pour tout le corps

SEMAINES 7-8

Trois fois par semaine

**Échauffement**
(pp. 36-37) et courtes séries d'étirements (8-10 sec.) pour les principaux groupes musculaires, pp. 150-183

**Endurance**
45 minutes de n'importe quelle activité aérobie pp. 58-73

**Force**
Flexion des genoux, p. 83
Extension des jambes, p 87
Travail des ischios, p. 90
Élévation des mollets, p. 101
Tirage vertical au menton, p. 110
Développé couché, p. 124
Tirage d'un bras aux haltères, p. 116
Écartés latéraux avec haltères, p. 127
Élévation latérale aux haltères, p. 105
Développé des épaules, p. 107
Élévation devant avec haltères, p. 111
Développé nuque, p. 108
Triceps barre au front, p. 139
Curls aux haltères, p. 130
Extension des bras, buste penché, p. 135
Flexion du bras à l'haltère, p. 131
Doubles crunches, p. 144

**Retour au calme**
(pp. 38-39) et, séries d'étirements (20-30 sec.) pour tout le corps

SEMAINES 9-10

Trois fois par semaine

**Échauffement**
(pp. 36-37) et courtes séries d'étirements (8-10 sec.) pour les principaux groupes musculaires, pp. 150-183

**Endurance**
45 mn d'une activité aérobie pp. 58-73

**Force**
Flexion des genoux, p. 83
Extension des jambes, p 87
Travail des ischios, p. 90
Élévation des mollets, p. 101
Tirage vertical au menton, p. 110
Développé couché, p. 124
Tirage d'un bras aux haltères, p. 116
Écartés latéraux avec haltères, p. 127
Élévation latérale aux haltères, p. 105
Développé des épaules, p. 107
Élévation devant avec haltères, p. 111
Élévation latérale penché avant, p. 109
Développé nuque, p. 108
Triceps barre au front, p. 139
Curls aux haltères, p. 130
Extension des bras, buste penché, p. 135
Flexion du bras à l'haltère, p. 131
Doubles crunches, p. 144

**Retour au calme**
(pp. 38-39) et, séries d'étirements (20-30 sec.) pour tout le corps

# ENTRAÎNÉS • Femmes

À ce niveau, les exercices de force sont nombreux et prennent du temps. Il sera difficile de fournir un travail assez intense pour que toutes les parties du corps soient sollicitées d'une façon optimale pendant une séance.

Vous trouverez p. 52 des suggestions pour réduire la durée des séances.

Vous gagnerez également du temps avec un programme alterné. Dans ce cas vous travaillerez la même partie du corps un jour sur deux. Exemple typique : vous travaillez les abdominaux, les jambes et les bras les lundi, mercredi et vendredi, et le dos, la poitrine et les épaules les mardi, jeudi et samedi. Cette méthode vous permet de gagner du temps mais vous serez obligée de vous entraîner pratiquement tous les jours.

Si vous pensez que c'est trop, réduisez vos séances à 4 ou 5 par semaine en vous assurant de ne pas travailler la même partie du corps deux fois de suite.

SEMAINES 1-2

Trois fois par semaine

**Échauffement**
(pp. 36-37) et courtes séries d'étirements (8-10 sec.) pour les principaux groupes musculaires, pp. 150-183

**Endurance**
30 minutes de n'importe quelle activité aérobie pp. 58-73

**Force**
Flexion des genoux, p. 83
Travail des adducteurs, p. 94
Élévation des mollets, p. 101
Pompes complètes, p. 104
Tirage vertical au menton, p. 110
Écartés latéraux avec haltères, p. 127
Tirage d'un bras avec haltères, p. 116
Développé des épaules, p. 107
Élévation latérale avec haltères, p. 105
Élévation antérieure aux haltères, p. 111
Curls avec haltères, p. 130
Extension des bras, buste penché, p. 135
Triceps derrière la nuque, p. 136
Doubles crunches, p. 144
Relevé latéral, p. 147

**Retour au calme**
(pp. 38-39) et, pour la souplesse, séries d'étirements (20-30 sec.) pour tout le corps

SEMAINES 3-4

Trois fois par semaine

**Échauffement**
(pp. 36-37) et courtes séries d'étirements (8-10 sec.) pour les principaux groupes musculaires, pp. 150-183

**Endurance**
35 minutes de n'importe quelle activité aérobie pp. 58-73

**Force**
Fentes, p. 79
Travail des adducteurs, p. 94
Élévation des mollets, p. 101
Extension des jambes, p. 87
Travail des ischios, p. 90
Tirage vertical au menton, p. 110
Écarté latéraux avec haltères, p. 127
Tirage d'un bras avec haltères, p. 116
Développé des épaules, p. 107
Élévation latérale avec haltères, p. 105
Élévation antérieure aux haltères, p. 111
Curls avec haltères, p. 130
Extension des bras, buste penché, p. 135
Triceps derrière la nuque, p. 136
Doubles crunches, p. 144
Relevé latéral, p. 147

**Retour au calme**
(pp. 38-39) et, pour la souplesse, séries d'étirements (20-30 sec.) pour tout le corps

### SEMAINES 5-6

Trois fois par semaine

**Échauffement**
(pp. 36-37) et courtes séries d'étirements (8-10 sec.) pour les principaux groupes musculaires, pp. 150-183

**Endurance**
40 minutes de n'importe quelle activité aérobie pp. 58-73

**Force**
Fentes, p. 79
Travail des adducteurs, p. 94
Élévation des mollets, p. 101
Extension des jambes, p. 87
Travail des ischios, p. 90
Tirage vertical au menton, p.110
Écartés latéraux avec haltères, p. 127
Tirage d'un bras avec haltères, p. 116
Développé des épaules, p. 107
Élévation latérale avec haltères, p. 105
Élévation antérieure aux haltères, p. 111
Curls avec haltères, p. 130
Extension des bras, buste penché, p. 135
Flexion du bras avec haltère, p. 131
Triceps derrière la nuque, p. 136
Doubles crunches, p. 144
Relevé latéral, p. 147

**Retour au calme**
(pp. 38-39) et, séries d'étirements (20-30 sec.) pour tout le corps

### SEMAINES 7-8

Trois fois par semaine

**Échauffement**
(pp. 36-37) et courtes séries d'étirements (8-10 sec.) pour les principaux groupes musculaires, pp. 150-183

**Endurance**
45 minutes de n'importe quelle activité aérobie pp. 58-73

**Force**
Fentes, p. 79
Travail des adducteurs, p. 94
Élévation des mollets, p. 101
Extension des jambes, p. 87
Travail des ischios, p. 90
Tirage vertical au menton, p.110
Écartés latéraux avec haltères, p. 127
Tirage d'un bras avec haltères, p. 116
Développé incliné, p. 126
Développé des épaules, p. 107
Élévation latérale avec haltères, p. 105
Élévation antérieure aux haltères, p. 111
Curls avec haltères, p. 130
Extension des bras, buste penché, p. 135
Flexion du bras avec haltère, p. 131
Triceps derrière la nuque, p. 136
Doubles crunches, p. 144
Relevé latéral, p. 147

**Retour au calme**
(pp. 38-39) et, séries d'étirements (20-30 sec.) pour tout le corps

### SEMAINES 9-10

Trois fois par semaine

**Échauffement**
(pp. 36-37) et courtes séries d'étirements (8-10 sec.) pour les principaux groupes musculaires, pp. 150-183

**Endurance**
50 mn d'une activité aérobie pp. 58-73

**Force**
Fentes, p. 79
Travail des adducteurs, p. 94
Élévation des mollets, p. 101
Extension des jambes, p. 87
Travail des ischios, p. 90
Tirage vertical au menton, p. 110
Écartés latéraux avec haltères, p. 127
Tirage d'un bras avec haltères, p. 116
Développé incliné, p. 126
Pullovers, p. 129
Développé des épaules, p. 107
Élévation latérale avec haltères, p. 105
Élévation antérieure aux haltères, p. 111
Curls avec haltères, p. 130
Extension des bras, buste penché, p. 135
Flexion du bras avec haltère, p. 131
Triceps derrière la nuque, p. 136
Doubles crunches, p. 144
Relevé latéral, p. 147

**Retour au calme**
(pp. 38-39) et, séries d'étirements (20-30 sec.) pour tout le corps

# ENDURANCE • Introduction

Il y a deux formes d'entraînement d'endurance : aérobie et musculaire. Cette dernière est traitée pp. 74-75 ; ce chapitre parle principalement de l'endurance aérobie.

L'exercice aérobie est la base pour améliorer et maintenir votre forme et votre qualité de vie. Les trois formes les plus populaires de conditionnement aérobie sont la course, le cyclisme et la natation. La marche athlétique est la meilleure façon de commencer si vous voulez courir ensuite : si votre niveau de forme est bas, vous trouverez que le programme de course est pénible si vous n'avez pas effectué d'abord le programme de marche.

Les programmes de cyclisme et de course sont interchangeables. Vous pouvez aussi les alterner avec de l'aérobic, du sautillement, de l'aviron et du parcours d'entraînement (voir pp. 184-189).

Le travail aérobie améliore tout d'abord votre système cardio-vasculaire (voir aussi pp. 12-13). Il augmente aussi votre métabolisme et, si en plus vous mangez sainement (voir pp. 204-209), il vous permet de façon efficace et sans danger de faire disparaître votre graisse. Vous vous sentirez bien, mais, comme pour toutes les formes d'entraînement et tous les plans de développement et d'harmonisation du corps, c'est un travail lent et difficile.

**COURS : POUR OU CONTRE ?**

Bien suivre un programme de mise en forme est difficile. Avec l'entraînement aérobie vous avez la possibilité de vous joindre à un cours. Il y a dix ans, faire de l'aérobic signifiait être serré dans une grande salle avec des tas de gens qui sautaient mécaniquement. Aujourd'hui, il y a beaucoup de possibilités sûres et efficaces.

Pour être efficace, sans provoquer de lésion, une classe d'aérobic doit durer entre 45 minutes et une heure; les plus longues sont pour ceux qui sont très en forme. Pendant l'heure il doit y avoir un échauffement adéquat (adapté à votre degré de forme), incluant de courts étirements (8-10 secondes). Votre séance d'aérobic devrait durer de 20 à 45 minutes, suivant votre niveau de forme.

Pendant cette période, votre cœur doit battre dans sa PEA (voir page 21). La fin de la séance devrait inclure une détente aérobie ou quelque travail d'endurance ou de force musculaire, comme les pompes ou les exercices abdominaux. Dans les deux cas, il devrait ensuite y avoir une séance d'extension (20-30 secondes) pour tous les groupes musculaires.

Il vous faudra peut-être essayer quelques classes avant de trouver celle qui vous convient. Les problèmes les plus répandus sont : la musique, qui peut être trop rapide, trop forte, ou simplement ne pas vous plaire ; et le professeur, qui peut avoir rassemblé tout le monde sans tenir compte du niveau de chacun, ne rendant la séance efficace que pour quelques-uns.

**TYPES DE CLASSES**

Les classes aérobic de fort impact sont dynamiques, avec course et plyométriques (différents exercices qui comprennent tous le saut). Ceci signifie qu'à différents moments de l'entraînement, les deux pieds quittent le sol, causant ainsi un fort impact lorsque vous atterrissez. Ces entraînements sont amusants, mais ils ne sont pas pour les débutants ; ni pour ceux qui ont des problèmes lombaires ou de genoux et/ou des quadriceps et des tendons du jarret faibles.

Les aérobics de faible impact sont idéaux aussi bien pour les débutants que pour les experts. Les mouvements sont plus lents et plus contrôlés et ainsi la posture reste bonne. Il y a toujours un pied en contact avec le sol, ce qui apporte moins de tension aux articulations.

Les step-aerobics sont aussi en général de faible impact, et beaucoup de gens trouvent que ces cours leur conviennent mieux car ils ne sont pas trop orientés vers la danse. Si vous ne voulez pas travailler le pas en classe, achetez l'une des nombreuses excellentes vidéos à regarder chez vous. Consultez les magazines de santé et de forme pour trouver les plus adaptées.

Les aérobics de circuit sont très amusants (voir pp. 184-185) car ils comprennent différentes activités aérobiques en musique.

Quelle que soit la classe que vous choisirez, assurez-vous que l'enseignant est qualifié et le programme adapté à vos besoins. Souvenez-vous aussi qu'avec l'amélioration de votre forme, vous devez augmenter l'intensité des séances pour maintenir l'amélioration de votre niveau de condition physique.

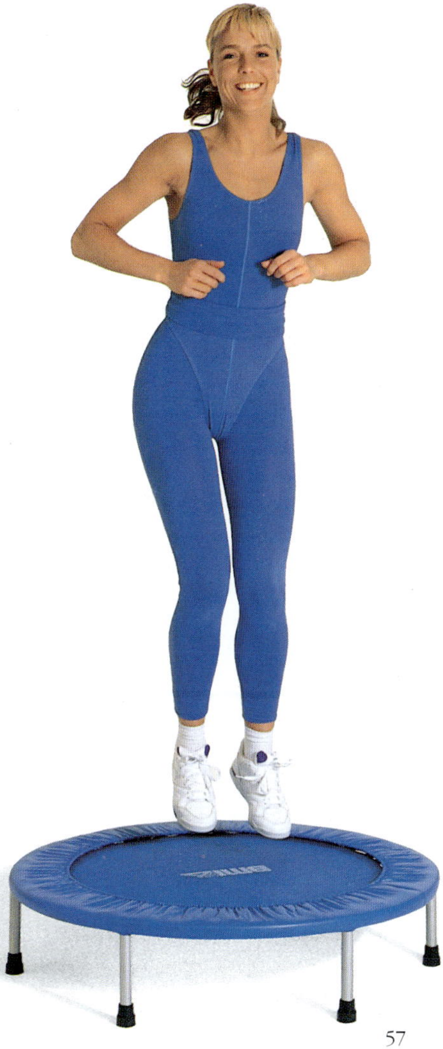

La marche rapide est une forme méconnue d'exercice aérobie. Elle convient à tout le monde, mais elle est particulièrement recommandée à ceux qui ont des difficultés avec la course et les activités de fort impact, et pour n'importe quel débutant .

La marche est gratuite et facile à inclure dans vos activités quotidiennes. De plus elle crée peu de tension aux articulations et aux muscles, et risque moins de provoquer de lésions que la course par exemple, bien qu'aucune activité ne soit sans risque.

Choisissez un ou plusieurs itinéraires de 1,5 à 6,5 km et prévoyez de marcher 3-4 fois par semaine, en augmentant à chaque fois la distance parcourue ou en améliorant votre temps. La quantité d'effort fourni déterminera la rapidité de l'amélioration de votre niveau de forme générale. Au début vos progrès seront spectaculaires. Vous pourrez alors marcher de plus en plus vite et faire plus d'effort dans vos mouvements de bras, et inclure quelques degrés de difficultés dans votre itinéraire maintiendront votre cœur à 60-75 % de votre PEA (voir p.21).

Le tableau ci-contre offre à la fois des objectifs de temps et de distance, mais vous allez constater que votre allure augmente automatiquement au fur et à mesure que vous vous exercez. Si, en temps que débutant, vous ne pouvez faire 3,2 km en 35 minutes environ, n'augmentez pas la distance avant d'y être parvenu. Une fois que vous vous serez frayé un chemin dans les quatre niveaux du programme vous devriez être capable de faire 1,6 km en 10-12 minutes. Lorsque vous aurez atteint ce but, il faudra marcher 4,8 à 6,4 km trois fois par semaine pour maintenir un niveau de forme adéquat.

Lorsque vous marchez, commencez lentement et prenez le temps de mobiliser la partie supérieure de votre corps. Ensuite, faites travailler la partie inférieure, puis arrêtez et faites quelques courts étirements. Pendant la marche allongez le pas en utilisant les bras. Si vous marchez avec quelqu'un, vous devriez pouvoir vous parler confortablement.

Si vous trouvez que vous respirez fort, si vous transpirez abondamment, ou si vous surveillez votre pouls et pensez qu'il est trop élevé, réduisez le pas jusqu'à ce que vous respiriez facilement et que votre pouls soit redevenu normal. À la fin de la marche, passez 5 à 10 minutes à étirer le haut et le bas de votre corps, en forçant sur les mollets, les cuisses et les hanches.

Le maintien et la technique sont importants dans la marche. Respirez normalement. Gardez le dos droit, la poitrine sortie, le menton haut, les épaules relaxées et les abdominaux tendus. Pliez les bras aux coudes et gardez ces derniers près du corps. Balancez les bras à partir des épaules en les levant vers la poitrine afin qu'ils soient dans l'alignement de vos hanches, mais pas plus haut. (Il faut du temps pour développer cette technique; soyez persévérant). Vos pieds doivent travailler du talon aux orteils et, avec l'amélioration de votre technique, accentuez le mouvement de la hanche de la jambe avant.

Essayez de garder un centre de gravité bas.

Portez des vêtements larges et confortables (pp. 32-33) et des chaussures légères rembourrées et qui respirent. Choisissez des socquettes légères en coton.

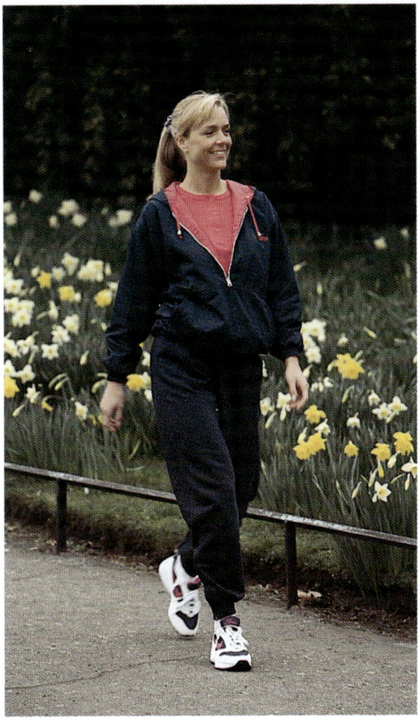

Votre but est d'arriver à parcourir les distances en un temps donné. Ne passez pas aux séances de la semaine suivante tant que vous ne pouvez faire à l'aise celles de la semaine en cours.

Différents itinéraires vous permettront de ne pas vous ennuyer. Les bois et les parcs sont plus intéressants, mais la marche pour aller au travail est tout aussi bénéfique.

## PROGRAMME DE MARCHE

| SEMAINES | | 1 | 2 | 3 | 4 | 5 | 6 | 7 | 8 | 9 | 10 |
|---|---|---|---|---|---|---|---|---|---|---|---|
| **DÉB.** | Par semaine | 2 | 3 | 3 | 3 | 3 | 3 | 3 | 3 | 3 | 3 |
| | Temps minute | 20 | 30 | 40 | 38 | 36 | 34 | 45 | 40 | 38 | 5 |
| | Distance km | 1.6 | 2.4 | 3.2 | 3.2 | 3.2 | 3.2 | 4 | 4 | 4 | 4.8 |
| | | | | | | | | | | | |
| | | | | | | | | | | | |
| **MOY.** | Par semaine | 3 | 3 | 3 | 3 | 3 | 3 | 3 | 3 | 3 | 3 |
| | Temps minute | 38 | 36 | 34 | 32 | 40 | 38 | 36 | 48 | 46 | 43 |
| | Distance km | 3.2 | 3.2 | 3.2 | 3.2 | 4 | 4 | 4 | 4.8 | 4.8 | 4.8 |
| | | | | | | | | | | | |
| | | | | | | | | | | | |
| **ENTR.** | Par semaine | 3 | 3 | 3 | 3 | 3 | 3 | 3 | 3 | 3 | 3 |
| | Temps minute | 36 | 34 | 32 | 40 | 38 | 34 | 46 | 44 | 42 | 3 |
| | Distance km | 3.2 | 3.2 | 3.2 | 4 | 4 | 4 | 4.8 | 4.8 | 4.8 | 4.8 |
| | | | | | | | | | | | |
| | | | | | | | | | | | |
| **CONF.** | Par semaine | 3 | 4 | 4 | 4 | 4 | 4 | 4 | 4 | 4 | 4 |
| | Temps minute | 40 | 38 | 50 | 44 | 40 | 38 | 48 | 46 | 44 | 40 |
| | Distance km | 4.8 | 4.8 | 5.6 | 5.6 | 5.6 | 5.6 | 6.4 | 6.4 | 6.4 | 6.4 |
| | | | | | | | | | | | |

# ENDURANCE • Jogging et course

La course et sa forme plus lente, le jogging, sont pratiques, à portée de toutes les bourses, souples, facilement faisables, satisfaisants, et ils entraînent de nombreux avantages psychologiques. Toute personne qui est dans une forme raisonnable peut faire de la course ou du jogging ; pas de réservation à l'avance ni de lieu particulier, et tous deux sont faciles à insérer dans un emploi du temps. Et le joggingétant, on trouve facilement un(e) partenaire.

La course et le jogging augmentent la force des jambes ainsi que le taux de métabolisme non seulement pendant la course, mais aussi pendant les huit heures qui suivent, ce qui brûle les calories et améliorent les systèmes respiratoire et cardio-vasculaire.

La course donne de grandes satisfactions. Les coureurs de longue distance expérimentent ce que l'on appelle "l'extase du coureur", euphorie, qui, pense-t-on, est provoquée par la stimulation d'une décharge d'endorphines, produits chimiques naturels semblabes à la morphine. Même si vous ne courez pas suffisamment longtemps pour atteindre cette extase, vous découvrirez un sentiment de bien-être, et serez plus à même de faire face au stress de la vie quotidiennce.

Chaque semaine faites toutes les séances détaillées sous la semaine de votre niveau de forme. Si seul le temps est donné, courez pendant cette durée, sans vous occuper de la distance. Si seule la distance est donnée, courez cette distance, sans vous occuper du temps que vous mettez.

**PROGRAMME DE JOGGING ET DE COURSE**

| SEMAINES | | 1 | 2 | 3 | 4 | 5 | 6 | 7 | 8 | 9 | 10 |
|---|---|---|---|---|---|---|---|---|---|---|---|
| DÉB. | Par semaine | 2 | 3 | 5 | 5 | 3 | 3 | 2 | 5 | 3 | 3 |
| | Temps minute | — | 15 | 14 | 12 | 12 | 11 | 10 | 16 | 16 | 14 |
| | Distance km | 1.6 | 1.6 | 1.6 | 1.6 | 1.6 | 1.6 | 1.6 | 2.4 | 2.4 | 2.4 |
| | | | | | | | | | | | |
| | | | | | | | | | | | |
| | Par semaine | 1 | 2 | — | — | 2 | 2 | 3 | — | 2 | 2 |
| | Temps minute | — | — | — | — | — | 18 | 18 | — | 22 | 21 |
| | Distance km | 2.4 | 3.2 | — | — | 2.4 | 2.4 | 2.4 | — | 3.2 | 3.2 |
| | | | | | | | | | | | |
| | | | | | | | | | | | |
| MOY. | Par semaine | 3 | 4 | 4 | 4 | 3 | 4 | 3 | 4 | 3 | 4 |
| | Temps minute | 18 | 18 | 24 | 23 | 17 | 22 | — | 22 | 17 | 21 |
| | Distance km | 3.2 | 3.2 | 4 | 4 | 3.2 | 4 | 3.2 | 4 | 3.2 | 4 |
| | | | | | | | | | | | |
| | | | | | | | | | | | |
| | Par semaine | 2 | 1 | 1 | 1 | 2 | 1 | 2 | 1 | 2 | 1 |
| | Temps minute | — | — | — | 40 | — | 50 | 45 | 60 | 36 | 65 |
| | Distance km | 4.8 | 6.4 | 6.4 | — | 6.4 | — | 8 | — | 6.4 | — |
| | | | | | | | | | | | |

**DÉTERMINER VOS OBJECTIFS**

Le programme de course est prévu pour qu'à la fin vous puissiez participer à un marathon complet de 4 à 5 heures. Si tel n'est pas votre objectif, vous devriez atteindre un degré acceptable de forme dès le début du niveau intermédiaire. Ensuite, courez un minimum de 4,8 km trois fois par semaine pour vous maintenir en forme.

Si vous continuez votre programme de course, vers le milieu du stade avancé vous devriez avoir suffisamment d'endurance pour courir 10 km à l'aise, probablement en moins d'une heure. Ayez pour objectif de faire une course de cette distance. Pour y arriver il faut aussi inclure dans votre programme de la vitesse sur de plus courtes distances.

L'idée de ce travail de vitesse, farlecking, est de travailler par courtes pointes de vitesse, jusqu' à courir une partie de plus en plus importante des 10 km en vitesse de pointe de vitesse.

Inutile de sprinter vos pointes de vitesse : essayez aussi de sautiller.

**PROGRAMME DE JOGGING ET DE COURSE**

| SEMAINES | | 1 | 2 | 3 | 4 | 5 | 6 | 7 | 8 | 9 | 10 |
|---|---|---|---|---|---|---|---|---|---|---|---|
| ENTR. | Par semaine | 3 | 5 | 3 | 4 | 4 | 4 | 4 | 3 | 3 | 1 |
| | Temps minute | — | 36 | 26 | 35 | 25 | — | — | — | 24 | 23 |
| | Distance km | 4.8 | 6.4 | 4.8 | 6.4 | 4.8 | 6.4 | 6.4 | 8 | 4.8 | 4.8 |
| | Par semaine | 2 | — | 2 | 1 | 2 | 1 | 1 | 2 | 2 | 4 |
| | Temps minute | — | — | 54 | — | 45 | — | — | — | 72 | 44 |
| | Distance km | 6.4 | — | 9.7 | 12.9 | 8 | 16 | 12.9 | 12.9 | 12.9 | 8 |
| | Par semaine | — | — | — | — | — | — | — | — | — | 1 |
| | Temps minute | — | — | — | — | — | — | — | — | — | — |
| | Distance km | — | — | — | — | — | — | — | — | — | 19.3 |
| CONF. | Par semaine | 2 | 2 | 3 | 4 | 2 | 1 | 1 | 3 | 1 | 2 |
| | Temps minute | 25 | 33 | 30 | 58 | 30 | 28 | 24 | — | 22 | 46 |
| | Distance km | 4.8 | 6.4 | 6.4 | 11.3 | 6.4 | 6.4 | 4.8 | 8 | 4.8 | 9.7 |
| | Par semaine | 3 | 3 | 2 | 1 | 3 | 4 | 4 | 2 | 4 | 3 |
| | Temps minute | 70 | — | 68 | — | — | 50 | 57 | 65 | 63 | — |
| | Distance km | 12.7 | 12.7 | 12.7 | 16 | 11.3 | 9.7 | 11.3 | 12.7 | 12.7 | 12.7 |
| | Par semaine | — | — | — | — | — | 1 | — | 1 | — | 1 |
| | Temps minute | — | — | — | — | — | — | — | — | — | 80 |
| | Distance km | — | — | — | — | — | 16 | — | 16 | — | 16 |

# ENDURANCE • Jogging et course

L'important est d'inclure quelques pointes plus rapides ainsi que de la marche afin de continuer à travailler à la partie basse de votre PEA (voir p. 21).

Il faut vous autoriser un repos suffisant entre les sprints. Ces séances entraînent votre système anaérobie à être plus efficace (voir aussi pp. 12-13 et 68-69). Essayez de minuter les sprints : pour un maximum d'efficacité, ces pointes doivent durer au moins 40 secondes. Avec le progrès, faites-les durer de 2 à 5 minutes, en travaillant lentement entre les intervalles. Avec l'augmentation de votre forme vous pouvez diminuer le repos ou l'activité de faible intensité entre les pointes.

Vous devez vous autoriser des jours de repos ou faire une activité différente entre les longues courses. Votre corps utilise mieux l'énergie au fur et à mesure que les semaines passent, et votre capacité à continuer sans vous épuiser s'améliore. Vous brûlez des calories, il est donc important de bien manger (voir pp. 212-213) et de dormir beaucoup.

N'allez pas trop vite. Le programme donne une indication de ce que vous pouvez espérer faire, mais chacun est différent. Ce que vous ressentez doit vous guider : si vous avez prévu de faire une longue course et que vous ne vous sentez pas en forme, faites une course courte à la

Inutile de courir à l'extérieur : un trampoline (ci-dessous) est idéal à l'intérieur car l'impact est faible. Courez pendant le temps indiqués et mesurer la distance parcourue avec un podomètre.

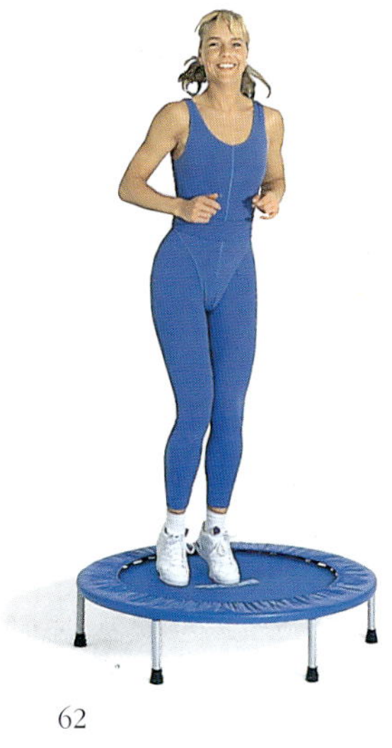

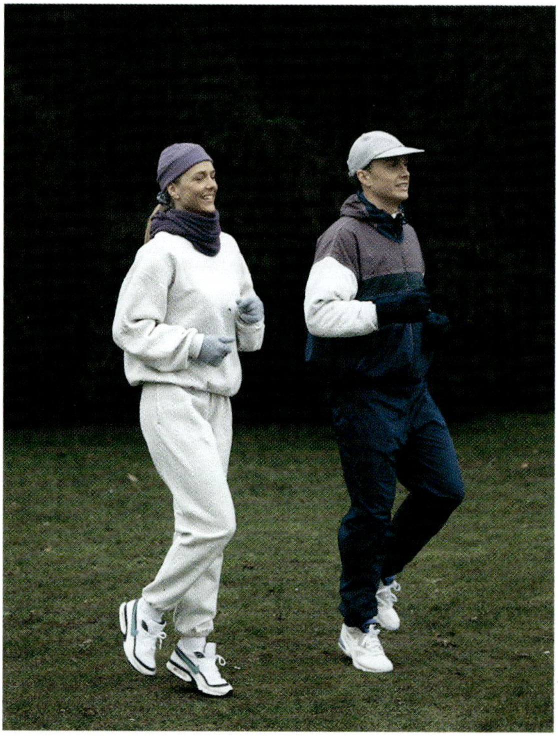

place : on est plus susceptible de se blesser quand on ne se sent pas bien.

## COMMENT COURIR ET OÙ

Avec un bon maintien il y a moins de risques de lésions. Tenez-vous droit et soulevez la cage thoracique, afin que votre diaphragme fonctionne correctement. Étirez les abdominaux, relâchez les épaules et gardez la tête droite. Pliez les coudes et gardez les poignets plus bas que les coudes, les mains décontractées et les doigts détendus, les bras, légèrement écartés du corps.

Courez en posant les talons en premier. Poussez sur les orteils à chaque foulée. Commencez par de petites foulées que vous allongerez jusqu'à ce que vous trouviez celle qui vous est naturelle. Respirez régulièrement, en mettant l'accent sur l'expiration. Vous devriez pouvoir parler à un partenaire en courant. Vérifiez que vous travaillez dans votre PEA (voir page 21).

Avoir de bonnes chaussures est essentiel. Choisissez-en une paire avec des talons rembourrés, des supports stables au pied et à la cheville et une semelle intermédiaire large (voir p. 35). Habillez-vous correctement (voir p. 33) et la nuit, portez des vêtements clairs et des bandes réfléchissantes.

N'oubliez pas de vous échauffer, de vous détendre et de vous étirer.

Si le bas de votre dos et votre abdomen sont peu musclés, travaillez-les aussi. Regardez l'usure de vos chaussures; si vous atterrissez plus lourdement d'un côté que de l'autre, attendez-vous à avoir des problèmes. Des garnitures intérieures peuvent corriger le déséquilibre, mais il est plus prudent de consulter un ostéopathe.

Lorsque vous débutez ou que vous intensifiez votre programme, vous allez peut-être ressentir une douleur ou un certain inconfort. C'est votre corps qui s'ajuste à un nouveau rythme et cela va s'amoindrir si vous vous entraînez en alternance et faites beaucoup d'étirement.

Buvez autant d'eau que possible, avant, pendant et après la course. Vous allez perdre vraisemblablement 1 à 2 livres de sueur par heure. Si vous avez soif ensuite, c'est que vous n'avez pas assez bu et que vous êtes déshydraté.

Kilométrez votre itinéraire, ayez-en plus d'un pour pouvoir varier, en utilisant une carte, un podomètre ou une voiture. Chaque fois que vous le pouvez, courez sur l'herbe. Si vous devez utiliser la route, vérifiez que sa surface est lisse et stable. Des surfaces rugueuses peuvent provoquer des problèmes de tendons et de ligaments. Si vous courez sur un bon revêtement, revenez par le même chemin pour équilibrer le stress de votre corps. Essayez de choisir des routes peu fréquentées, et évitez les surfaces humides, glissantes et verglacées.

Enfin, un mot sur la sécurité. Courez là ou l'éclairage est bon. Ne mettez pas le volume de votre walkman trop fort. Portez une alarme personnelle sur vous et soyez attentif aux gens qui vous entourent. Dites toujours à quelqu'un où vous comptez aller et pour combien de temps.

# ENDURANCE • Natation

Considérée en général comme la forme d'exercice la plus complète, la natation fait marcher les principaux groupes de muscles et a un effet aérobie. L'eau porte votre poids et amortit l'impact, ainsi vos articulations ne subissent aucun stress. Le risque de lésion est faible, ce qui est une des raisons pour lesquelles la natation est souvent comprise dans les programmes de rééducation de ceux qui ont été victimes de blessures sportives et qui ont des problèmes de mobilité.

Cependant, la natation est le parent pauvre de la famille des exercices aérobies. En effet, la course, le ski de fond et le cyclisme utilisent plus efficacement le système cardiovasculaire. Néanmoins, pour beaucoup, c'est une façon douce et accessible de développer et de maintenir le cœur et les poumons en forme, et elle fait travailler plus de muscles que la course et le cyclisme.

En natation, les capacités varient beaucoup d'une personne à l'autre. C'est un sport technique, et si vous vous y prenez mal, vous trouverez que c'est difficile. Si vous êtes débutant ou si vous désirez améliorer votre technique, demandez si dans votre piscine on donne des cours. Concentrez-vous sur la régularité et la facilité de mouvement, et ne forcez pas. Une fois que vos mouvements seront efficaces, votre nage va s'améliorer : une mauvaise technique

Chaque semaine faites toutes les séances détaillées sous la semaine de votre niveau de forme. Si seul le temps est donné, nagez pendant cette durée, sans vous occuper de la distance. Si seule la distance est donnée, nagez cette distance, sans vous occuper du temps que vous mettez.

**PROGRAMME DE NATATION**

| SEMAINES | | 1 | 2 | 3 | 4 | 5 | 6 | 7 | 8 | 9 | 10 |
|---|---|---|---|---|---|---|---|---|---|---|---|
| DÉB. | Par semaine | 2 | 2 | 2 | 3 | 3 | 5 | 3 | 5 | 3 | 5 |
| | Temps min | — | — | — | — | — | 14 | 12 | 16 | 15 | 20 |
| | Distance km | 50 | 50 | 100 | 150 | 250 | 300 | 300 | 400 | 400 | 500 |
| | | | | | | | | | | | |
| | | | | | | | | | | | |
| | Par semaine | — | 2 | 3 | 3 | 2 | — | 2 | — | 2 | — |
| | Temps min | — | — | — | — | 15 | — | — | — | — | — |
| | Distance km | — | 100 | 150 | 200 | 300 | — | 400 | — | 500 | — |
| | | | | | | | | | | | |
| | | | | | | | | | | | |
| MOY. | Par semaine | 4 | 3 | 5 | 3 | 5 | 2 | 3 | 5 | 3 | 5 |
| | Temps min | 5 | 5 | 8 | 7 | 10 | 12 | 11 | 14 | 13 | 15 |
| | Distance km | 200 | 200 | 300 | 300 | 400 | 500 | 500 | 600 | 600 | 700 |
| | | | | | | | | | | | |
| | | | | | | | | | | | |
| | Par semaine | — | 2 | — | 2 | — | 3 | 2 | — | 2 | — |
| | Temps min | — | 8 | — | 13 | — | — | 16 | — | 19 | — |
| | Distance km | — | 300 | — | 500 | — | 400 | 700 | — | 800 | — |
| | | | | | | | | | | | |

rend l'entraînement fatigant ce qui peut affecter votre motivation. Comme pour les autres activités, plus vous êtes efficace, plus il faut être assidu pour obtenir des résultats. Cependant ce n'est pas aussi effrayant qu'il y paraît, car comme vous commencez à nager plus efficacement, votre flottabilité et votre capacité à avancer dans l'eau s'améliorent également et vous trouvez donc plus facile de faire des longueurs supplémentaires.

## VOTRE PROGRAMME DE NATATION

Si vous êtes déjà un nageur compétent, et surtout si vous pouvez nager le crawl sur 100 m ou plus d'un coup, commencez votre programme au niveau intermédiaire. De même, si vous êtes adepte du dos crawlé qui est presque aussi rapide que le crawl lorsqu'il est bien fait, mais dont la technique est plus simple à maîtriser. Son principal inconvénient est qu'il est difficile de voir les autres nageurs.

### PROGRAMME DE NATATION

| SEMAINES | | 1 | 2 | 3 | 4 | 5 | 6 | 7 | 8 | 9 | 10 |
|---|---|---|---|---|---|---|---|---|---|---|---|
| ENTR. | Par semaine | 2 | 2 | 2 | 2 | 2 | 2 | 2 | 2 | 2 | 2 |
| | Temps minute | 14 | 13 | 13 | 21 | 21 | 20 | 26 | 26 | 25 | 25 |
| | Distance m | 500 | 500 | 500 | 800 | 800 | 800 | 1,000 | 1,000 | 1,000 | 1,000 |
| | Par semaine | 3 | 3 | 3 | 3 | 2 | 2 | 2 | 3 | 3 | 3 |
| | Temps minute | 11 | 10 | 18 | 17 | 16 | 21 | 25 | 32 | 30 | 32 |
| | Distance m | 500 | 500 | 800 | 800 | 800 | 1,000 | 1,100 | 1,200 | 1,400 | 1,450 |
| | Par semaine | — | — | — | — | — | 1 | 1 | — | — | — |
| | Temps minute | — | — | — | — | — | — | — | — | — | — |
| | Distance m | — | — | — | — | — | 1,100 | 1,400 | — | — | — |
| CONF. | Par semaine | 2 | 2 | 2 | 2 | 3 | 2 | 2 | 2 | 2 | 3 |
| | Temps minute | 12 | 10 | 12 | 18 | 20 | 11 | 18 | 22 | 23 | 22 |
| | Distance m | 500 | 500 | 500 | 800 | 800 | 800 | 1,000 | 1,200 | 1,000 | 1,000 |
| | Par semaine | 3 | 3 | 3 | 3 | 2 | 2 | 2 | 3 | 3 | 3 |
| | Temps minute | 10 | 8 | 16 | 16 | 16 | 20 | 25 | 31 | 30 | 38 |
| | Distance km | 500 | 500 | 800 | 800 | 800 | 1,000 | 1,100 | 1,400 | 1,400 | 1,800 |
| | Par semaine | — | — | — | — | — | 1 | 1 | — | 1 | — |
| | Temps minute | — | — | — | — | — | — | — | — | — | — |
| | Distance km | — | — | — | — | — | 1,100 | 1,400 | — | 1,500 | — |

Pour que l'entraînement soit efficace il faut que votre pouls fasse 120-140 battements par minute et qu'il reste à ce niveau pendant 20-30 minutes ou plus. En natation, il est facile de ralentir et de nager sous votre PEA (voir p. 21). Aller et venir en ne faisant qu'une sorte de nage ne produit pas les améliorations désirées; pour progresser, vos séances doivent être structurées.

Avec vos progrès, il faut varier vos mouvements, en incluant de plus en plus de longueurs de crawl et de dos crawlé (vous en aurez probablement besoin pour réussir l'objectif temps). Ajoutez quelques sprints dans l'eau (aussi rapides que possible sur une courte durée) et la natation aérobique (pour amener la durée de nage à au moins 20-30 minutes, sans vous préoccuper des longueurs) et vous aurez les bases d'un excellent programme d'endurance. Attention : ne faites pas les séances les plus intenses du programme plusieurs jours d'affilée; éliminez les effets d'une séance difficile par une natation douce ou du jogging. Permettez-vous des périodes de repos et dormez beaucoup.

Quel que soit votre niveau, échauffez-vous avec quelques exercices de mobilité pour la partie supérieure du corps, et nagez quelques longueurs en prenant votre temps, puis entreprenez de respecter la durée et la distance appropriées. Vérifiez votre pouls et ralentissez si vous êtes essoufflé (testez-vous au bout de la piscine, pas en plein milieu). Ne dépassez pas votre maximum de sécurité. Étirez-vous - hors de l'eau - après la détente.

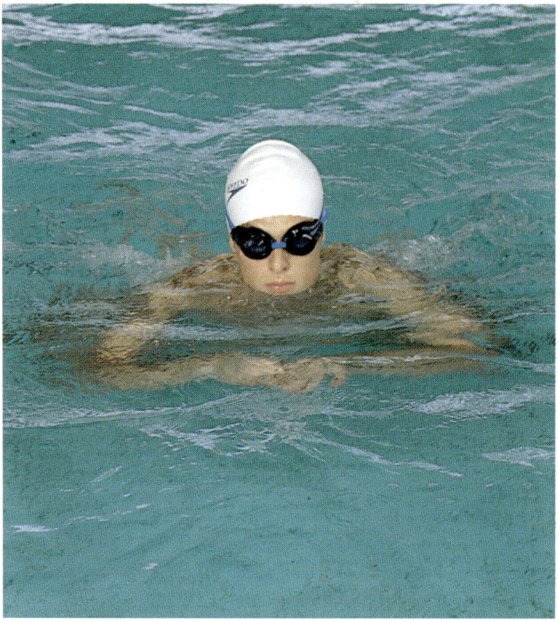

Lorsque vous atteignez un niveau avancé, il faut varier vos mouvements. Essayez de nager un temps égal en crawl, en dos crawlé, en brasse et en papillon - si vous pouvez le faire, bien que le papillon ne soit pas facile.

Le meilleur exercice de force pour améliorer tous vos mouvements, ainsi que votre souplesse est le travail des grands dorsaux (p. 117) Il faut aussi inclure des extensions de bras antérieurs aux haltères ; des pompes ; des flexions latérales, bras aux haltères, penché en avant ; des tractions arrière des bras sur banc ; des développés avant ; des élévations de mollet ; des flexions des genoux ; des extensions de jambe ; et faire travailler les ichios allongés. Il est important d'être aussi fort devant que derrière.

**CONSIDÉRATIONS PRATIQUES**

Les distances sont en mètres. Demandez la longueur de la piscine si elle n'est pas indiquée, afin de déterminer combien de longueurs vous devez effectuer : si vous en faites une de moins ça se voit, alors ne trichez pas.

L'eau doit être à environ 28°C. Si vous trouvez qu'elle est froide alors que vous y êtes depuis un petit moment, vos muscles vont se raidir ; par contre si elle est trop tiède, elle va vous endormir.

Ne nagez pas juste après un repas. Attendez une à deux heures. Mangez des hydrates de carbone et buvez de l'eau immédiatement après la natation. Si vous nagez pendant votre heure de repas, mangez quand même ; il faut faire le plein d'énergie.

**EXERCICES DANS L'EAU**

Des palmes peuvent vous aider à améliorer votre résistance et votre technique. Une planche dans les mains, les bras allongés, fait travailler les jambes. Vous pouvez aussi la tenir entre les pieds et n'utiliser que les bras.

Certaines piscines proposent aussi un entraînement aérobic, ce qui a l'avantage de varier votre programme et d'être amusant. Vérifiez que le moniteur est qualifié et que la musique n'est pas trop rapide, car vous pourriez glisser et vous faire mal. Si vous en faites plusieurs fois par semaine, il serait bon d'investir dans une paire de chaussures aérobiques.

**GROUPES DE MUSCLES UTILISÉS EN NATATION**

| | |
|---|---|
| **Dos crawlé** | Grand dorsal, grand et petit rond, deltoïdes, pectoraux, rhomboïdes, trapèzes, biceps, brachial. |
| **Crawl** | Deltoïdes, grand et petit rond, trapèzes, rhomboïdes, grand dorsal, pectoraux, biceps, brachial, triceps, muscles fléchisseurs du poignet et de la main, quadriceps, muscle fessier, tendon du jarret, adducteurs, jumeaux, muscles fléchisseurs des pieds. |
| **Brasse** | Quadriceps, muscles fessiers, tendon du jarret, adducteurs, grand dorsal, triceps, deltoïdes. |
| **Papillon** | Quadiceps, muscles fessiers, tendons du jarret, adducteurs, jumeaux, muscles fléchisseurs des pieds, grand dorsal, rhomboïdes, grand rond, pectoraux, subscapulaires, biceps, brachial, muscles fléchisseurs du poignet. |

Une machine à ramer ne peut pas reproduire la sensation que l'on éprouve sur l'eau, mais c'est un bon outil pour faire travailler les mêmes groupes de muscles dans les jambes, les fesses, le dos, l'abdomen, les épaules et les bras. L'aviron est souvent délaissé dans l'entraînement aérobie car c'est un sport difficile.

Il faut se souvenir cependant que l'aviron fait travailler la totalité du corps et que c'est une activité à inclure dans un programme d'entraînement multisport en alternance avec la course ou le cyclisme. Il est aussi idéal si les sports d'impact vous posent des problèmes. La majorité des lésions du bas du dos chez les rameurs est due à une mauvaise technique ou à une faible souplesse du dos.

Gardez le dos plat, contractez les abdominaux et faites un mouvement doux et régulier. Ne vous reposez pas entre les répétitions. Si vous êtes débutant, réglez la résistance de la machine afin qu'elle soit suffisamment légère pour que vous puissiez travailler avec une bonne technique. Soyez prudent jusqu'à ce que vous soyez sûr de la régularité et de l'efficacité de vos mouvements. Au départ, le chiffre raisonnable se situe autour de 10 coups par minute, en augmentant progressivement à 12. Plus votre forme aérobie est bonne, plus le nombre de coups sera élevé.

Pour améliorer votre force, vous pouvez faire des flexions de genoux pour les jambes, et des épaulés (p. 120) pour le reste du corps. Le tirage des dorsaux à la machine, le tirage à la barre, pp. 116-119, les séances de machine à ramer et les élévations du tronc vont renforcer votre dos; vous devez aussi travailler vos biceps et vos abdominaux.

**ENTRAÎNEMENT ANAÉROBIE**

Ce programme est prévu à l'origine pour améliorer votre forme aérobie et votre tonus musculaire général. À la fin du programme débutants, lorsque vous arrivez à travailler pen-

**PROGRAMME D'AVIRON**

| SEMAINES | | 1 | 2 | 3 | 4 | 5 | 6 | 7 | 8 | 9 | 10 |
|---|---|---|---|---|---|---|---|---|---|---|---|
| DÉB. | Par semaine | 1 | 1 | 1 | 1 | 1 | 1 | 1 | 3 | 1 | 1 |
| | Temps minute | 5 | 6 | 8 | 9 | 11 | 13 | 15 | 17 | 17 | 19 |
| | | | | | | | | | | | |
| | Par semaine | — | 2 | 2 | 2 | 2 | 2 | 2 | — | 2 | 2 |
| | Temps minute | — | 7 | 9 | 10 | 12 | 14 | 16 | — | 18 | 20 |
| | | | | | | | | | | | |
| MOY. | Par semaine | 1 | 1 | 1 | 1 | 3 | 1 | 1 | 1 | 1 | 1 |
| | Temps minute | 14 | 15 | 16 | 17 | 18 | 19 | 21 | 22 | 23 | 25 |
| | | | | | | | | | | | |
| | Par semaine | 2 | 3 | 2 | 2 | — | 1 | 2 | 2 | 1 | 2 |
| | Temps minute | 15 | 16 | 17 | 18 | — | 20 | 22 | 23 | 24 | 26 |
| | | | | | | | | | | | |
| | Par semaine | — | — | — | — | — | 1 | — | — | 2 | — |
| | Temps minute | — | — | — | — | — | 21 | — | — | 25 | — |

dant 20 minutes, commencez à augmenter l'intensité de l'entraînement en ajoutant de courtes pointes d'activité intense, à travailler plus dur et plus vite, en augmentant le nombre de coups et/ou la résistance. Il existe des machines avec un programme informatique qui provoque ces pointes. Ces moments intenses font travailler le système anaérobie (voir pp. 12-13). Le seuil anaérobie - moment où l'acide lactique s'élabore plus vite que le corps ne peut l'éliminer - varie selon les personnes; il est bon de situer le vôtre.

Les signes qui indiquent que vous l'avez atteint sont une respiration rapide (votre corps essaie d'apporter plus d'oxygène dans son système) et une sensation de brûlure ou une crampe dans les muscles. Ce type d'entraînement est le seul moyen d'améliorer votre tolérance à l'acide lactique et, donc, votre aptitude à vous exercer sans fatigue musculaire.

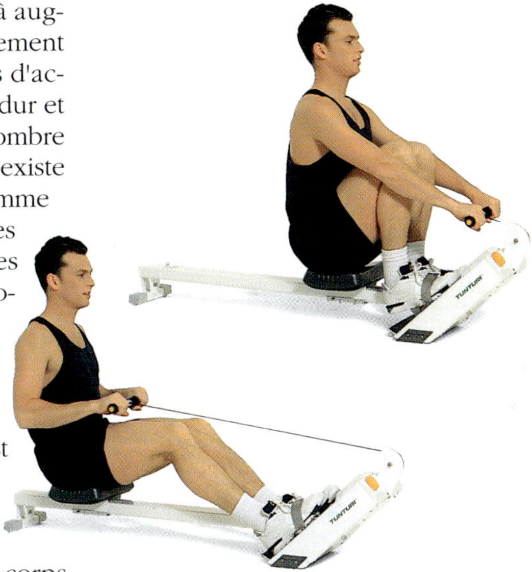

Échauffez-vous et faites quelques courtes élongations avant de commencer la séance. Ramez pendant la durée indiquée, en faisant chaque semaine toutes les séances détaillées sous la semaine de votre niveau de forme. Ne faites pas de séances plus longues plusieurs jours consécutifs. Détendez-vous et étirez-vous en fin de séance.

## PROGRAMME D'AVIRON

| SEMAINES | | 1 | 2 | 3 | 4 | 5 | 6 | 7 | 8 | 9 | 10 |
|---|---|---|---|---|---|---|---|---|---|---|---|
| **ENTR.** | Par semaine | **2** | **1** | **2** | **4** | **3** | **1** | **1** | **4** | **3** | **1** |
| | Temps minute | **23** | **24** | **26** | **27** | **28** | **29** | **30** | **32** | **33** | **34** |
| | | | | | | | | | | | |
| | Par semaine | **2** | **3** | **3** | **1** | **2** | **4** | **3** | **1** | **2** | **4** |
| | Temps minute | **24** | **25** | **27** | **28** | **29** | **30** | **31** | **33** | **34** | **35** |
| | | | | | | | | | | | |
| **CONF.** | Par semaine | **1** | **3** | **1** | **3** | **2** | **4** | **3** | **5** | **3** | **2** |
| | Temps minute | **31** | **32** | **33** | **32** | **34** | **35** | **36** | **38** | **39** | **43** |
| | | | | | | | | | | | |
| | Par semaine | **3** | **2** | **4** | **2** | **3** | **1** | **2** | — | **1** | **3** |
| | Temps minute | **32** | **33** | **32** | **33** | **35** | **36** | **37** | — | **40** | **45** |
| | | | | | | | | | | | |
| | Par semaine | — | — | — | — | — | — | — | — | **1** | — |
| | Temps minute | — | — | — | — | — | — | — | — | **42** | — |

Le cyclisme muscle les jambes et il fait travailler efficacement le système cardio-vasculaire. Ces grands muscles génèrent de grandes quantités d'acide lactique, ce qui augmente votre tolérance à son élaboration.

L'un de ses inconvénients est qu'il ne supporte pas tout votre poids, ce qui est compensé par son faible impact sur les articulations. Il ne fait pas non plus travailler la partie supérieure du corps, mais son plus grand inconvénient est probablement son prix. En effet, une bicyclette de bonne qualité (même d'occasion) est chère. Lorsque vous chevauchez une bicyclette de bonne qualité, vos efforts se portent principalement sur la résistance de l'air, moins sur la propulsion. La résistance augmente proportionnellement à la vitesse relative du vent, une augmentation de la vitesse du vent ou du coup de pédale crée donc une résistance supplémentaire. L'inclinaison affecte aussi le travail à effectuer. Si vous êtes débutant, faîtes un effort suffisant pour transpirer un peu, et restez dans votre PEA (voir p. 21).

Les extensions de jambes, le travail des ischios allongés, les pompes, les développés-couchés, les élongations du bas du dos, les flexions des genoux, les extensions de mollet et les crunches sont bons pour les cyclistes.

Les débutants commencent souvent

Il est difficile d'avoir des objectifs précis de temps et de distances lorsque l'on pédale à l'extérieur, car le vent et les dénivellations jouent un rôle considérable. Concentrez-vous sur le temps, faites chaque semaine toutes les séances détaillées selon votre niveau de forme.

**PROGRAMME DE CYCLISME**

| SEMAINES | | 1 | 2 | 3 | 4 | 5 | 6 | 7 | 8 | 9 | 10 |
|---|---|---|---|---|---|---|---|---|---|---|---|
| DÉB. | Par semaine | 3 | 3 | 3 | 3 | 3 | 3 | 3 | 3 | 3 | 3 |
| | Temps minute | 10 | 12 | 11 | 17 | 10 | 16 | 15 | 14 | 13 | 18 |
| | Distance km | — | 3.2 | 3.2 | 4.8 | 3.2 | 4.8 | 4.8 | 4.8 | 4.8 | 6.4 |
| | | — | 2 | 2 | 3 | 2 | 3 | 3 | 3 | 3 | 4 |
| | | | | | | | | | | | |
| | Par semaine | — | 2 | 2 | 2 | 2 | 2 | 2 | 2 | 2 | 2 |
| | Temps minute | — | 15 | 18 | 25 | 30 | 35 | 38 | 40 | 42 | 45 |
| | Distance km | — | — | 4.8 | — | 8 | — | 9.7 | — | 11.3 | — |
| | | | | | | | | | | | |
| | | | | | | | | | | | |
| MOY. | Par semaine | 3 | 3 | 3 | 3 | 3 | 3 | 3 | 4 | 3 | 4 |
| | Temps minute | 20 | 16 | 20 | 24 | 15 | 28 | 18 | 26 | 14 | 22 |
| | Distance km | 8 | 6.4 | 8 | 9.7 | 6.4 | 11.3 | 8 | 11.3 | 6.4 | 9.7 |
| | | | | | | | | | | | |
| | | | | | | | | | | | |
| | Par semaine | 2 | 2 | 2 | 2 | 2 | 2 | 2 | 1 | 2 | 1 |
| | Temps minute | 55 | 40 | 50 | — | 48 | 58 | 45 | — | 53 | — |
| | Distance km | 16 | 12.9 | 16 | 19.3 | 16 | 19.3 | 16 | 24 | 19.3 | 32 |
| | | | | | | | | | | | |

à une vitesse trop élevée. Concentrez-vos efforts sur l'augmentation progressive de votre vitesse de pédalage. Variez aussi les terrains, en incluant quelques côtes. Au niveau moyen, ajoutez de courtes pointes de vitesse (1/2 à 1 minute) deux fois par séance de 20-30 minutes, une fois vers le milieu et une vers la fin. Au niveau entraîné, augmentez à quatre ou cinq les pointes de 2 à 2 1/2 minutes chacune. Les confirmés doivent viser dix intervalles de 1,6 km avec une demie à une minute de repos entre.

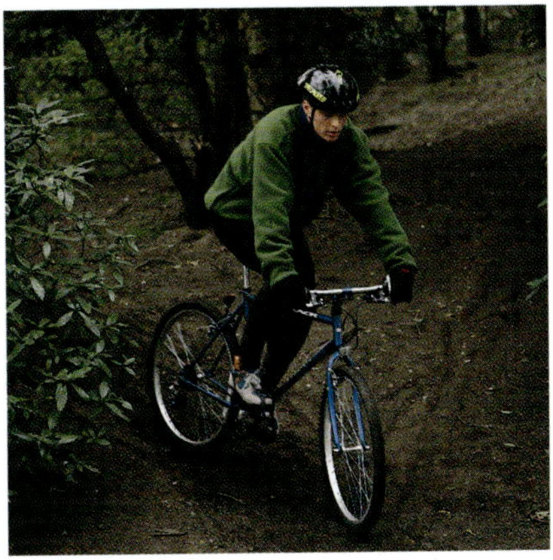

## PROGRAMME DE CYCLISME

| SEMAINES | | 1 | 2 | 3 | 4 | 5 | 6 | 7 | 8 | 9 | 10 |
|---|---|---|---|---|---|---|---|---|---|---|---|
| ENTR. | Par semaine | 3 | 3 | 3 | 2 | 2 | 3 | 2 | 4 | 2 | 2 |
| | Temps minute | 21 | 25 | 30 | 17 | 13 | 19 | 22 | 26 | 25 | 32 |
| | Distance km | 9.7 | 11.3 | 12.9 | 8 | 6.4 | 9.7 | 11.3 | 12.9 | 6.4 | 16 |
| | | | | | | | | | | | |
| | | | | | | | | | | | |
| | Par semaine | 2 | 2 | 2 | 3 | 2 | 2 | 2 | 1 | 2 | 2 |
| | Temps minute | 50 | — | — | 40 | 58 | — | 54 | — | 52 | 70 |
| | Distance km | 19.3 | 19.3 | 32 | 16 | 24 | 24 | 24 | 24 | 24 | 32 |
| | | | | | | | | | | | |
| | | | | | | | | | | | |
| | Par semaine | — | — | — | — | 1 | — | 1 | — | 1 | 1 |
| | Temps minute | — | — | — | — | — | — | 115 | — | — | 110 |
| | Distance km | — | — | — | — | 48 | — | 48 | — | 48 | 48 |
| | | | | | | | | | | | |
| | | | | | | | | | | | |
| CONF. | Par semaine | 3 | 3 | 3 | 3 | 4 | 3 | 2 | 4 | 2 | 2 |
| | Temps minute | 25 | 28 | 17 | 22 | 25 | 22 | 30 | 30 | 32 | 40 |
| | Distance km | 11.3 | 12.9 | 8 | 11.3 | 12.9 | 12.9 | 14.4 | 14.4 | 16 | 19.3 |
| | | | | | | | | | | | |
| | Par semaine | 2 | 2 | 2 | 2 | 2 | 2 | 2 | 1 | 2 | 2 |
| | Temps minute | 55 | 67 | 40 | 54 | 65 | 65 | 62 | — | 60 | 85 |
| | Distance km | 19.3 | 32 | 16 | 24 | 32 | 32 | 32 | 40 | 32 | 40 |
| | | | | | | | | | | | |
| | | | | | | | | | | | |
| | Par semaine | — | — | — | 1 | 1 | — | 1 | — | 1 | 1 |
| | Temps minute | — | — | — | 115 | — | — | 105 | — | — | 120 |
| | Distance km | — | — | — | 48 | 56 | — | 48 | — | 64 | 64 |
| | | | | | | | | | | | |
| | | | | | | | | | | | |

# ENDURANCE • Sautillement (la corde à sauter)

Le sautillement est une façon excellente, mais souvent négligée de faire travailler votre système aérobie et d'en améliorer l'endurance. C'est un exercice de faible impact et un bon brûleur de calories. Il fait aussi bien travailler les mollets, les chevilles et les fesses, sans stresser les genoux (car vos pieds doivent rester en contact étroit avec le sol), mais aussi le dos et les épaules, et il permet d'améliorer la variété des mouvements des épaules et des articulations.

Il y a de nombreux modèles de cordes à sauter sur le marché, mais la plupart sont pour les enfants. Pour le sautillement de forme, il en faut une robuste. Choisissez-la en polyuréthanne, en plastique ou en caoutchouc. Certains modèles ont des poignées tournantes qui facilitent l'action. Il est également important qu'elle soit de la bonne longueur : tenez-vous debout avec les deux pieds au milieu de la corde. Les poignées doivent pouvoir se placer sous les aisselles; une corde plus longue ou plus courte va rendre votre entraînement difficile.

Le sautillement a toujours l'air plus facile qu'il ne l'est en réalité, car il peut rapidement devenir épuisant. Si vous n'avez pas touché à une corde depuis l'enfance, sautillez une ou deux minutes (montre en main). Si c'est trop dur, faites 30-40 sautillements, puis reposez-vous 30 secondes. Refaites-le deux fois.

À la séance suivante faites la même chose, en réduisant les périodes de repos de 5 secondes. Continuez ainsi jusqu'à éliminer complètement les temps de repos. Vous êtes maintenant prêt à faire le programme des débutants.

Commencez avec un sautillement "balançoire" en sautant avec le même pied d'appel. Puis changez de pied d'appel. Gardez toujours le pied à moins de 2,5 cm du sol et les genoux légèrement pliés pour absorber l'impact. Votre efficacité augmentant, sautez à pieds joints et à cloche-pied, et essayez d'autres variantes. (On trouve aujourd'hui des vidéos sur le saut à la corde, qui vous donnent une idée des variations possibles). Relaxez les épaules et

**PROGRAMME DE SAUT À LA CORDE**

| SEMAINES | | 1 | 2 | 3 | 4 | 5 | 6 | 7 | 8 | 9 | 10 |
|---|---|---|---|---|---|---|---|---|---|---|---|
| DÉB. | Par semaine | 1 | 2 | 2 | 3 | 3 | 2 | 2 | 3 | 3 | 3 |
| | Temps minute | 3 | 4 | 5 | 7 | 8 | 9 | 11 | 14 | 17 | 20 |
| | | | | | | | | | | | |
| | Par semaine | — | — | — | — | — | 1 | — | — | — | — |
| | Temps minute | — | — | — | — | — | 10 | — | — | — | — |
| | | | | | | | | | | | |
| MOY. | Par semaine | 2 | 3 | 3 | 3 | 3 | 2 | 1 | 3 | 3 | 3 |
| | Temps minute | 5 | 6 | 7 | 8 | 10 | 12 | 14 | 20 | 22 | 25 |
| | | | | | | | | | | | |
| | Par semaine | — | — | — | — | — | 1 | — | — | — | — |
| | Temps minute | — | — | — | — | — | 13 | — | — | — | — |

gardez le haut des bras près du corps. Utilisez les poignets - qui doivent se trouver à hauteur des hanches - pour faire tourner la corde. Assurez-vous que votre dos est droit et que vos abdominaux sont contractés. Gardez la tête haute et dans l'alignement de la colonne vertébrale.

Le sautillement peut être très amusant et il est recommandé d'apporter la corde avec vous lorsque vous courez (voir p. 62), ou de l'inclure dans votre circuit d'entraînement. Il est très profitable si vous jouez au basket-ball, au volley-ball, au hockey et à la plupart des sports de raquette, car il développe la coordination et l'agilité.

Portez des vêtements larges et confortables. Les meilleures chaussures sont celles d'aérobic qui offrent la stabilité dont vos pieds ont besoin lors d'une activité de faible impact. Le revêtement de sol ne pose pas de problème, évitez cependant les sols rugueux.

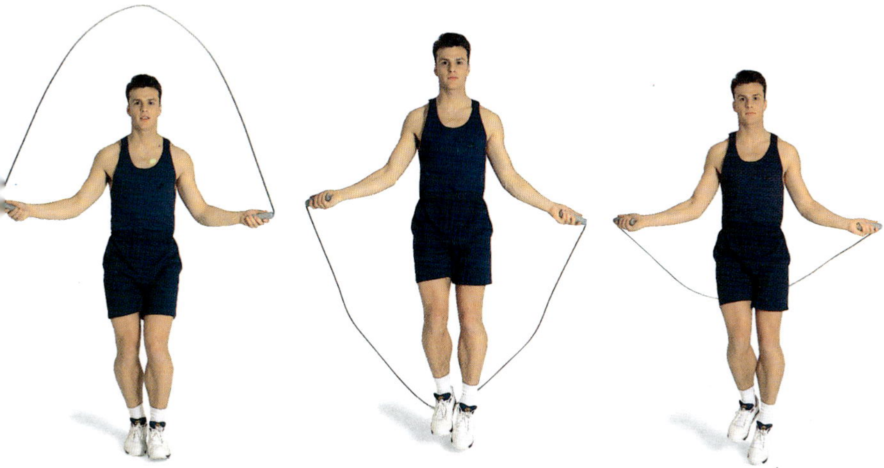

**PROGRAMME DE SAUT À LA CORDE**

| SEMAINES | | 1 | 2 | 3 | 4 | 5 | 6 | 7 | 8 | 9 | 10 |
|---|---|---|---|---|---|---|---|---|---|---|---|
| **ENTR.** | Par semaine | **3** | **3** | **3** | **3** | **3** | **2** | **1** | **3** | **4** | **4** |
| | Temps minute | **8** | **10** | **12** | **14** | **16** | **18** | **20** | **26** | **29** | **32** |
| | | | | | | | | | | | |
| | Par semaine | — | — | — | — | — | **1** | — | — | — | — |
| | Temps minute | — | — | — | — | — | **19** | — | — | — | — |
| | | | | | | | | | | | |
| **CONF.** | Par semaine | **3** | **3** | **3** | **3** | **4** | **3** | **2** | **4** | **5** | **5** |
| | Temps minute | **12** | **14** | **16** | **18** | **21** | **24** | **27** | **33** | **36** | **40** |
| | | | | | | | | | | | |
| | Par semaine | — | — | — | — | — | **1** | — | — | — | — |
| | Temps minute | — | — | — | — | — | **26** | — | — | — | — |

# FORCE • Introduction

La force musculaire est la capacité d'un muscle ou d'un groupe de muscles à exercer une force maximum pour maîtriser une résistance, généralement provoquée par des poids soit libres (une barre ou des haltères), soit fixés à une machine.

Lorsque vous vous entraînez au haltères, vos muscles se fortifient au fur et à mesure que vous augmentez les poids que vous utilisez. Cependant, la plupart des gens ne recherchent pas la force "pure", du moins après un certain niveau. À ce moment-là, le tonus devient important. Il faut donc réduire le poids, mais le soulever beaucoup plus de fois. Cela s'appelle l'endurance musculaire : c'est la capacité d'un muscle ou d'un groupe de muscles à exercer une force pour vaincre une résistance continuelle pendant une période prolongée.

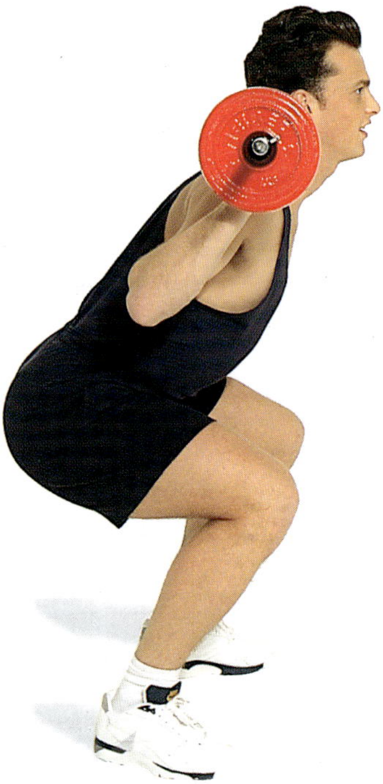

**POURQUOI S'ENTRAÎNER À LA FORCE ?**

Mise à part l'importance de la force musculaire pour les sportifs et pour la forme générale (voir aussi p. 10-11), en général on s'embarque dans un programme d'entraînement de la force car c'est la façon la plus efficace de transformer son l'apparence physique, et l'unique moyen de changer la taille et la densité de ses muscles. Un corps mince, bien proportionné ne peut se modeler qu'en perdant sa graisse et en prenant du muscle.

Note aux femmes : n'imaginez pas que de travailler avec les poids va vous donner une silhouette de body-builder. Non. Les femmes n'ont pas la même proportion de testostérone (hormone qui stimule les muscles) que les hommes, et qui leur permet d'avoir de gros muscles. Les femmes body-builders s'entraînent 2 à 4 h par jour avec des poids extrêmement lourds. Votre entraînement va vous donner des muscles robustes, sans pour cela que vous ressembliez à un homme.

**QUAND S'ENTRAÎNER**

Entraînez-vous régulièrement afin d'être physiquement et mentalement préparé au travail. Procédez par tâtonnement pour trouver l'heure qui vous convient le mieux.

Accordez-vous au moins 24 heures entre deux séances de poids. Si vous ne voulez pas être oisif, choisissez une activité qui permette à vos muscles de récupérer. Si ceux-ci sont toujours douloureux lors de l'entraînement suivant, c'est que vous ne vous êtes pas suffisamment reposé.

## SÉRIES D'EXERCICES ET RÉPÉTITIONS

Une répétition est l'exécution d'un exercice. Une série est une suite de répétitions faites sans pauses entre elles.

Pour qu'un muscle augmente de taille, il doit être mis à l'épreuve, ce qui signifie 6 à 12 répétitions. Ensuite ce n'est plus sa force qui augmentera, mais son endurance. Pour la force, il faut en général faire 3 à 6 séries (1 à 2 pour les débutants).

Si vous voulez acquérir de la force en utilisant des poids lourds, reposez-vous quelques minutes entre les séries. Lorsque vous travaillez avec des poids légers et faites de nombreuses répétitions, reposez-vous moins d'une minute entre les séries. Travaillez aussi dur que vous pouvez dans chaque série, avec une bonne technique pour chaque répétition. Pour être correctes, la plupart des répétitions durent 4 à 6 secondes.

En général une mauvaise technique est due à des poids qui sont trop lourds. Commencez toujours avec des poids légers. Un haltère qui vous permet de faire aisément toutes les répétitions, sauf les deux dernières, vous convient : ces deux-là doivent toujours être un challenge.

## AU SUJET DES EXERCICES

Dans les exercices qui impliquent de travailler le côté gauche puis le droit, faites les séries et les répétitions indiquées pour chaque côté. Tous les exercices vous indiquent quand il faut inspirer - expirer. En général on exhale lorsqu'on exerce une force maximum, mais vérifiez soigneusement les instructions.

Il est recommandé de travailler avec un partenaire, surtout si vous utilisez des poids lourds. Ceci est important si vous vous entraînez allongé sur un banc sans repose-barre (c'est recommandé même si le banc en est équipé). Assurez-vous que votre partenaire peut faire correctement vos exercices, et qu'il est suffisamment fort pour retirer le poids. N'assurez-pas vous-même le rôle de partenaire si vous ne pouvez faire les deux.

## AU GYMNASE

La plupart des exercices de poids donnés ici peuvent se faire au gymnase avec des machines, si vous préférez. Soyez conscient cependant que de nombreuses machines sont faites pour ceux qui mesurent plus de 1,67 m ; si vous êtes plus petit vous aurez des problèmes à "entrer" dans l'équipement. De nos jours les machines ajustables sont de plus en plus répandues, mais vérifiez avant de les utiliser. Au mieux, une machine de la mauvaise taille rend vos efforts caduques, au pire, elle peut vous blesser.

La position du poids en relation avec la machine modifie la force que vous devez exercer pour le bouger. Il ne faut donc pas considérer votre charge de poids libre comme le chiffre à utiliser sur une machine (et vice versa). Recommencez avec un minimum bas que vous augmentez jusqu'à votre convenance. Vérifiez toujours que le cran de sûreté est en place (si vous avez des doutes, demandez à un membre du personnel).

# FORCE • Soulevé de terre

**SOULEVÉ DE TERRE** **Parties du corps sollicitées :** avant et arrière de la cuisse, fessiers, bas du dos
**Muscles sollicités :** quadriceps, fessiers, ischios jambiers, erector spinal

**PHASE 1**

**1** Position debout, devant une barre. Pieds légèrement plus écartés que la largeur des hanches. Genoux dans l'axe des orteils. Les orteils sont en face de la barre.

**2** Dos droit, poitrine sortie, abdos rentrés, bassin basculé en avant.

**3** Hanches parallèles à la barre. Fléchissez les hanches et les genoux. Posez les avant-bras sur les genoux.

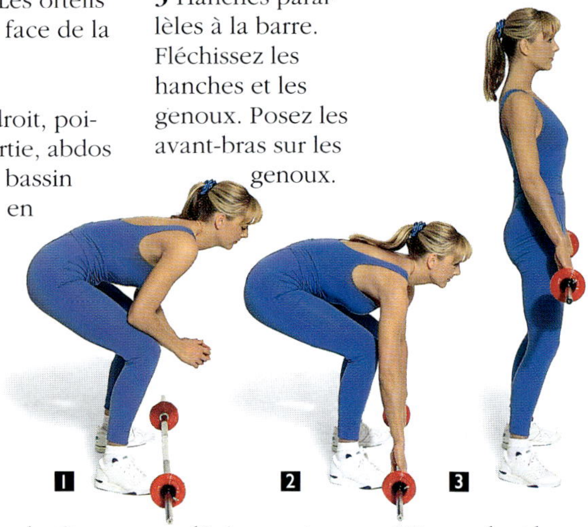


**PHASE 2**

**4** Penchez-vous légèrement en avant pour que les épaules soient devant les genoux et la barre. Levez les fesses plus haut que les genoux, mais pas plus haut que les épaules.

**5** Gardez la tête dans l'axe de la colonne vertébrale, regardez légèrement vers le bas.

**6** En écartant les mains plus que les pieds prenez la barre, les mains en pronation. Respirez profondément.

**PHASE 3**

**7** Expirez en poussant sur les talons, dépliez les genoux pour vous mettre lentement debout : d'abord les épaules en utilisant les jambes, et non l'arrière des bras pour soulever. Gardez les deux pieds sur le sol.

**8** En gardant les bras droits, faites glisser la barre le long des jambes jusqu'aux cuisses. Serrez les abdos, et ne tendez pas trop les genoux.

**9** Baissez la barre en respirant et en fléchissant les genoux. Gardez le dos plat et la barre près du corps.

**Note :** pour soulever des haltères, placez les charges à l'extérieur et à angle droit des pieds, puis soulevez-les comme la barre.

### POUR ÉVITER LES PROBLÈMES

Quelques règles simples vous éviteront des problèmes.

• Si vous êtes assis à votre bureau toute la journée, ne faites pas le dos rond. Vous éviterez ainsi des lésions de la nuque et du dos.

• Un poids mal reparti peut provoquer une mauvaise position de la colonne vertébrale et des hanches : par ex. porter en même temps du même côté un sac lourd sur l'épaule et un enfant sur la hanche. Solution : changez régulièrement de côté.

• Porter des talons aiguille ou des chaussures non lacées pendant de longues périodes peut provoquer des problèmes de dos.

• Avant d'acheter un fauteuil essayez-le longtemps. Vérifiez que sa hauteur et sa profondeur sont bien adaptées à votre corps.

## LA BONNE PRISE

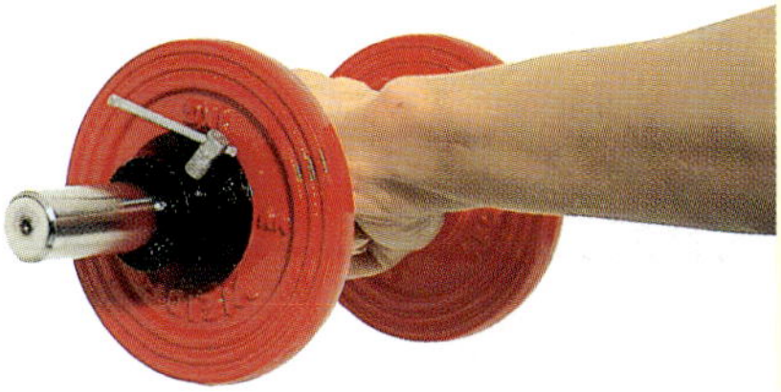

**1** Saisir l'haltère en pronation. Le pouce est placé sous l'haltère, le dos de la main vers le haut.

**2** Gardez le poignet droit et rigide. Les poignets, souvent faibles chez les femmes, doivent être fortifiés avant de pouvoir travailler avec des charges lourdes.

**Note** : en gardant le poignet droit et rigide vous éviterez une surcharge ou une lésion. Ceci est également important pour la technique correcte des exercices tels que les développés des épaules et couchés (pp. 107, 124-125) et le tirage vertical au menton (p. 110). En revanche, pour les écartés latéraux avec haltères (p. 127), les poignets seront légèrement fléchis.

### CEINTURES A POIDS

Il existe des ceintures à poids et d'autres supports pour faire travailler les muscles principaux à leur maximum sans être limité par des muscles plus faibles. Ces ceintures aident à contracter les muscles autour de la colonne vertébrale, de l'abdomen et de la cage thoracique en augmentant la pression dans les muscles de l'abdomen, stabilisant ainsi la colonne vertébrale. En faisant des exercices avec un poids, les muscles de l'abdomen fonctionnent comme un levier solide et rigide. En revanche, l'entraînement de la force ne nécessite pas de ceinture à poids, car tous les muscles sont sollicités d'une manière équilibrée. Pour les haltérophiles et pour les exercices comme les flexions des genoux avec des poids lourds, elles seront utiles. Serrez-la ceinture le plus possible, mais laissez-vous quand même de la place pour respirer fort. Choisissez un modèle de moins de 10 cm de large, au-dessus il pourrait gêner votre technique.

## LA BONNE POSTURE

Pour avoir une bonne posture, écartez les pieds un peu plus que la largeur des épaules, les orteils en avant et le poids du corps sur la demi- pointe des pieds. Les genoux sont en légère flexion. Vous sentirez les hanches basculer en avant. Gardez la poitrine sortie, les abdos rentrés

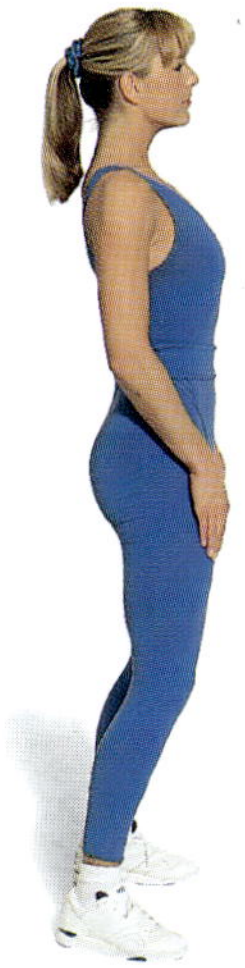

et la tête dans l'axe de la colone vertébrale. Une posture inadéquate peut être mauvaise à la longue (à droite). Regardez-vous dans un miroir. La nuque pointe en avant et le menton descend sur la poitrine ? (mettez-le à l'horizontale). Vos épaules pointent en avant ? (mettez-les en arrière et vers le bas pour les détendre).

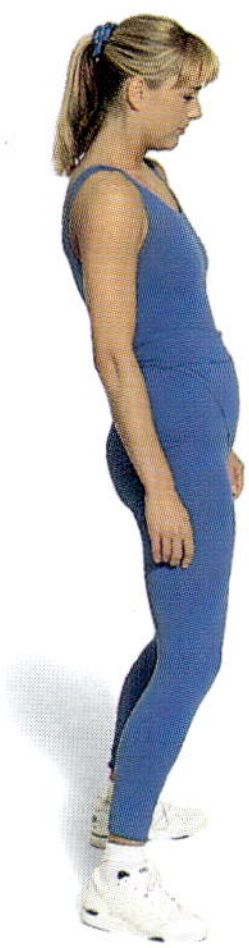

# FORCE • Les jambes

## FENTES • DÉBUTANTS ET MOYENS

**Parties du corps sollicitées :** cuisses, fessiers.
**Muscles sollicités :** quadriceps, ischios-jambiers, grand et moyen fessiers

### PHASE 1

**1** Position debout, dos droit, poitrine sortie, abdos rentrés, bassin basculé en avant.

**2** Écartez les pieds dans l'alignement des hanches, les orteils en avant. Fléchissez légèrement les genoux. Gardez les hanches parallèles à l'avant et les genoux dans l'axe des pieds.

1

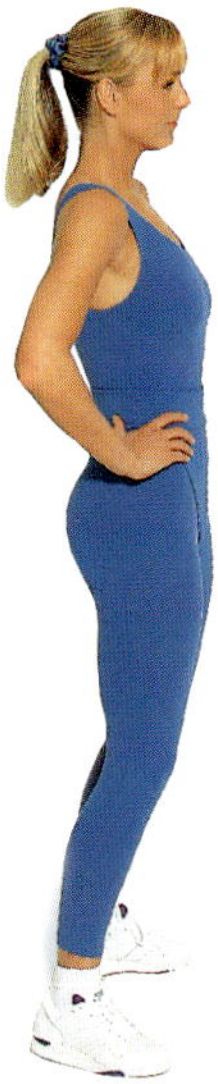

2

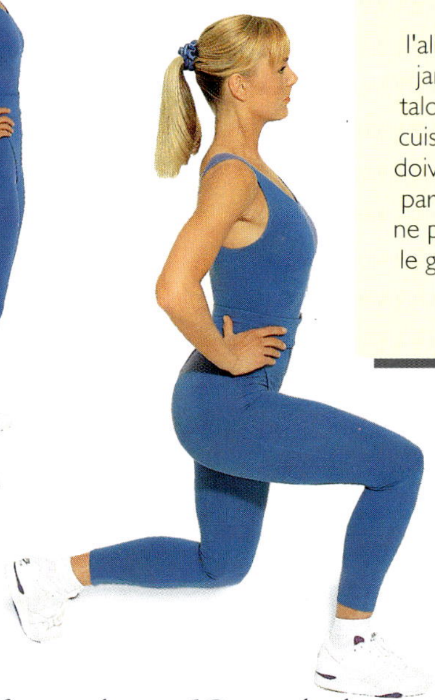

**CONSEIL DE SÉCURITÉ**

Vérifiez l'alignement de la jambe avant : le talon, la cheville, la cuisse et la hanche doivent être alignés parfaitement pour ne pas trop fatiguer le genou ou le bas du dos.

### PHASE 2

**3** Respirez en faisant un grand pas en avant avec le pied droit. Gardez le pied dans l'axe de la hanche.

**4** Vérifiez que les pieds pointent toujours en avant et que le genou droit se trouve entre les orteils et le talon.

**5** Descendez le genou gauche vers le sol. Les débutants s'arrêtent à 15 cm du sol ; les moyens essaient de descendre un peu plus (à gauche).

**Note :** le poids du corps reste centré au-dessus des hanches pendant tout l'exercice.

**6** Expirez. D'une poussée dynamique de la jambe droite, remontez et remettez-vous debout. Poussez avec le talon.

**7** Exécutez une série et recommencez avec la jambe gauche.

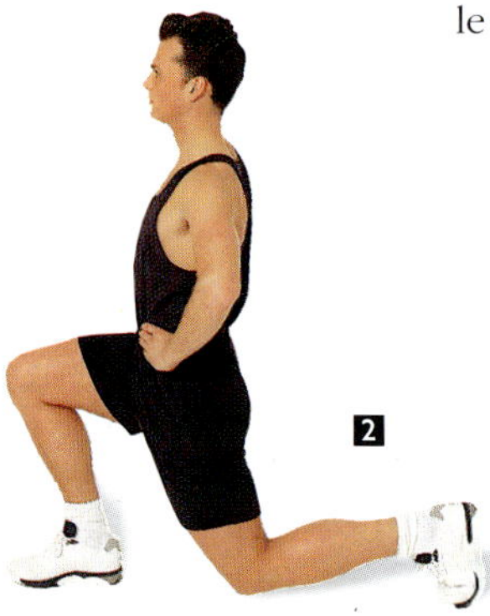

2

| | HOMMES | | | | | FEMMES | | | | |
|---|---|---|---|---|---|---|---|---|---|---|
| SEM. | 1–2 | 3–4 | 5–6 | 7–8 | 9–10 | 1–2 | 3–4 | 5–6 | 7–8 | 9–10 |
| DÉB. | 8x1 | 12x1 | 8x2 | 12x2 | 10x3 | 8x1 | 12x1 | 8x2 | 12x2 | 10x3 |
| MOY. | 8x2 | 12x2 | 8x3 | 12x3 | 16x2 | 8x2 | 12x2 | 8x3 | 12x3 | 16x2 |
| CONF. | 8x3 | 12x3 | 8x4 | 12x4 | 16x3 | 8x3 | 12x3 | 8x4 | 12x4 | 16x3 |
| ENTR. | 8x4 | 12x4 | 8x4 | 12x4 | 10x5 | 8x4 | 12x4 | 8x4 | 12x4 | 16x4 |

## FENTES • CONFIRMÉS

**Parties du corps sollicitées :** avant et arrière des cuisses, fessiers
**Muscles sollicités :** quadriceps, ischios-jambiers, moyen et grand fessiers

### PHASE 1

**1** Soulevez de terre une paire d'haltères au niveau de vos hanches (voir p. 76). Gardez-les près du corps pendant tout l'exercice.

**2** Position debout comme décrit à la phase 1 (voir p. 78)

**3** Tirez les épaules en arrière.

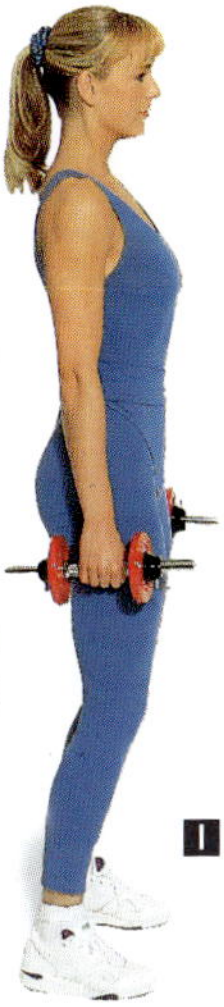

1

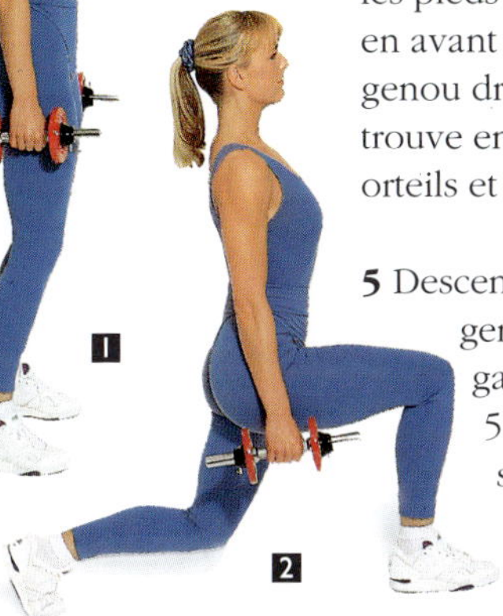

2

### PHASE 2

**4** Respirez en faisant un très grand pas en avant avec le pied droit. Vérifiez que les pieds pointent en avant et que le genou droit se trouve entre les orteils et le talon.

**5** Descendez le genou gauche à 5 cm du sol.

**6** Expirez. D'une poussée dynamique de la jambe droite, remontez et remettez-vous debout. Poussez avec le talon.

**7** Terminez une série et recommencez avec la jambe gauche.

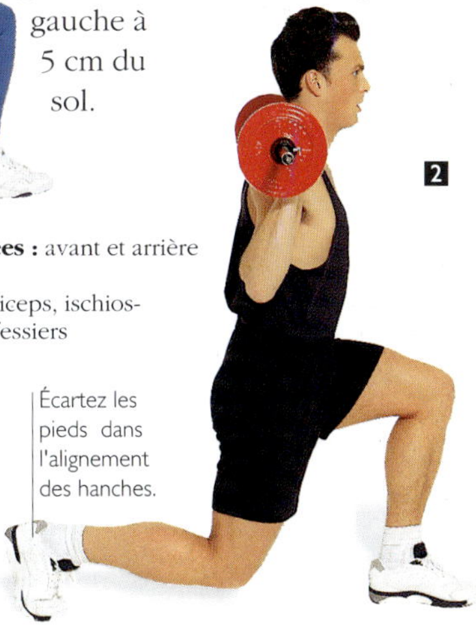


2

## FENTES • CONFIRMÉS

**Parties du corps sollicitées :** avant et arrière des cuisses, fessiers
**Muscles sollicités :** quadriceps, ischios-jambiers, grand et moyen fessiers

### PHASE 1

**1** Soulevez de terre une barre au niveau des cuisses (voir p. 76).

**2** Position debout comme décrit à la phase 1 pour fentes débutants.

**3** Amenez la barre en position épaulé, les mains en supination (voir pp. 120-121).

**4** Fléchissez les genoux et poussez la barre au-dessus de la tête, puis descendez-la sur les épaules. Les mains en prise large.

### PHASE 2

**5** Suivez les instructions de la phase 2 des fentes pour confirmés ci-dessus, mais essayez de toucher le sol avec le genou.

**6** Expirez. D'une poussée dynamique de la jambe droite, remontez, et remettez-vous debout. Poussez avec le talon.

**7** Terminez la série et recommencez avec la jambe gauche.

**8** Quand vous aurez exécuté toutes les séries, mettez les mains en prise étroite, fléchissez les genoux, soulevez la barre en position épaulé, mains en supination, puis descen-dez-la au sol (voir p. 76).

# **FORCE** • Les jambes

## FLEXION DES GENOUX • DÉBUTANTS

**Parties du corps sollicitées :** avant et arrière des cuisses, fessiers
**Muscles sollicités :** quadriceps, ischios-jambiers, moyen et grand fessiers

### PHASE 1

**1** Position debout, dos droit, poitrine sortie, abdos rentrés. Basculez le bassin en avant.

**2** Écartez les pieds dans l'alignement des hanches, les orteils en avant. Pliez légèrement les genoux. Gardez les hanches parallèles à l'avant, et les genoux dans l'axe des pieds.

**3** Placez les mains soit sur les cuisses soit sur les hanches. Gardez les talons au sol.

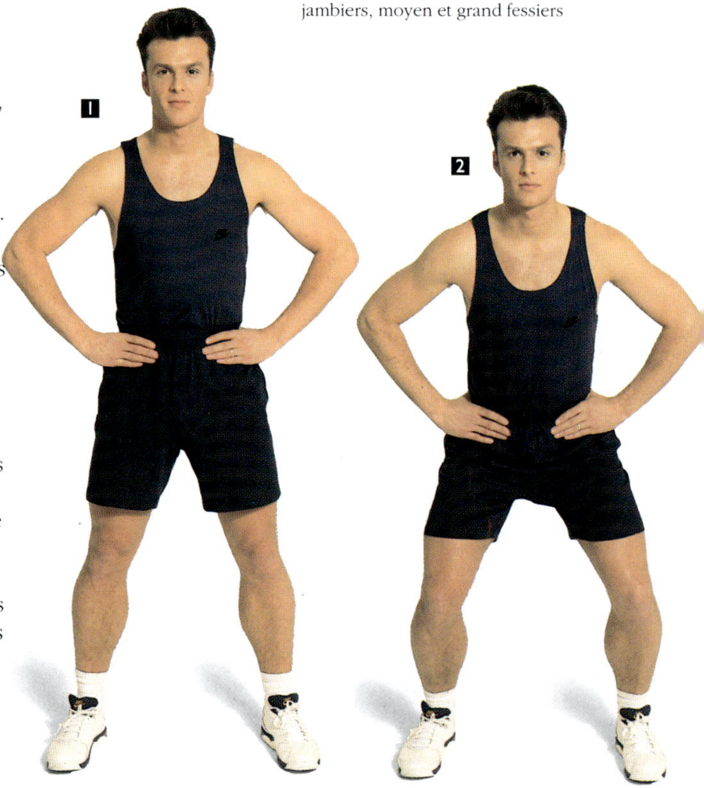
1 2

### PHASE 2

**4** Flexion des genoux et des hanches. Inspirez en descendant lentement. Le poids du corps doit être au-dessus des chevilles.

**5** Le dos doit être droit et la poitrine sortie. Regardez droit devant vous.

**6** Les genoux doivent être dans l'axe des pieds.

**7** Ne descendez pas au-dessous de la position assise : gardez les cuisses parallèles au sol.

**8** Les épaules sont au-dessus des cuisses.

**9** Expirez en vous remettant debout lentement : montez d'abord les épaules, le dos reste droit, les talons restent au sol.

**CONSEIL DE L'ENTRAÎNEUR**

Entraînez-vous devant un miroir en vérifiant que la position du corps est correcte : les épaules au-dessus des cuisses, et les genoux dans l'axe des pieds.

## FLEXION DES GENOUX • MOYENS

**Parties du corps sollicitées :** avant et arrière des cuisses, fessiers
**Muscles sollicités :** quadriceps, ischios-jambiers, moyen et grand fessiers.

### PHASE 1

**1** Suivez les instructions de la phase 1 (flexions des genoux pour débutants) p. 80.

**CONSEIL DE SÉCURITÉ**

Il est important de garder le dos droit pendant cet exercice : un dos cambré peut fatiguer le bas de la nuque

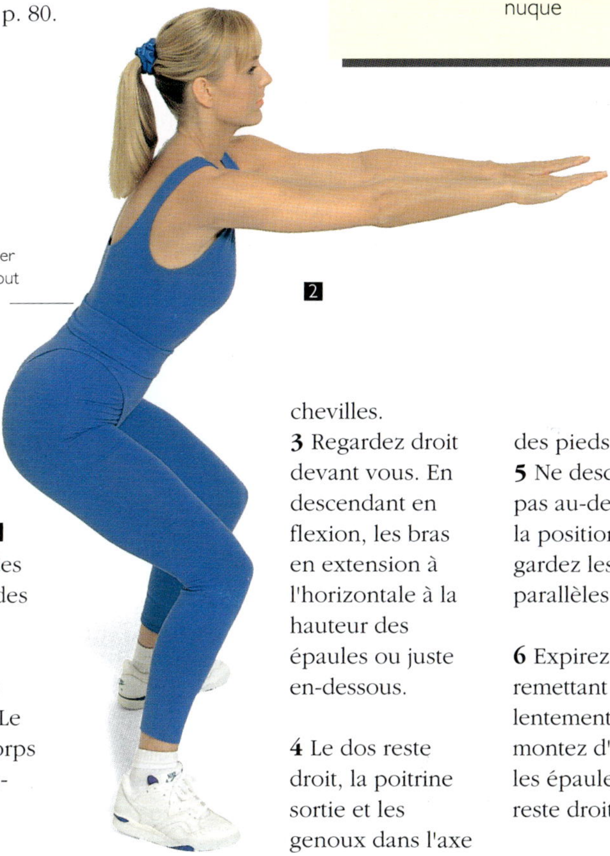


Le dos doit rester droit pendant tout l'exercice.

### PHASE 2

**2** Flexion des genoux et des hanches. Inspirez en descendant lentement. Le poids du corps doit être au-dessus des chevilles.

**3** Regardez droit devant vous. En descendant en flexion, les bras en extension à l'horizontale à la hauteur des épaules ou juste en-dessous.

**4** Le dos reste droit, la poitrine sortie et les genoux dans l'axe des pieds.

**5** Ne descendez pas au-dessous de la position assise : gardez les cuisses parallèles au sol.

**6** Expirez en vous remettant debout lentement : montez d'abord les épaules, le dos reste droit, les

| | HOMMES | | | | | FEMMES | | | | |
|---|---|---|---|---|---|---|---|---|---|---|
| SEM. | 1–2 | 3–4 | 5–6 | 7–8 | 9–10 | 1–2 | 3–4 | 5–6 | 7–8 | 9–10 |
| DÉB. | 8x1 | 12x1 | 8x2 | 12x2 | 10x3 | 8x1 | 12x1 | 8x2 | 12x2 | 10x3 |
| MOY. | 8x2 | 12x2 | 8x3 | 12x3 | 16x2 | 8x2 | 12x2 | 8x3 | 12x3 | 16x2 |
| CONF. | 8x3 | 12x3 | 8x4 | 12x4 | 16x3 | 8x3 | 12x3 | 8x4 | 12x4 | 16x3 |
| ENTR. | 8x4 | 12x4 | 8x4 | 12x4 | 10x5 | 8x4 | 12x4 | 8x4 | 12x4 | 16x4 |

# FORCE • Les jambes

## FLEXION DES GENOUX • CONFIRMÉS

**Parties du corps sollicitées :** avant et arrière des cuisses, fessiers
**Muscles sollicités :** quadriceps, ischios-jambiers, moyen et grand fessiers

### PHASE 1

**1** Soulevez de terre une paire d'haltères à la hauteur des hanches (voir p. 76).

**2** Position debout, dos droit, poitrine sortie, abdos rentrés. Basculez le bassin en avant.

**3** Écartez les pieds dans l'alignement des hanches, les orteils en avant. Fléchissez légèrement les genoux. Les hanches sont parallèles à l'avant, les genoux dans l'axe des pieds.

**4** Attention : les talons doivent rester au sol : en cas de difficultés, posez des poids sous les talons.

**5** Regardez droit devant. Soulevez les haltères jusqu'aux épaules. Les coudes restent fléchis vers l'avant.

1

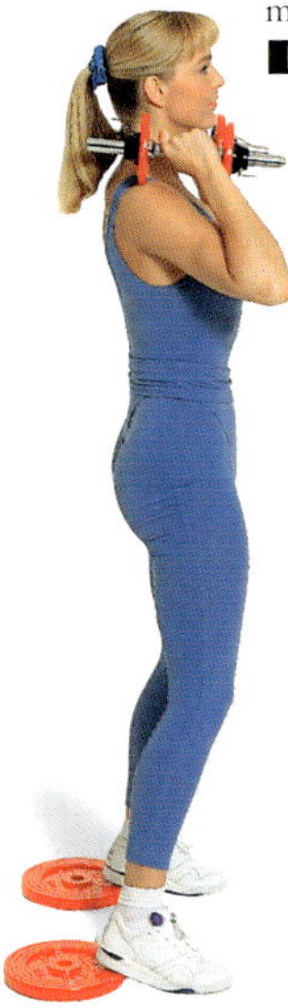

**CONSEIL DE L'ENTRAÎNEUR**

Vous trouverez cet exercice sans doute plus facile en tendant les poids des deux côtés à la hauteur de la taille. Les haltères sont près du corps.

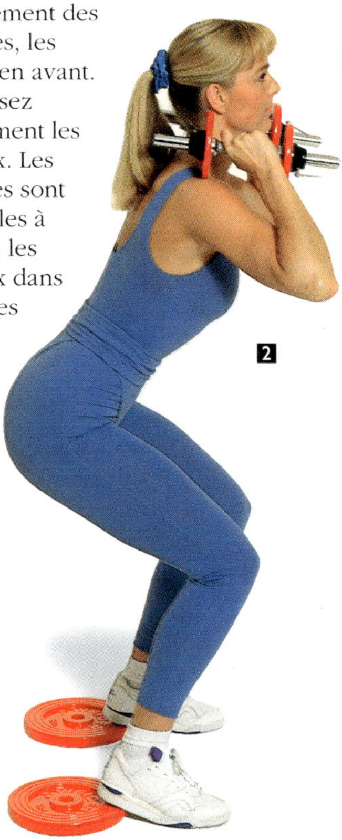

2

### PHASE 2

**6** Flexion des genoux et des hanches. Inspirez en descendant lentement. Le poids du corps doit être au-dessus des chevilles.

**7** Le dos reste droit, la poitrine sortie et les genoux dans l'axe des pieds.

**8** Ne descendez pas au-dessous de la position assise : essayez de garder les cuisses parallèles au sol.

**9** Expirez en vous remettant debout lentement : montez d'abord les épaules, le dos reste droit, les talons restent au sol.

**10** Quand vous aurez terminé toutes les séries, descendez les haltères au sol (voir p. 76).

## FLEXION DES GENOUX • ENTRAINÉS

**Parties du corps sollicitées :** avant et arrière des cuisses, fessiers
**Muscles sollicités :** quadriceps, ischios-jambiers, moyen et grand fessiers

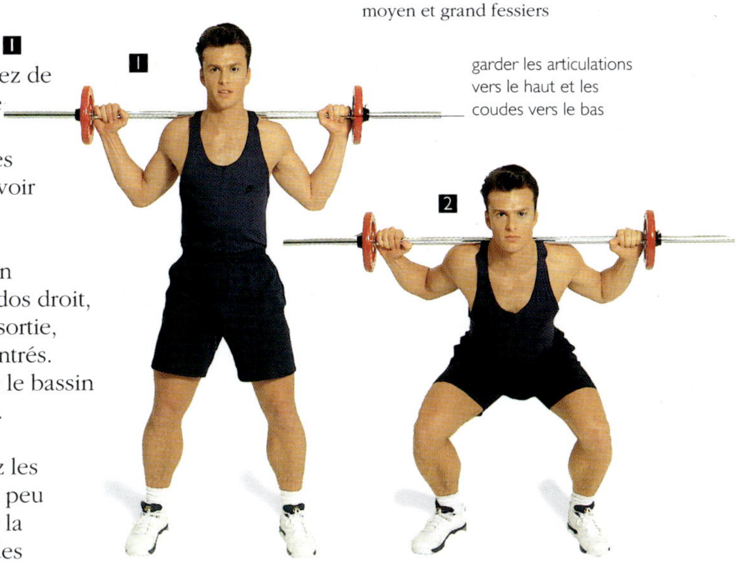
1
2
garder les articulations vers le haut et les coudes vers le bas

### PHASE 1

**1** Soulevez de terre une barre devant les cuisses (voir p. 76).

**2** Position debout, dos droit, poitrine sortie, abdos rentrés. Basculez le bassin en avant.

**3** Écartez les pieds un peu plus que la largeur des hanches, les orteils en avant. Pliez légèrement les genoux. Les hanches sont parallèles à l'avant, les genoux dans l'axe des pieds.

**4** Amenez la barre en position épaulé, les mains en supination (voir pp. 120-121). Les mains en prise large, fléchissez les genoux et poussez la barre au-dessus de la tête, puis descendez-la sur les épaules.

### PHASE 2

**5** Flexion des genoux et des hanches. Inspirez en descendant lentement. Le poids du corps doit être au-dessus des chevilles.

**6** Le dos reste droit, la poitrine sortie, regardez devant vous.

**7** Vérifiez que les genoux sont dans l'axe des pieds.

**8** Ne descendez pas au-dessous de la position assise : gardez les cuisses parallèles au sol.

**9** Expirez en vous remettant debout lentement : montez d'abord les épaules, le dos reste droit, les talons au sol.

**10** Quand vous aurez terminé toutes les séries, descendez les haltères au sol (voir p. 76).

| | HOMMES | | | | | FEMMES | | | | |
|---|---|---|---|---|---|---|---|---|---|---|
| SEM. | 1–2 | 3–4 | 5–6 | 7–8 | 9–10 | 1–2 | 3–4 | 5–6 | 7–8 | 9–10 |
| DÉB. | 8x1 | 12x1 | 8x2 | 12x2 | 10x3 | 8x1 | 12x1 | 8x2 | 12x2 | 10x3 |
| MOY. | 8x2 | 12x2 | 8x3 | 12x3 | 16x2 | 8x2 | 12x2 | 8x3 | 12x3 | 16x2 |
| CONF. | 8x3 | 12x3 | 8x4 | 12x4 | 16x3 | 8x3 | 12x3 | 8x4 | 12x4 | 16x3 |
| ENTR. | 8x4 | 12x4 | 8x4 | 12x4 | 10x5 | 8x4 | 12x4 | 8x4 | 12x4 | 16x4 |

## FLEXION DES GENOUX PIEDS VERS L'EXTÉRIEUR • MOYENS

**Parties du corps sollicitées :** avant et arrière des cuisses, fessiers
**Muscles sollicités :** quadriceps, ischios-jambiers, moyen et grand fessiers

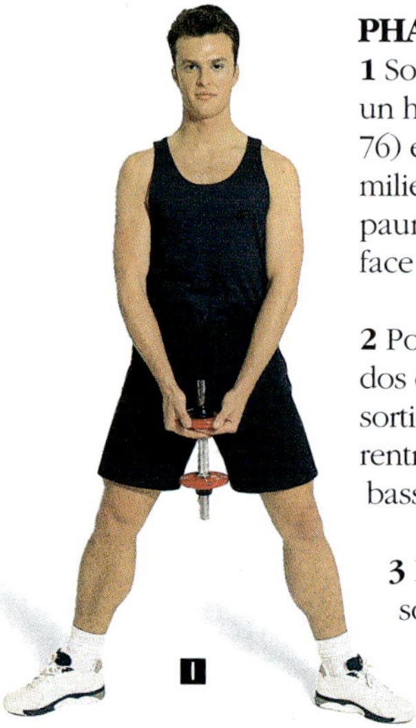

1

### PHASE 1

**1** Soulevez de terre un haltère (voir p. 76) et tenez-le au milieu du corps, paume de la main face au corps.

**2** Position debout, dos droit, poitrine sortie, abdos rentrés. Basculez le bassin en avant.

**3** Les hanches sont parallèles à l'avant, les pieds un peu plus écartés que la largeur des épaules. Tournez les pieds vers l'extérieur à 45°.

### PHASE 2

**4** Les épaules sont détendues, le regard droit devant. Inspirez en fléchissant les hanches et les genoux et descendez lentement. L'haltère est près du corps.

**5** Ne descendez pas en-dessous de la position assise.

**6** Expirez en vous remettant debout lentement : montez d'abord les épaules, le dos reste droit, les talons au sol.

**7** Entre chaque flexion marquez une petite pause. Quand vous aurez terminé toutes les séries, resserez les jambes et descendez les haltères au sol (voir p. 76).

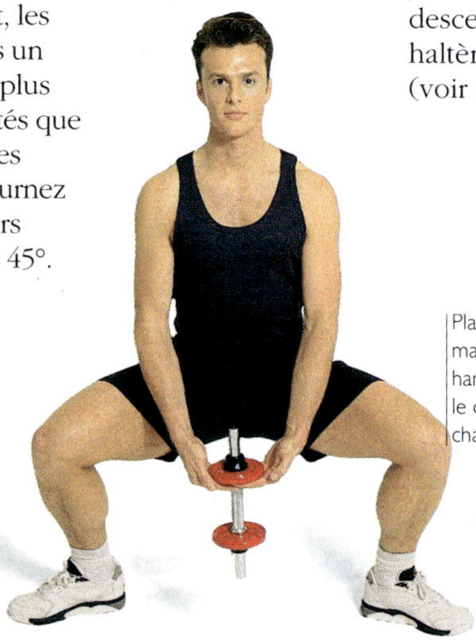

2

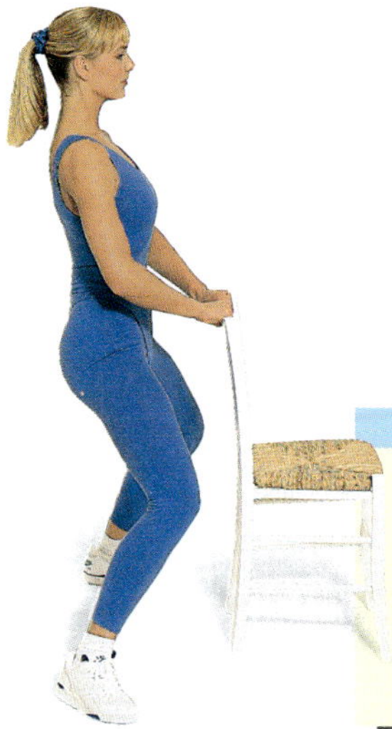

Placez les mains sur les hanches ou sur le dos d'une chaise.

**CONSEIL DE L'ENTRAÎNEUR**

Cet exercise est conseillé aux débutants ne se servant pas d'haltères.
Placer les mains sur les hanches ou sur le dos d'une chaise.

## FLEXION DES GENOUX PIEDS VERS L'EXTÉRIEUR • CONFIRMÉS ET ENTRAINÉS

**Parties du corps sollicitées :** avant et arrière des cuisses, fessiers
**Muscles sollicités :** quadriceps, ischios-jambiers, moyen et grand fessiers

**1** Soulevez de terre une paire d'haltères, adaptés à votre niveau, le long du corps. Les bras sont tendus.

**2** Position debout, dos droit, poitrine sortie, abdos rentrés. Basculez le bassin en avant, les hanches sont parallèles à l'avant.

**3** Les pieds sont un peu plus écartés que la largeur des épaules. Tournez-les vers l'extérieur à 45°.

**4** Placez les haltères sur les épaules, les coudes vers l'extérieur, le regard droit devant.

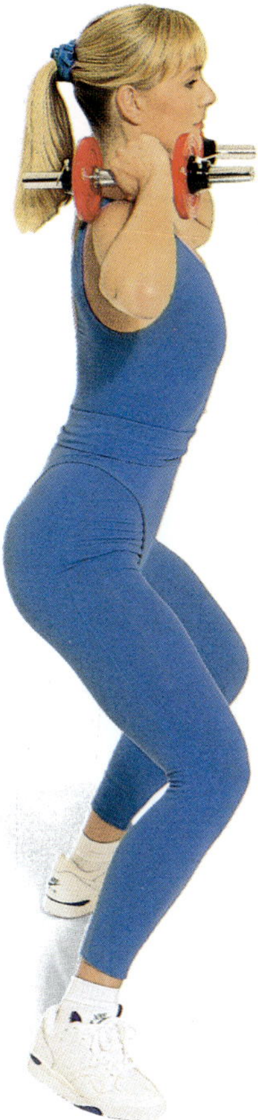

**5** Inspirez en fléchissant les genoux et les hanches et descendez lentement. Ne descendez pas en-dessous de la hauteur d'assise.

**6** Expirez en vous relevant lentement : en conduisant avec les épaules ; le dos reste droit, les talons au sol.

**7** Entre chaque flexion marquez une petite pause. Quand vous aurez terminé toutes les séries, resserez les jambes et descendez les haltères au sol (voir p. 76).

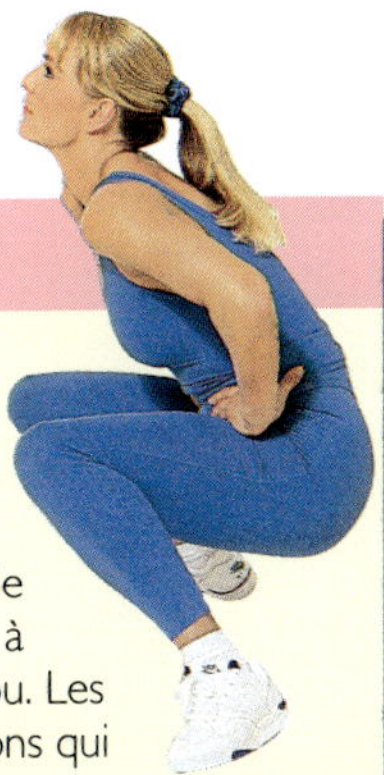

### FLEXIONS À ÉVITER

X Une flexion plus basse que la hauteur d'assise provoque une ouverture maximale de l'articulation à charnière du genou. Les muscles et tendons qui contrôlent le mouvement seront soumis à une tension trop

| | HOMMES | | | | | FEMMES | | | | |
|---|---|---|---|---|---|---|---|---|---|---|
| SEM. | 1–2 | 3–4 | 5–6 | 7–8 | 9–10 | 1–2 | 3–4 | 5–6 | 7–8 | 9–10 |
| DÉB. | 8x1 | 12x1 | 8x2 | 12x2 | 10x3 | 8x1 | 12x1 | 8x2 | 12x2 | 10x3 |
| MOY. | 8x2 | 12x2 | 8x3 | 12x3 | 16x2 | 8x2 | 12x2 | 8x3 | 12x3 | 16x2 |
| CONF. | 8x3 | 12x3 | 8x4 | 12x4 | 16x3 | 8x3 | 12x3 | 8x4 | 12x4 | 16x3 |
| ENTR. | 8x4 | 12x4 | 8x4 | 12x4 | 10x5 | 8x4 | 12x4 | 8x4 | 12x4 | 16x4 |

# FORCE • Les jambes

## EXTENTION DES JAMBES • DÉBUTANTS

**Parties du corps sollicitées :** cuisses
**Muscles sollicités :** quadriceps, ischios-jambiers,

**PHASE 1**

**1** Position allongée, le bas du dos plaqué au sol.

**2** Rentrez les abdos. Détendez la nuque et regardez vers le haut.

**3** Les bras le long du corps, paume de la main à plat sur le sol.

**4** Relevez les genoux vers le buste.

**CONSEIL DE L'ENTRAÎNEUR**

Si garder le bas du dos bien au contact du sol vous semble trop difficile, mettez un coussin sous la tête ou sous les fesses.

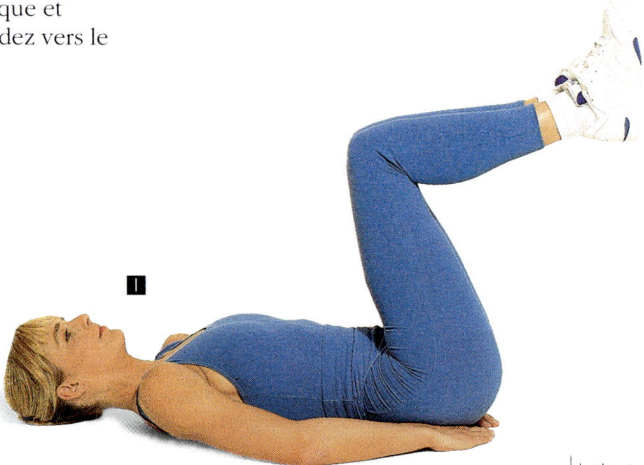
1

**PHASE 2**

**5** Respirez normalement en dépliant les jambes. Montez d'abord les talons; les pieds restent en flexion, les genoux parallèles.

**6** Tenez cette position quelques instants en fléchissant légèrement les genoux.

**7** Respirez lentement en repliant les jambes.

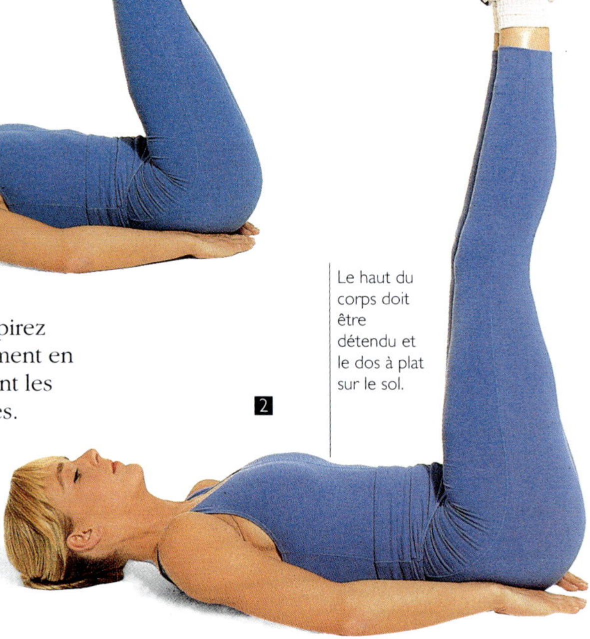
2
Le haut du corps doit être détendu et le dos à plat sur le sol.

| | HOMMES | | | | | FEMMES | | | | |
|---|---|---|---|---|---|---|---|---|---|---|
| SEM. | 1–2 | 3–4 | 5–6 | 7–8 | 9–10 | 1–2 | 3–4 | 5–6 | 7–8 | 9–10 |
| DÉB. | 8x1 | 12x1 | 8x2 | 12x2 | 10x3 | 8x1 | 12x1 | 8x2 | 12x2 | 10x3 |
| MOY. | 8x2 | 12x2 | 8x3 | 12x3 | 16x2 | 8x2 | 12x2 | 8x3 | 12x3 | 16x2 |
| CONF. | 8x3 | 12x3 | 8x4 | 12x4 | 16x3 | 8x3 | 12x3 | 8x4 | 12x4 | 16x3 |
| ENTR. | 8x4 | 12x4 | 8x4 | 12x4 | 10x5 | 8x4 | 12x4 | 8x4 | 12x4 | 16x4 |

## EXTENSION DES JAMBES • MOYENS

**Parties du corps sollicitées :** cuisses
**Muscles sollicités :** quadriceps, ischios-jambiers

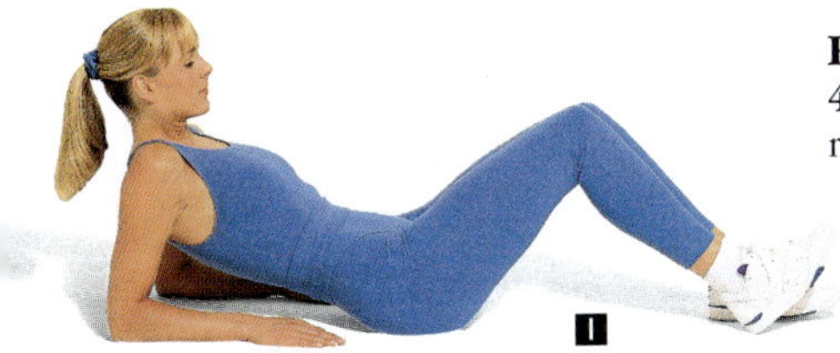

**PHASE 1**

**1** Position allongée, appui sur les coudes. Les avant-bras sont à plat sur le sol.

**2** Le dos reste droit, la poitrine sortie, les abdos rentrés. Regardez droit devant vous.

**3** Les pieds sont écartés dans l'alignement des hanches. Flexion des genoux à 90°. Le pied gauche est à plat, le pied droit en flexion sur le sol. Respirez.

**PHASE 2**

**4** Expirez en relevant la jambe droite. Montez d'abord le pied. Les genoux sont parallèles.

**5** Gardez cette position quelques instants sans verrouiller le genou.

**6** Respirez en descendant la jambe, talon d'abord. Arrêtez le mouvement à 5 cm du sol. Gardez la position quelques instants.

**7** Terminez une série, puis répétez avec la jambe gauche.

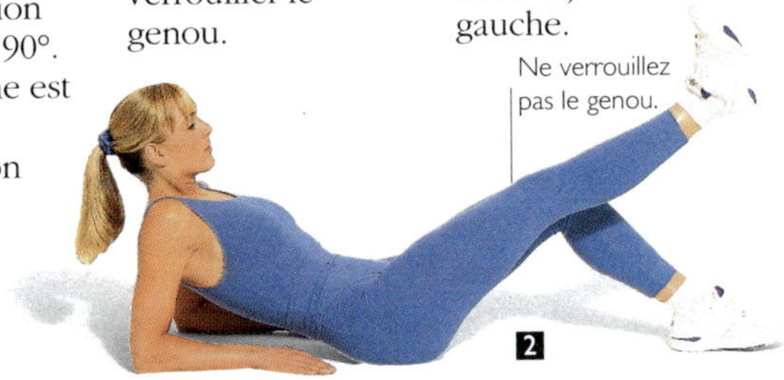


## EXTENSION DES JAMBES • CONFIRMÉS ET ENTRAINÉS

**Parties du corps sollicitées :** avant de la cuisses **Muscles sollicités :** quadriceps

**1** Fixez solidement des serre-chevilles appropriés à votre niveau.

**2** Position assise, dos droit, l'arrière des genoux touchant l'extrémité du banc, jambes écartées dans l'alignement des hanches.

**3** Poitrine sortie, abdos rentrés, regardez droit devant vous.

**4** Les mains sont posées sur le banc près du corps. Respirez.

**5** Expirez en relevant la jambe droite jusqu'à la hauteur du genou. Le pied est en flexion, les genoux parallèles.

**6** Maintenez cette position quelques instants, puis expirez en abaissant la jambe en conduisant avec le talon. Arrêtez le mouvement à 5 cm du sol. Maintenez cette position quelques instants.

**7** Terminez la série puis répétez avec la jambe gauche.

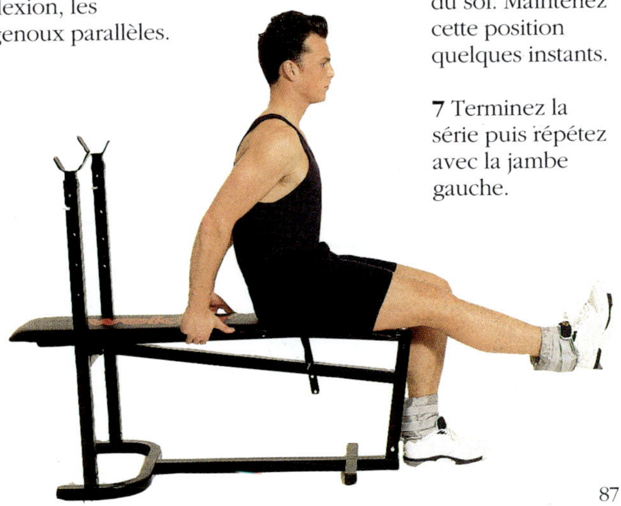

## EXTENTION DES JAMBES AU BANC

**Parties du corps sollicitées :** avant et arrière des cuisses
**Muscles sollicités :** quadriceps, ischios-jambiers,

### PHASE 1

**1** Vérifiez la cale des poids ainsi que la hauteur et la profondeur d'assise (voir p.75).

**2** En position assise sur le banc, le dos à plat en contact avec le dossier. La poitrine sortie, les abdos rentrés. Regardez droit devant vous.

**3** Vérifiez que l'arrière des genoux touche l'extrémité du banc, et qu'ils sont dans l'alignement des hanches. Les pieds sont placés sous les rouleaux.

**4** La tête est dans l'axe de la colonne vertébrale. Les mains sont posées de chaque côté du banc près du corps.

**5** Les pieds sont en flexion, les orteils tendus vers vous.

**6** Les genoux sont parallèles ; vérifiez que les articulations de la cheville, du genou et de la hanche sont bien alignées. Respirez.

### PHASE 2

**7** Expirez en allongeant les jambes jusqu'à pleine extension. Les genoux restent parallèles.

**8** Gardez cette position quelques instants, puis inspirez en revenant à la position initiale, en conduisant avec les talons.

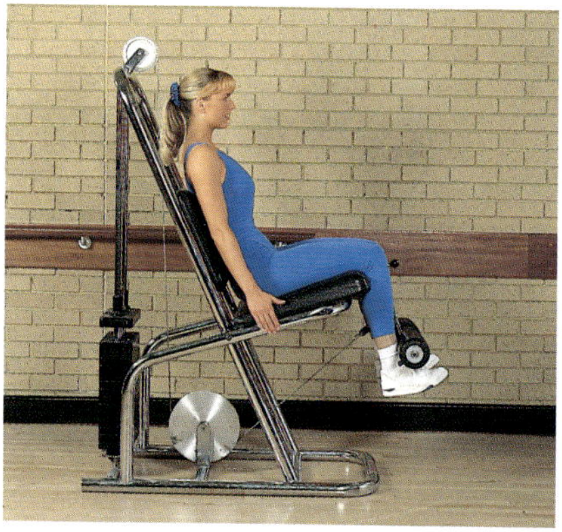

1

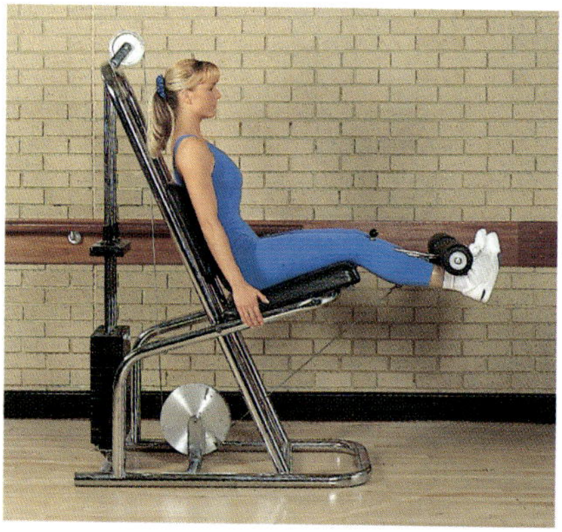

2

**CONSEIL DE L'ENTRAÎNEUR**

Cet exercice est excellent pour les joueurs de tennis et de squash. Il développe les muscles autour du genou.

| | HOMMES | | | | | FEMMES | | | | |
|---|---|---|---|---|---|---|---|---|---|---|
| SEM. | 1–2 | 3–4 | 5–6 | 7–8 | 9–10 | 1–2 | 3–4 | 5–6 | 7–8 | 9–10 |
| DÉB. | 8x1 | 12x1 | 8x2 | 12x2 | 10x3 | 8x1 | 12x1 | 8x2 | 12x2 | 10x3 |
| MOY. | 8x2 | 12x2 | 8x3 | 12x3 | 16x2 | 8x2 | 12x2 | 8x3 | 12x3 | 16x2 |
| CONF. | 8x3 | 12x3 | 8x4 | 12x4 | 16x3 | 8x3 | 12x3 | 8x4 | 12x4 | 16x3 |
| ENTR. | 8x4 | 12x4 | 8x4 | 12x4 | 10x5 | 8x4 | 12x4 | 8x4 | 12x4 | 16x4 |

## TRAVAIL DES ISCHIOS ALLONGÉS • DÉBUTANTS

**Parties du corps sollicitées :** arrière des cuisses **Muscles sollicités :** ischios-jambiers, grand fessier

### PHASE 1

**1** Position couchée ventrale.

**2** Appuyez la tête sur l'avant-bras droit, allongez le bras gauche devant vous. Rentrez les abdos.

**3** Appuyez les hanches sur le sol. Les genoux sont parallèles et le pied droit fléchi.

**4** Avec le talon relevez d'abord la jambe droite du sol. Arrêtez-vous quand le genou est à 5 cm du sol. Inspirez.

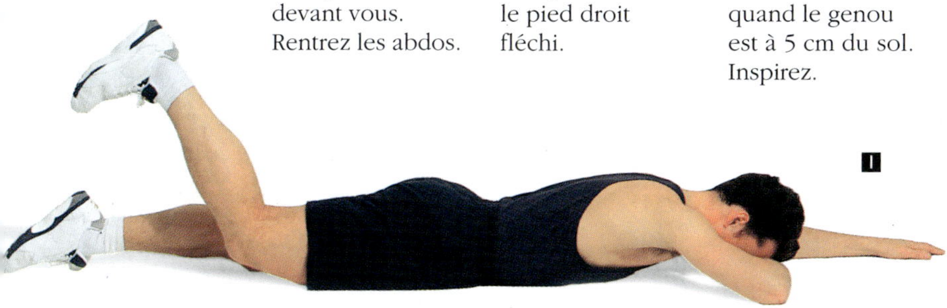

### PHASE 2

**5** Expirez en tirant lentement le talon droit vers les fesses. Les hanches restent au sol.

**6** Tenez cette position quelques instants, puis inspirez en descendant lentement la jambe à 5 cm du sol.

**7** Terminez une série puis poursuivez en relevant la jambe gauche, la jambe droite restant allongée au sol.

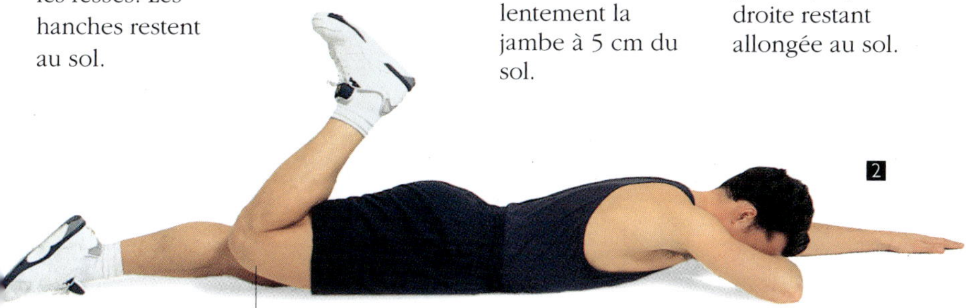

Pour un entraînement efficace des ischios-jambiers, le genou qui "travaille" ne doit pas toucher le sol.

| | HOMMES | | | | | FEMMES | | | | |
|---|---|---|---|---|---|---|---|---|---|---|
| SEM. | 1–2 | 3–4 | 5–6 | 7–8 | 9–10 | 1–2 | 3–4 | 5–6 | 7–8 | 9–10 |
| DÉB. | 8x1 | 12x1 | 8x2 | 12x2 | 10x3 | 8x1 | 12x1 | 8x2 | 12x2 | 10x3 |
| MOY. | 8x2 | 12x2 | 8x3 | 12x3 | 16x2 | 8x2 | 12x2 | 8x3 | 12x3 | 16x2 |
| CONF. | 8x3 | 12x3 | 8x4 | 12x4 | 16x3 | 8x3 | 12x3 | 8x4 | 12x4 | 16x3 |
| ENTR. | 8x4 | 12x4 | 8x4 | 12x4 | 10x5 | 8x4 | 12x4 | 8x4 | 12x4 | 16x4 |

**CONSEIL DE SÉCURITÉ**

Pour éviter l'étirement des ligaments et des tendons des genoux gardez-les près l'un de l'autre.

## TRAVAIL DES ISCHIOS • MOYENS

**Parties du corps sollicitées :** arrière des cuisses, fessiers **Muscles sollicités :** ischios-jambiers, grand fessier,

### PHASE 1

**1** À quatre pattes (quadrupédie), les genoux plus écartés que la largeur des hanches.

**2** Le dos est plat, la tête dans l'axe de la colonne vertébrale, les bras sous les épaules et les mains à plat au sol. Rentrez les abdos.

**3** Respirez. Extension de la jambe droite jusqu'à ce qu'elle soit parallèle au sol. Mettez le pied en flexion et gardez les hanches parallèles au sol.

### PHASE 2

**4** Expirez en tirant le pied droit vers les fesses.

**5** Tenez cette position quelques instants puis inspirez en allongeant la jambe. Le pied droit reste en flexion

**6** Terminez une série puis répétez avec la jambe gauche.

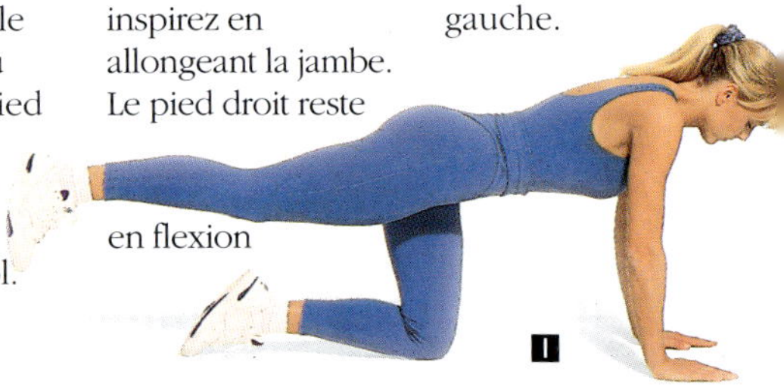


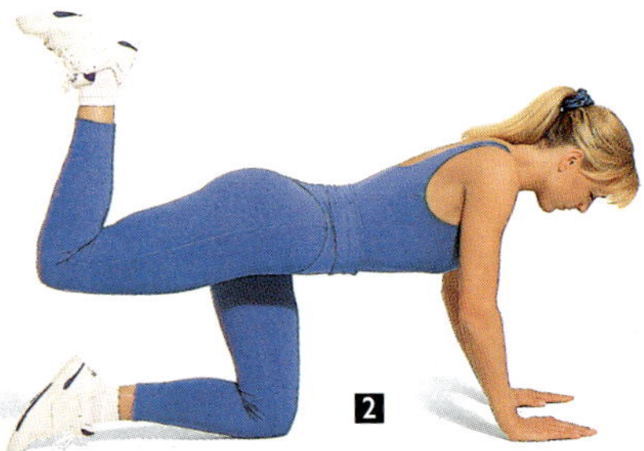


**CONSEIL DE SÉCURITÉ**

Si vous éprouvez des difficultés à garder cette position, travaillez les ischios comme ci-dessous sans les serre-chevilles.

## TRAVAIL DES ISCHIOS • CONFIRMÉS ET ENTRAÎNÉS

**Parties du corps sollicitées :** fesses, arrière des cuisses **Muscles sollicités :** grand fessier

**1** Fixez solidement des serre-chevilles adaptés à votre niveau.

**2** Position debout à 60 cm d'un mur, les hanches parallèles en face.

**3** Dos droit, poitrine sortie et abdos rentrés. Regardez droit devant vous.

**4** Les pieds sont écartés dans l'alignement des hanches, le bassin basculé vers l'avant, les genoux légèrement fléchis. Respirez.

**5** Expirez. Avec le talon vous tirez doucement le pied droit vers les fesses.

**6** Tenez cette position quelques instants, puis inspirez en descendant le pied au sol. Le pied reste en flexion.

**7** Exécutez une série puis répétez avec la jambe gauche.

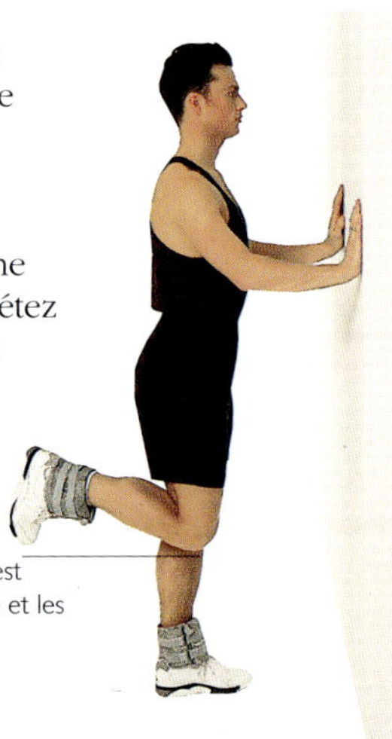

La jambe gauche est légèrement fléchie et les genoux parallèles

## TRAVAIL DES ISCHIOS AU BANC

**Parties du corps sollicitées :** arrière des cuisses, fesses **Muscles sollicités :** ischios-jambiers, grand fessier

**CONSEIL DE L'ENTRAÎNEUR**

Travaillez autant les deux jambes. Au début il sera plus facile de lever une jambe à la fois.

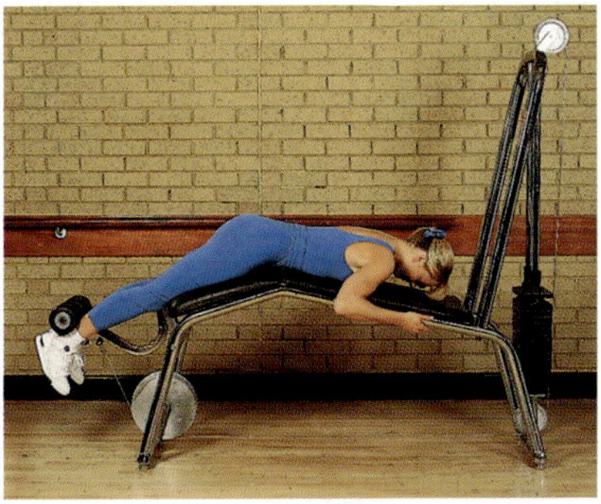

1

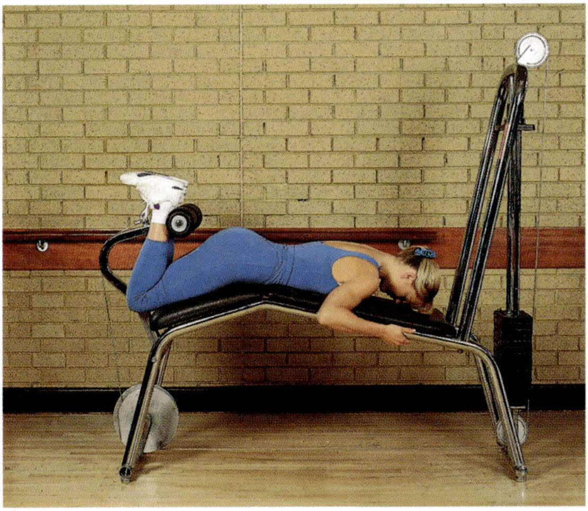

2

### PHASE 1

**1** Vérifiez la cheville des poids. En position couchée ventrale, les talons sont placés sous la barre, les genoux dans l'alignement des hanches dépassent l'extrémité du banc. Les abdos sont rentrés.

**2** Plaquez les hanches sur le banc, la tête est dans l'axe de la colonne vertébrale. Le front est posé sur le banc.

**3** Les mains sont placées de chaque côté du banc ou en extension devant pour que les hanches restent en bas et que le corps garde sa forme naturelle en S.

**4** Les pieds sont en flexion, les orteils vers le sol. Inspirez.

### PHASE 2

**5** Expirez en fléchissant les genoux et tirez les pieds vers les fesses. Les hanches restent plaquées sur le banc.

**6** Tenez quelques instants, inspirez en abaissant les jambes. Ne laissez pas reposer les poids.

| | HOMMES | | | | | FEMMES | | | | |
|---|---|---|---|---|---|---|---|---|---|---|
| SEM. | 1–2 | 3–4 | 5–6 | 7–8 | 9–10 | 1–2 | 3–4 | 5–6 | 7–8 | 9–10 |
| DÉB. | 8x1 | 12x1 | 8x2 | 12x2 | 10x3 | 8x1 | 12x1 | 8x2 | 12x2 | 10x3 |
| MOY. | 8x2 | 12x2 | 8x3 | 12x3 | 16x2 | 8x2 | 12x2 | 8x3 | 12x3 | 16x2 |
| CONF. | 8x3 | 12x3 | 8x4 | 12x4 | 16x3 | 8x3 | 12x3 | 8x4 | 12x4 | 16x3 |
| ENTR. | 8x4 | 12x4 | 8x4 | 12x4 | 10x5 | 8x4 | 12x4 | 8x4 | 12x4 | 16x4 |

# FORCE • Les jambes

## TRAVAIL DES ADDUCTEURS • DÉBUTANTS

**Parties du corps sollicitées :** intérieur des cuisses
**Muscles sollicités :** adducteurs

**PHASE 1**

**1** En position couchée sur le dos, le bas du dos plaqué au sol.

**2** Les bras détendus sont placés le long du corps, les paumes face au sol.

**3** La tête et les épaules sont relaxées, les abdos rentrés. Les pieds sont fléchis vers vous et les jambes en extension à la verticale.

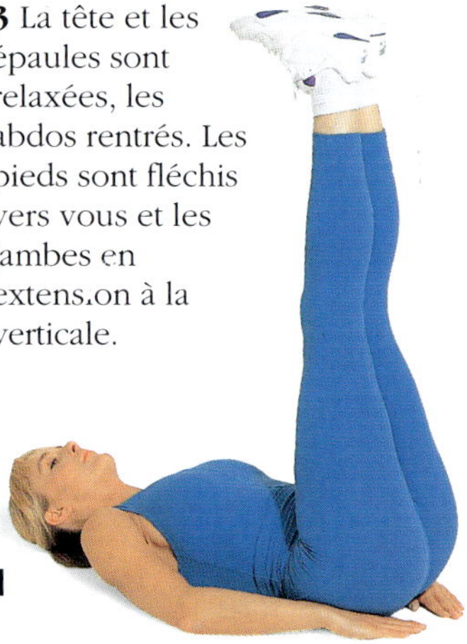

1

**CONSEIL DE L'ENTRAÎNEUR**

Un petit coussin sous les fesses ou la tête peut éviter des douleurs dans le bas du dos.

**PHASE 2**

**4** Inspirez en écartant les jambes le plus possible vers les côtés en conduisant avec les talons; les pieds sont fléchis et les jambes le plus droit possible.

**5** Tenez quelques instants dans la position finale puis expirez doucement en refermant les jambes. Le bas du dos reste au sol.

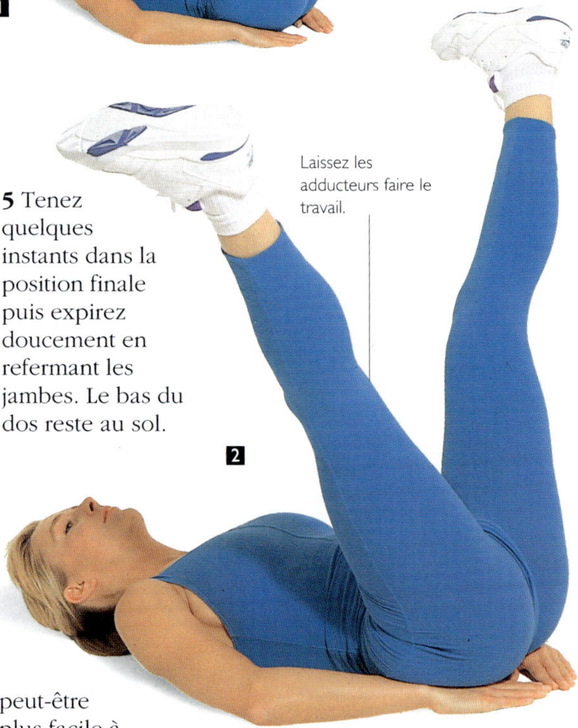


2

**Note :** Suivant votre mobilité, l'exercice pour moyens sera peut-être plus facile à travailler au début.

## TRAVAIL DES ADDUCTEURS • MOYENS

**Parties du corps sollicitées :** intérieur des cuisses **Muscles sollicités :** adducteurs

**PHASE 1**

**1** En position allongée sur le côté droit, le dos droit, les hanches parallèles et les pieds l'un sur l'autre.

**2** La tête, les épaules, les genoux et les chevilles sont alignés. Les abdos sont rentrés.

**3** Placez la jambe gauche sur le sol devant vous à angle droit. La jambe droite est allongée et le pied fléchi, les orteils sont orientés vers vous.

**4** La tête est posée sur la main droite. La main gauche est posée au sol devant vous en appui. Inspirez.

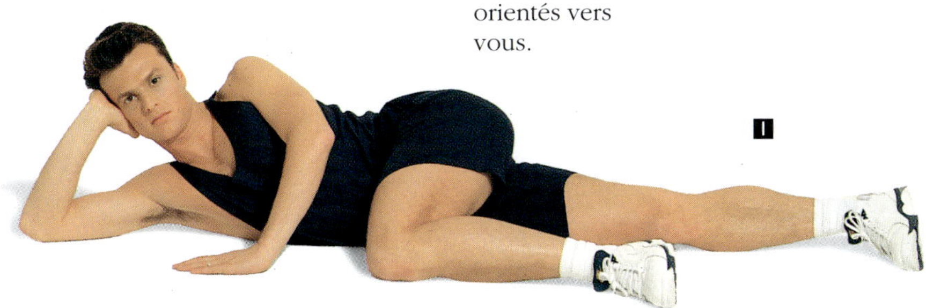

**PHASE 2**

**5** Expirez en relevant lentement la jambe droite aussi haut que possible.

**6** La jambe reste droite et le pied parallèle au sol.

**7** Tenez quelques instants puis inspirez en descendant la jambe jusqu'à ce que le pied soit à 5 cm au-dessus du sol et toujours parallèle.

**8** Réalisez une série puis mettez-vous sur le côté gauche et répétez avec la jambe gauche.

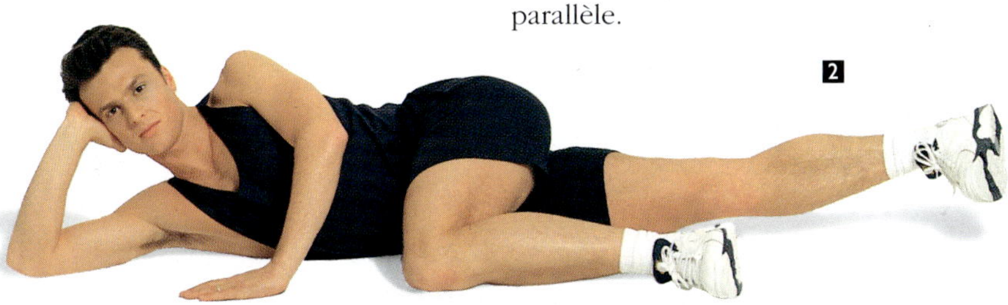

| | HOMMES | | | | | FEMMES | | | | |
|---|---|---|---|---|---|---|---|---|---|---|
| SEM. | 1–2 | 3–4 | 5–6 | 7–8 | 9–10 | 1–2 | 3–4 | 5–6 | 7–8 | 9–10 |
| DÉB. | 8x1 | 12x1 | 8x2 | 12x2 | 10x3 | 8x1 | 12x1 | 8x2 | 12x2 | 10x3 |
| MOY. | 8x2 | 12x2 | 8x3 | 12x3 | 16x2 | 8x2 | 12x2 | 8x3 | 12x3 | 16x2 |
| CONF. | 8x3 | 12x3 | 8x4 | 12x4 | 16x3 | 8x3 | 12x3 | 8x4 | 12x4 | 16x3 |
| ENTR. | 8x4 | 12x4 | 8x4 | 12x4 | 10x5 | 8x4 | 12x4 | 8x4 | 12x4 | 16x4 |

# FORCE • Les jambes

## TRAVAIL DES ADDUCTEURS • CONFIRMÉS ET ENTRAÎNÉS

**Parties du corps sollicitées :** intérieur des cuisses
**Muscles sollicités :** adducteurs

1

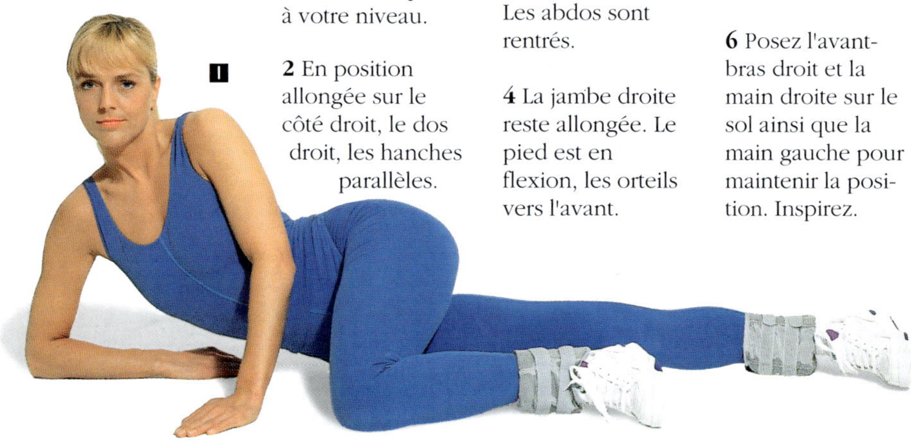

### PHASE 1

**1** Fixez solidement des serre-chevilles adaptés à votre niveau.

**2** En position allongée sur le côté droit, le dos droit, les hanches parallèles.

**3** La tête, les épaules, les genoux et les chevilles sont alignés. Les abdos sont rentrés.

**4** La jambe droite reste allongée. Le pied est en flexion, les orteils vers l'avant.

**5** Placez la jambe gauche sur le sol devant vous à angle droit.

**6** Posez l'avant-bras droit et la main droite sur le sol ainsi que la main gauche pour maintenir la position. Inspirez.

2

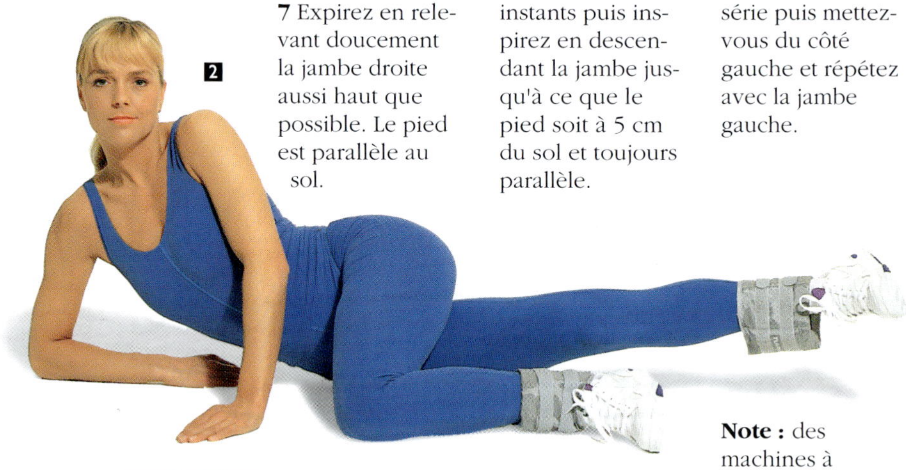

### PHASE 2

**7** Expirez en relevant doucement la jambe droite aussi haut que possible. Le pied est parallèle au sol.

**8** Tenez quelques instants puis inspirez en descendant la jambe jusqu'à ce que le pied soit à 5 cm du sol et toujours parallèle.

**9** Exécutez une série puis mettez-vous du côté gauche et répétez avec la jambe gauche.

**Note :** des machines à adducteurs existent dans beaucoup de salles de gymnastique

| | HOMMES | | | | | FEMMES | | | | |
|---|---|---|---|---|---|---|---|---|---|---|
| SEM. | 1–2 | 3–4 | 5–6 | 7–8 | 9–10 | 1–2 | 3–4 | 5–6 | 7–8 | 9–10 |
| DÉB. | 8x1 | 12x1 | 8x2 | 12x2 | 10x3 | 8x1 | 12x1 | 8x2 | 12x2 | 10x3 |
| MOY. | 8x2 | 12x2 | 8x3 | 12x3 | 16x2 | 8x2 | 12x2 | 8x3 | 12x3 | 16x2 |
| CONF. | 8x3 | 12x3 | 8x4 | 12x4 | 16x3 | 8x3 | 12x3 | 8x4 | 12x4 | 16x3 |
| ENTR. | 8x4 | 12x4 | 8x4 | 12x4 | 10x5 | 8x4 | 12x4 | 8x4 | 12x4 | 16x4 |

## TRAVAIL DES ABDUCTEURS • DÉBUTANTS

**Parties du corps sollicitées :** extérieur des cuisses
**Muscles sollicités :** abducteurs

1

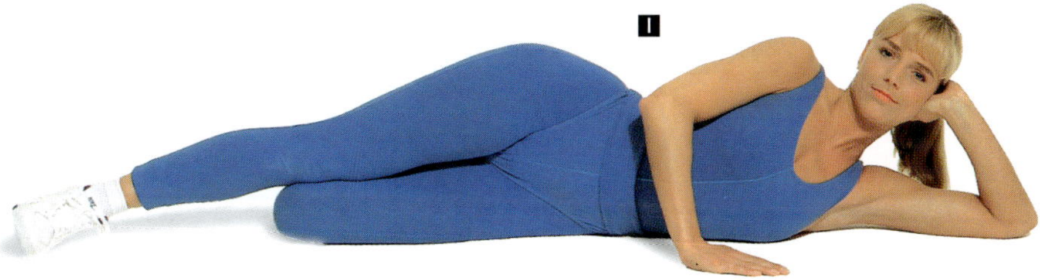

**PHASE 1**

**1** En position allongée sur le côté gauche, le dos droit, les hanches parallèles et les pieds l'un sur l'autre.

**2** La tête, les épaules, les genoux et les chevilles sont alignés. Les abdos sont rentrés.

**3** Fléchissez le genou gauche à angle droit en appui.

**4** Le coude gauche est fléchi et la tête repose sur la main gauche.

**5** La main droite est posée sur le sol devant vous pour maintenir la position. Penchez-vous légèrement en avant pour que la hanche droite ne bascule pas en arrière. Inspirez.

2

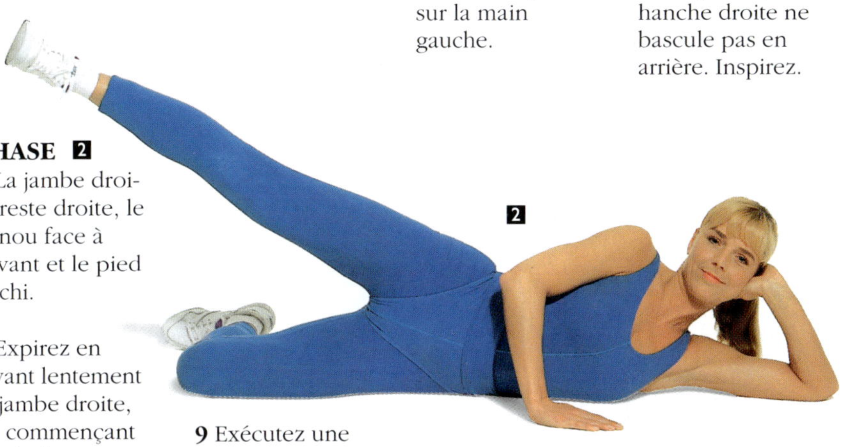

**PHASE 2**

**6** La jambe droite reste droite, le genou face à l'avant et le pied fléchi.

**7** Expirez en levant lentement la jambe droite, en commençant par la face externe du pied. La jambe reste droite.

**8** Tenez quelques instants. Inspirez en descendant la jambe : arrêtez quand le pied est à 5 cm du sol.

**9** Exécutez une série puis mettez-vous du côté droit et répétez avec la jambe gauche.

| | HOMMES | | | | | FEMMES | | | | |
|---|---|---|---|---|---|---|---|---|---|---|
| SEM. | 1–2 | 3–4 | 5–6 | 7–8 | 9–10 | 1–2 | 3–4 | 5–6 | 7–8 | 9–10 |
| DÉB. | 8x1 | 12x1 | 8x2 | 12x2 | 10x3 | 8x1 | 12x1 | 8x2 | 12x2 | 10x3 |
| MOY. | 8x2 | 12x2 | 8x3 | 12x3 | 16x2 | 8x2 | 12x2 | 8x3 | 12x3 | 16x2 |
| CONF. | 8x3 | 12x3 | 8x4 | 12x4 | 16x3 | 8x3 | 12x3 | 8x4 | 12x4 | 16x3 |
| ENTR. | 8x4 | 12x4 | 8x4 | 12x4 | 10x5 | 8x4 | 12x4 | 8x4 | 12x4 | 16x4 |

# FORCE • Les jambes

## TRAVAIL DES ABDUCTEURS DEBOUT • MOYENS

**Parties du corps sollicitées :** extérieur des cuisses
**Muscles sollicités :** abducteurs

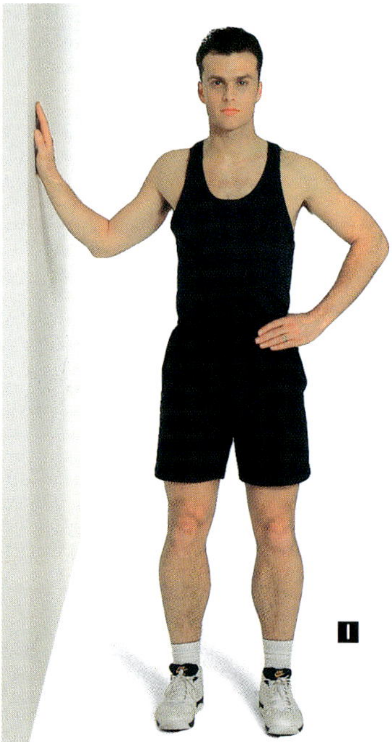

1

**PHASE 1**

**1** En position debout, le côté droit vers un mur, et à 60 cm de celui-ci. La main droite est posée sur le mur, la main gauche sur la hanche.

**2** La tête est droite, le dos droit, la poitrine sortie et les abdos rentrés.

**3** Les hanches doivent être parallèles à l'avant et les pieds écartés dans l'alignement des épaules. Serrez les fesses.

**4** Fléchissez légèrement les genoux. Inspirez.

**PHASE 2**

**5** Expirez en levant lentement la jambe gauche. La jambe est en extension et le pied fléchi.

**6** Ne levez pas la jambe trop haut, la hanche pourrait rouler en arrière.

**7** Tenez quelques instants puis inspirez en descendant la jambe : arrêtez quand le pied est à 5 cm du sol. Le mouvement doit être régulier.

**8** Exécutez une série puis répétez sur le côté gauche en levant la jambe droite.

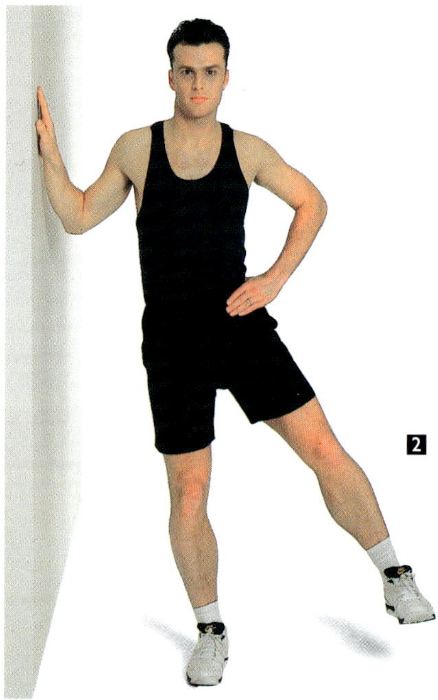

2

## TRAVAIL DES ABDUCTEURS • CONFIRMÉS ET ENTRAINÉS

**Parties du corps sollicitées :** extérieur des cuisses
**Muscles sollicités :** abducteurs

### PHASE 1

**1** Fixez solidement des serre-chevilles adaptés à votre niveau.

**2** Suivez les instructions de la phase 1 du Travail des Abducteurs pour moyens à la p. 96.

> **CONSEIL DE L'ENTRAÎNEUR**
>
> Il est important de garder les hanches vers l'avant, si elles basculent en arrière vous travaillerez les couturiers plutôt que les abducteurs. Concentrez-vous sur les muscles que vous travaillez.

### PHASE 2

**3** Expirez en levant lentement la jambe gauche. La jambe est en extension, le pied fléchi.

**4** Ne levez pas la jambe trop haut, sinon la hanche peut basculer en arrière.

**5** Tenez quelques instants puis inspirez en descendant doucement la jambe : arrêtez quand le pied est à 5 cm du sol.

**6** Évitez un travail saccadé, le mouvement doit être régulier.

**7** Exécutez une série, puis répétez avec le côté gauche vers le mur en levant la jambe droite.

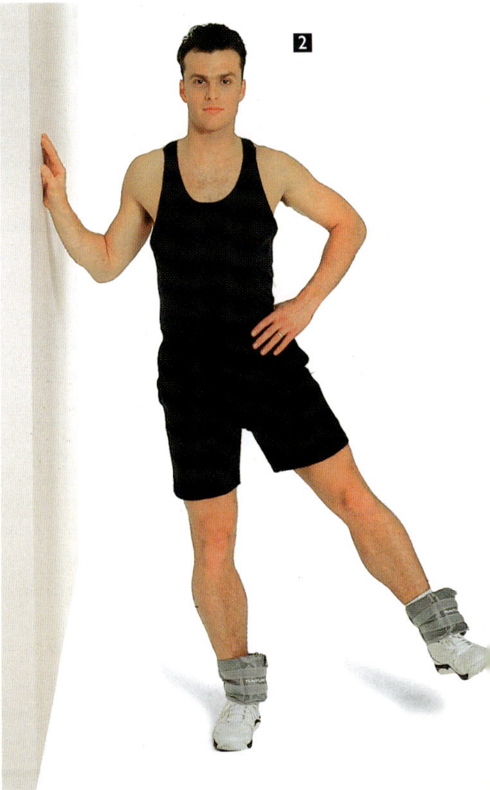

2

| | HOMMES | | | | | FEMMES | | | | |
|---|---|---|---|---|---|---|---|---|---|---|
| SEM. | 1–2 | 3–4 | 5–6 | 7–8 | 9–10 | 1–2 | 3–4 | 5–6 | 7–8 | 9–10 |
| DÉB. | 8x1 | 12x1 | 8x2 | 12x2 | 10x3 | 8x1 | 12x1 | 8x2 | 12x2 | 10x3 |
| MOY. | 8x2 | 12x2 | 8x3 | 12x3 | 16x2 | 8x2 | 12x2 | 8x3 | 12x3 | 16x2 |
| CONF. | 8x3 | 12x3 | 8x4 | 12x4 | 16x3 | 8x3 | 12x3 | 8x4 | 12x4 | 16x3 |
| ENTR. | 8x4 | 12x4 | 8x4 | 12x4 | 10x5 | 8x4 | 12x4 | 8x4 | 12x4 | 16x4 |

# FORCE • Les jambes

## ÉLÉVATION DES MOYENS ET GRANDS FESSIERS • DÉBUTANTS

**Parties du corps sollicitées** : fesses **Muscles sollicités** : grand et moyens fessiers

**PHASE 1**

**1** En position couchée ventrale, hanches plaquées au sol, abdominaux rentrés et bassin basculé vers l'avant.

**2** La tête est posée sur l'avant-bras gauche, le bras droit en extension devant vous, la paume à plat.

**3** Les jambes sont en extension, les genoux parallèles et les fesses serrées.

**4** Vérifiez que la tête est dans l'axe de la colonne vertébrale. Le pied gauche est fléchi. Inspirez.

Les hanches sont plaquées au sol.

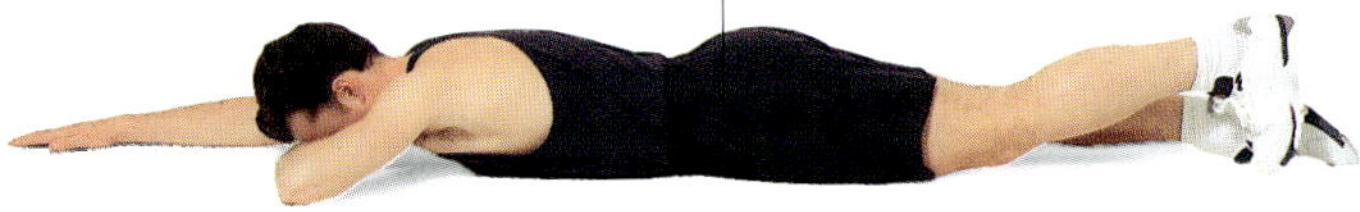

1

**PHASE 2**

**5** Expirez en levant le pied gauche, en commençant par le talon, aussi haut que possible sans cambrer le dos.

**6** Les hanches restent au sol.

**7** Tenez quelques instants puis descendez la jambe jusqu'à ce que les orteils touchent le sol.

**8** Exécutez une série avec la jambe gauche puis répétez avec la jambe droite.

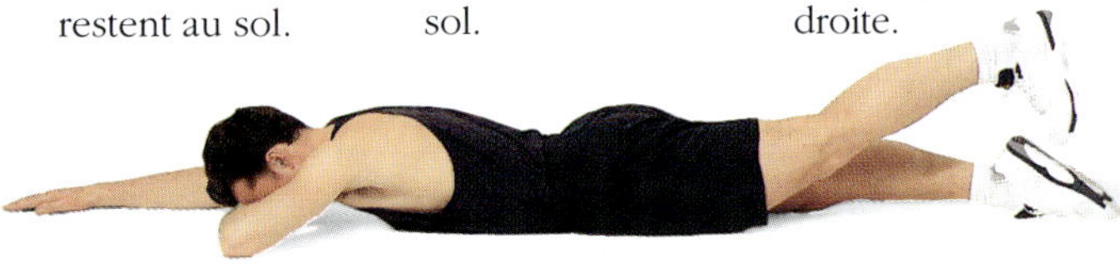

2

## ÉLÉVATION DES MOYENS ET GRANDS FESSIERS • MOYENS ET CONFIRMÉS

**Parties du corps sollicitées** : fesses **Muscles sollicités** : grand et moyen fessiers

**1** Pour niveau confirmé uniquement : fixez solidement des serre-chevilles.

**2** En position debout face à un mur éloigné de à 60 cm, les mains appuyées sur le mur.

**3** Le dos droit, la poitrine sortie, les abdos rentrés.

**4** Les hanches sont parallèles au mur, le bassin basculé vers l'avant. Le pied gauche est fléchi. Respirez.

**5** Expirez en levant le pied, en conduisant avec le talon. Arrêtez quand vous sentez la hanche tourner vers l'extérieur.

**6** Tenez quelques instants puis inspirez en descendant la jambe au sol.

**7** Exécutez une série avec la jambe gauche puis répétez avec la jambe droite.

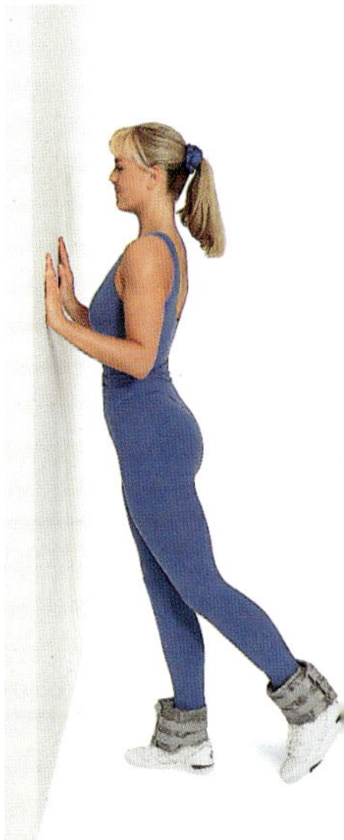

## ÉLÉVATION DES MOYEN ET GRAND FESSIER • ENTRAÎNÉ

**Parties du corps sollicitées :** fesses **Muscles sollicités :** grand et moyens fessiers

### PHASE 1

**1** Fixez solidement des serre-chevilles adaptés à votre niveau.

**2** Mettez-vous à quatre pattes, les genoux un peu plus écartés que les hanches.

**3** Vérifiez que les bras soient bien sous les épaules, les paumes à plat sur le sol, les doigts vers l'avant.

**4** Le dos est droit, les hanches parallèles au sol, les abdos rentrés, la tête dans l'axe de la colonne vertébrale.

**5** Mettez la jambe droite en extension vers l'arrière, le pied en flexion. Inspirez.

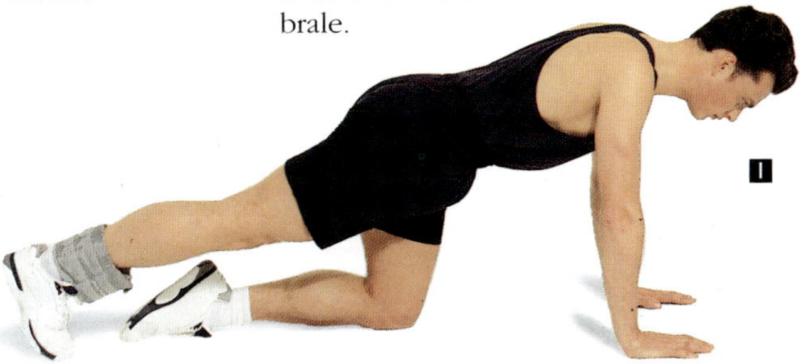

1

### PHASE 2

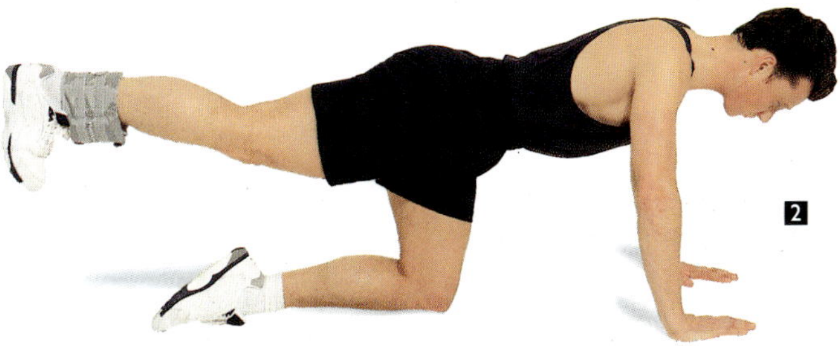

2

**6** Expirez en levant la jambe droite à la hauteur des hanches. La jambe reste en extension, les orteils pointent vers le sol.

**7** Tenez quelques instants puis inspirez en descendant la jambe jusqu'à ce que les orteils touchent le sol.

**8** Après avoir accompli une série avec la jambe droite répétez avec la jambe gauche.

| | HOMMES | | | | | FEMMES | | | | |
|---|---|---|---|---|---|---|---|---|---|---|
| SEM. | 1–2 | 3–4 | 5–6 | 7–8 | 9–10 | 1–2 | 3–4 | 5–6 | 7–8 | 9–10 |
| DÉB. | 8x1 | 12x1 | 8x2 | 12x2 | 10x3 | 8x1 | 12x1 | 8x2 | 12x2 | 10x3 |
| MOY. | 8x2 | 12x2 | 8x3 | 12x3 | 16x2 | 8x2 | 12x2 | 8x3 | 12x3 | 16x2 |
| CONF. | 8x3 | 12x3 | 8x4 | 12x4 | 16x3 | 8x3 | 12x3 | 8x4 | 12x4 | 16x3 |
| ENTR. | 8x4 | 12x4 | 8x4 | 12x4 | 10x5 | 8x4 | 12x4 | 8x4 | 12x4 | 16x4 |

**CONSEIL DE SÉCURITÉ**

Si vous sentez une gêne dans le bas du dos arrêtez-vous. Soit vous levez la jambe trop haut soit le poids est trop lourd.

## ÉLÉVATION DES MOLLETS • DÉBUTANTS

**Parties du corps sollicitées :** mollets
**Muscles sollicités :** jumeaux

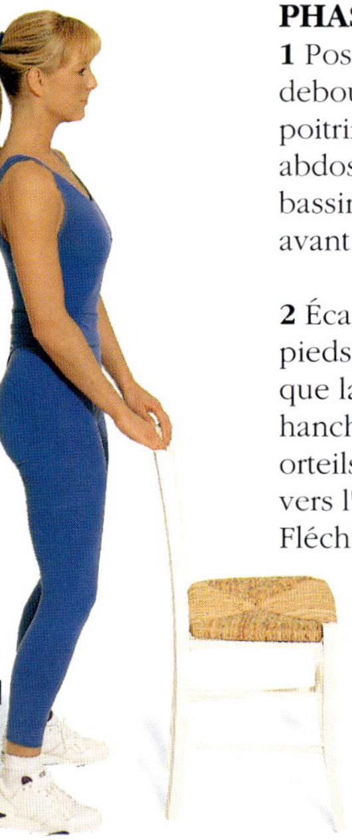

1

### PHASE 1

**1** Position debout, dos droit, poitrine sortie, abdos rentrés, bassin basculé en avant.

**2** Écartez les pieds un peu plus que la largeur des hanches, les orteils pointant vers l'avant. Fléchissez légèrement les genoux. Les hanches sont parallèles et les genoux dans l'axe des pieds.

**3** Regardez droit devant vous et posez les mains sur le dos d'une chaise.

**4** La tête doit être dans l'axe de la colonne vertébrale. Inspirez.

### PHASE 2

**5** Mettez-vous sur les pointes des pieds.

**6** Tenez la position quelques instants en contractant les muscles des mollets.

**7** Inspirez en descendant lentement les talons au sol.

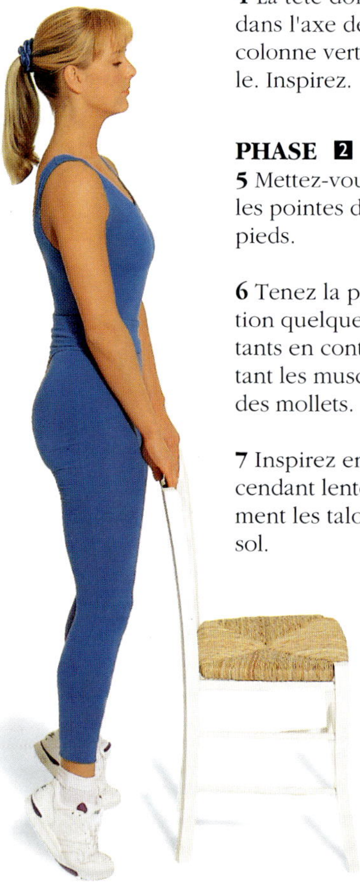

2

**CONSEIL DE L'ENTRAÎNEUR**

Pour ne pas stresser les tendons et les ligaments des chevilles ne les laissez pas se tordre quand vous vous mettez sur les pointes des pieds.

| | HOMMES | | | | | FEMMES | | | | |
|---|---|---|---|---|---|---|---|---|---|---|
| SEM. | 1–2 | 3–4 | 5–6 | 7–8 | 9–10 | 1–2 | 3–4 | 5–6 | 7–8 | 9–10 |
| DÉB. | 8x1 | 12x1 | 8x2 | 12x2 | 10x3 | 8x1 | 12x1 | 8x2 | 12x2 | 10x3 |
| MOY. | 8x2 | 12x2 | 8x3 | 12x3 | 16x2 | 8x2 | 12x2 | 8x3 | 12x3 | 16x2 |
| CONF. | 8x3 | 12x3 | 8x4 | 12x4 | 16x3 | 8x3 | 12x3 | 8x4 | 12x4 | 16x3 |
| ENTR. | 8x4 | 12x4 | 8x4 | 12x4 | 10x5 | 8x4 | 12x4 | 8x4 | 12x4 | 16x4 |

## ÉLÉVATION DES MOLLETS • MOYENS

**Parties du corps sollicitées :** mollets
**Muscles sollicités :** jumeaux

**PHASE 1**

**1** Position debout sur une cale de bois face à un mur à 30 cm de distance. Les pointes des pieds sont posées sur la cale.

**2** Le dos est droit, le bassin basculé en avant.

**3** Fléchissez légèrement les genoux, les hanches sont parallèles.

**4** Posez les mains sur le mur et regardez droit devant vous.

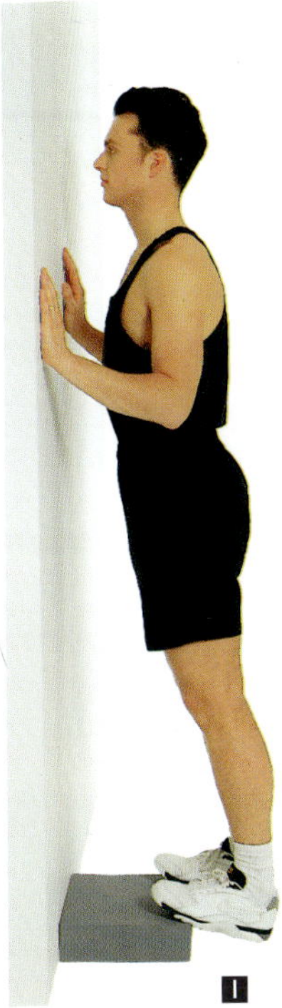

1

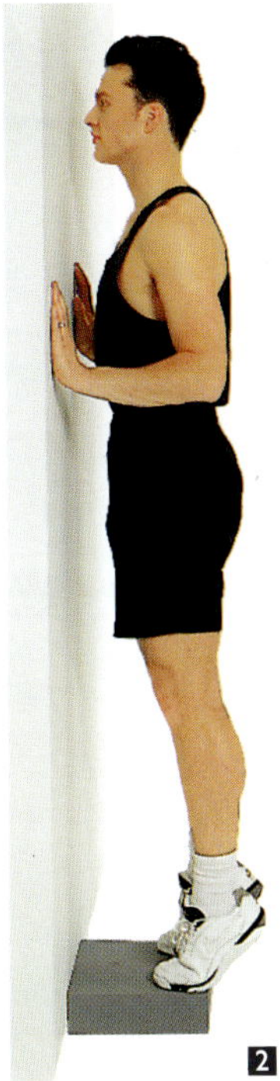

2

**PHASE 2**

**5** Attention : les pointes des pieds doivent être bien posées sur la cale. Inspirez.

**6** Expirez en vous mettant sur les pointes des pieds.

**7** Tenez la position quelques instants en contractant les muscles des mollets.

**PHASE 3**

**8** Inspirez en descendant les talons vers le sol. Cette phase étire le muscle.

## ÉLÉVATION DES MOLLETS • CONFIRMÉS ET ENTRAÎNÉS

**Parties du corps sollicitées :** mollets
**Muscles sollicités :** jumeaux

**PHASE 1**

**1** Au niveau entraînés vous mettrez des serre-chevilles. Suivez les instructions de la phase 1 pour moyens ci-dessus.

**PHASE 2**

**2** La pointe du pied gauche est posée sur la cale, les orteils vers l'avant.

**3** Posez le pied droit derrière la cheville gauche et inspirez.

**4** Expirez en vous mettant sur la pointe du pied gauche, le pied face à l'avant.

**5** Tenez la position quelques instants en contractant les muscles du mollet.

**6** Inspirez en descendant le talon au sol.

**7** Réalisez une série avec la jambe gauche puis avec la jambe droite.

**Note :** pour renforcer l'élévation des mollets, faites l'exercice en retenant les haltères sur les épaules.

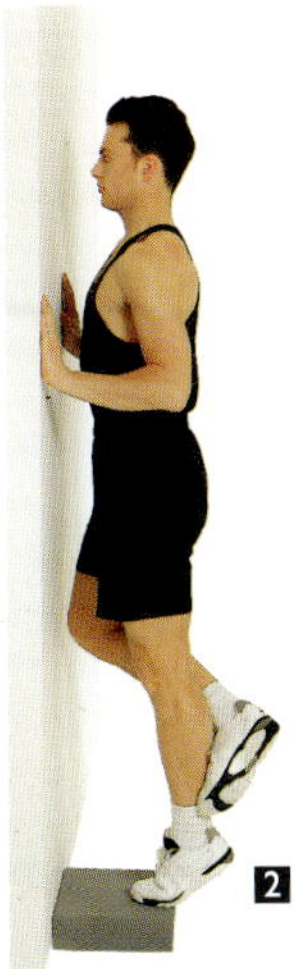

2

# FORCE • Les épaules

## POMPES AU MUR • DÉBUTANTS

**Parties du corps sollicitées :** épaules, poitrine, arrière des bras
**Muscles sollicités :** deltoïdes antérieurs, pectoraux, triceps

**PHASE 1**
**1** Position debout face à un mur à 60 cm de distance, les pieds écartés dans l'alignement des hanches.

**2** Le dos est droit, la poitrine sortie, les abdos rentrés. Les hanches sont parallèles et le bassin basculé vers l'avant.

**3** Les mains sont posées à plat sur le mur dans l'axe et à la largeur des épaules. Les doigts pointent vers le haut.

**4** La tête est dans l'axe de la colonne vertébrale. Regardez droit devant vous.

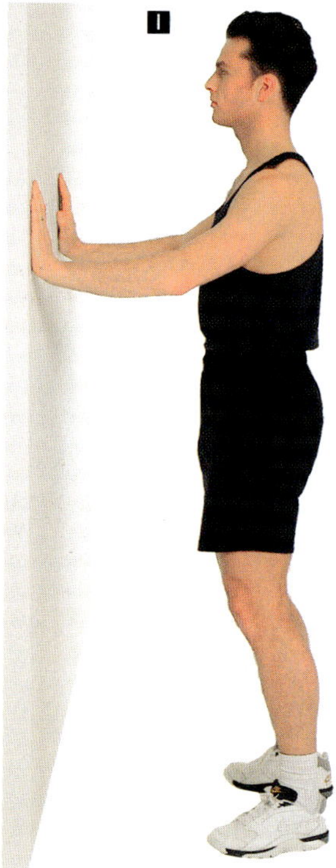


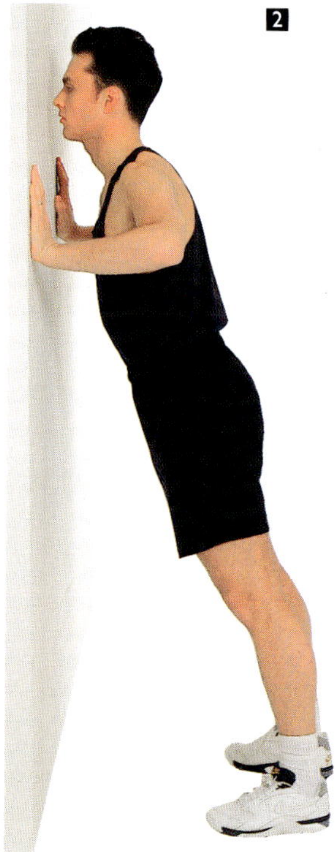


**PHASE 2**
**5** Respirez en fléchissant les coudes et penchez-vous vers le mur. Le dos est droit, les jambes en extension.

**6** Essayez de toucher le mur avec le nez. Ne cambrez pas le dos.

**7** Tenez cette position quelques instants, puis en expirant écartez-vous du mur en poussant avec les bras.

**8** Faites une petite pause entre chaque répétition.

| | HOMMES | | | | | FEMMES | | | | |
|---|---|---|---|---|---|---|---|---|---|---|
| SEM. | 1–2 | 3–4 | 5–6 | 7–8 | 9–10 | 1–2 | 3–4 | 5–6 | 7–8 | 9–10 |
| DÉB. | 8x1 | 12x1 | 8x2 | 12x2 | 10x3 | 8x1 | 12x1 | 8x2 | 12x2 | 10x3 |
| MOY. | 8x2 | 12x2 | 8x3 | 12x3 | 16x2 | 8x2 | 12x2 | 8x3 | 12x3 | 16x2 |
| CONF. | 8x3 | 12x3 | 8x4 | 12x4 | 16x4 | 8x3 | 12x3 | 8x4 | 12x4 | 16x3 |
| ENTR. | 8x4 | 12x4 | 16x4 | 18x4 | 20x5 | 8x4 | 10x4 | 12x4 | 16x4 | 20x4 |

## POMPES AU MUR • MOYENS

**Parties du corps sollicitées :** épaules, poitrine, arrière des bras
**Muscles sollicités :** deltoïdes antérieurs, pectoraux, triceps

### PHASE 1

**1** En position d'appui sur les mains, les genoux au sol (voir p. 163), et écartés dans l'alignement des hanches.

**2** Les bras sont dans l'axe des épaules, les doigts en avant.

**3** Le dos est droit, les abdos rentrés, la tête dans l'axe de la colonne vertébrale.

**CONSEIL DE SÉCURITÉ**

Ne tirez pas le cou en avant en essayant de pousser la poitrine plus près du sol. Vous fatiguerez inutilement la nuque et le cou.

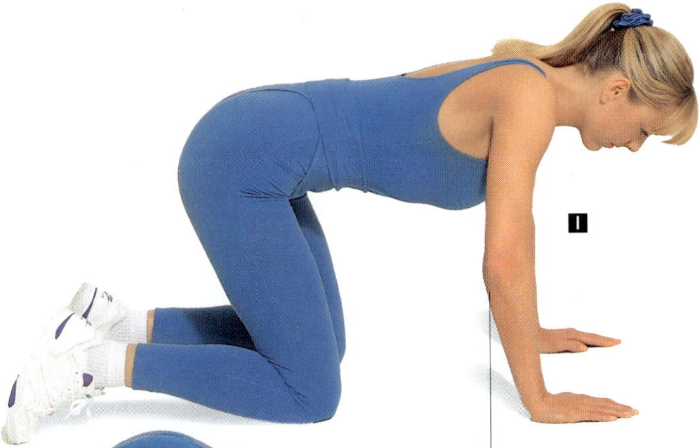

1

Ne verrouillez pas les coudes.

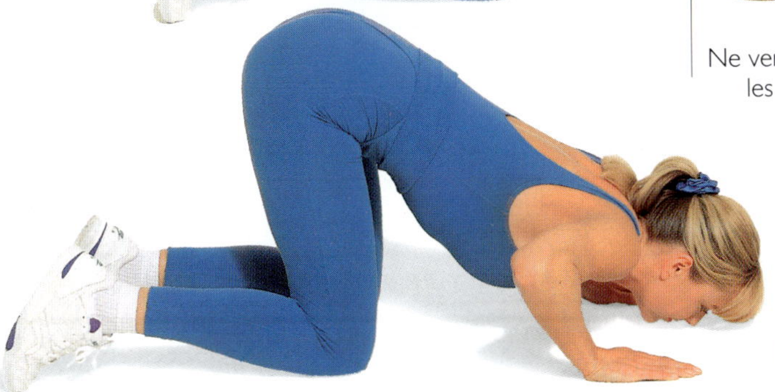

2

### PHASE 2

**4** Inspirez en fléchissant les coudes et descendez le haut du tronc vers le sol. Essayez de toucher le sol avec le nez.

**5** Tenez la position quelques instants puis expirez et revenez dans la position initiale en poussant avec les bras. Les bras restent dans l'axe des épaules.

**6** Ne vous penchez pas en arrière en remontant.

**7** Essayez de ne pas vous reposer entre les répétitions.

# FORCE • Les épaules

## POMPES 3/4 • CONFIRMÉS

**Parties du corps sollicitées :** avant des épaules, poitrine, arrière des bras

**Muscles sollicités :** deltoïdes antérieurs, pectoraux, triceps

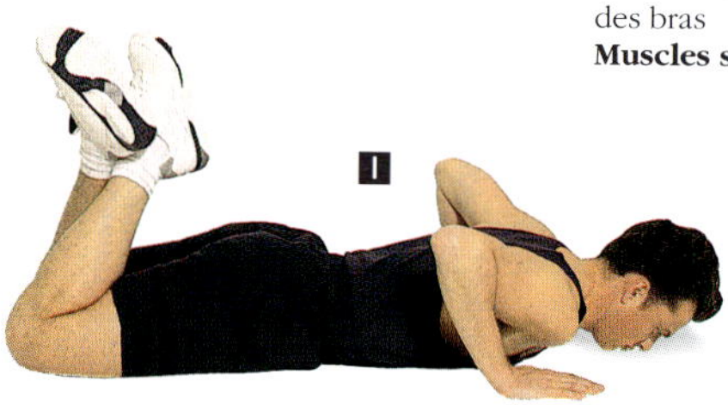

### PHASE 1

**1** En position couchée ventrale, coudes fléchis, mains dans l'axe des épaules, paumes à plat sur le sol.

**2** Les genoux sont écartés à la largeur des hanches. Fléchissez les genoux et croisez les pieds à la hauteur des chevilles, levez les pieds.

**3** Déplacez le poids du corps vers l'avant au-dessus des mains.

**4** Gardez le dos droit, les abdos rentrés, la tête dans l'axe de la colonne vertébrale. Le menton est dans l'axe de la poitrine. Inspirez.

### PHASE 2

**5** Expirez en poussant les bras vers le haut. Ne verrouillez pas les coudes.

**6** Tenez cette position quelques instants, puis inspirez en descendant le tronc vers le sol. La poitrine devrait toucher le sol

**7** Essayez de ne pas vous reposer entre les répétitions.

**Note :** le tableau des séries et répétitions de cet exercice se trouve page 102.

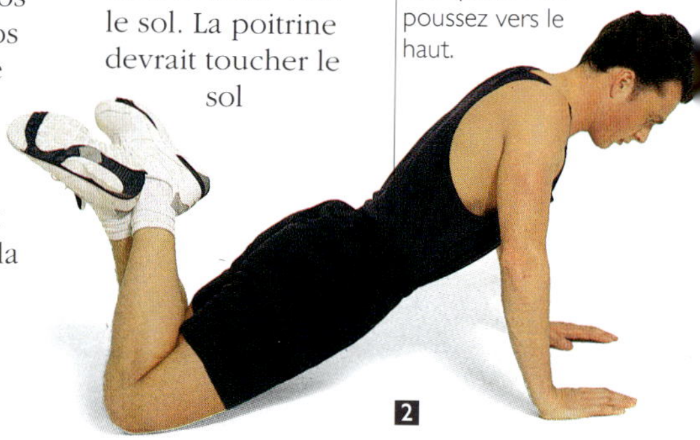

Ne cambrez pas le dos quand vous poussez vers le haut.

## POMPES COMPLÈTES • ENTRAÎNÉS

**Parties du corps sollicitées :** avant des épaules, poitrine,

**Muscles sollicités :** deltoïdes antérieurs, pectoraux, triceps

### PHASE 1

**1** Position couchée ventrale, coudes fléchis, mains dans l'axe des épaules, paumes à plat sur le sol.

**2** Poussez vers le haut avec les mains et les orteils.

**3** Gardez le dos droit, les abdos rentrés, la tête dans l'axe de la colonne vertébrale. Le menton est dans l'axe de la poitrine.

### PHASE 2

**4** Inspirez en descendant la poitrine vers le sol.

**5** Tenez cette position quelques instants puis expirez en poussant vers le haut sans verrouiller les coudes.

**6** Ne vous reposez pas entre les répétitions.

**Note :** Pour renforcer les pompes, appuyez les pieds sur un banc et descendez la poitrine au sol.

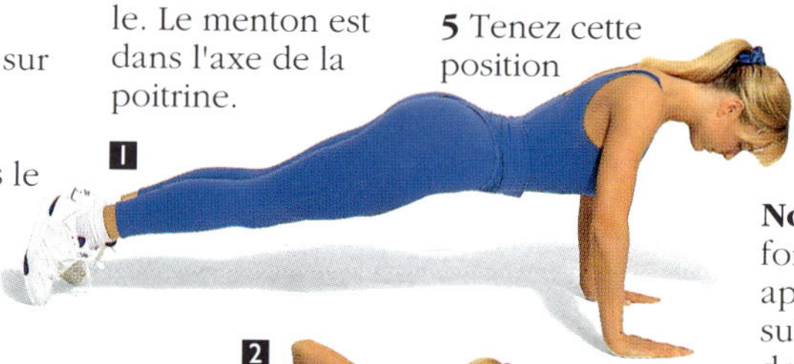

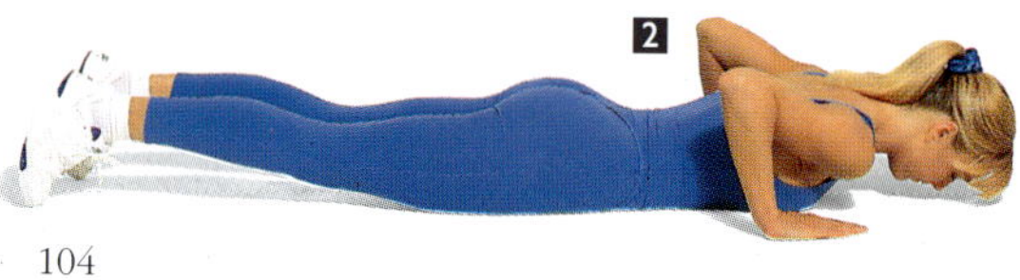

## ÉLÉVATIONS LATÉRALES AUX HALTÈRES • **Parties du corps sollicitées :** épaules

**Muscles sollicités :** deltoïdes exterrnes

### PHASE 1

**1** Soulevez de terre une paire d'haltères (voir p.76).

**2** Position debout, dos droit, poitrine sortie, abdos rentrés.

**3** Écartez les pieds dans l'alignement des hanches. Basculez le bassin vers l'avant, les hanches sont parallèles. Fléchissez légèrement les genoux.

**4** Placez les mains à la hauteur des cuisses, les paumes en face l'une de l'autre. Fléchissez les coudes et inspirez.

### PHASE 2

**5** Expirez ; écartez les bras de chaque côté, et montez-les en décrivant des cercles en conduisant avec les poings.

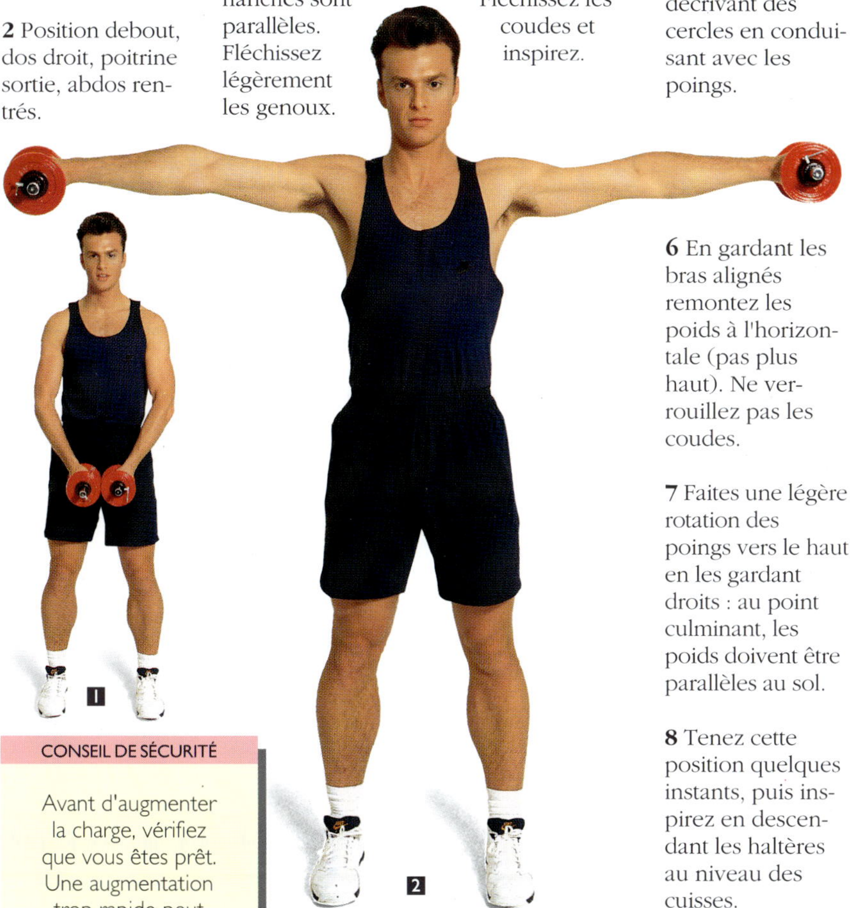

1

2

**6** En gardant les bras alignés remontez les poids à l'horizontale (pas plus haut). Ne verrouillez pas les coudes.

**7** Faites une légère rotation des poings vers le haut en les gardant droits : au point culminant, les poids doivent être parallèles au sol.

**8** Tenez cette position quelques instants, puis inspirez en descendant les haltères au niveau des cuisses.

**CONSEIL DE SÉCURITÉ**

Avant d'augmenter la charge, vérifiez que vous êtes prêt. Une augmentation trop rapide peut être néfaste pour la technique, et risque de vous faire du mal.

| | HOMMES | | | | | FEMMES | | | | |
|---|---|---|---|---|---|---|---|---|---|---|
| SEM. | 1–2 | 3–4 | 5–6 | 7–8 | 9–10 | 1–2 | 3–4 | 5–6 | 7–8 | 9–10 |
| DÉB. | 8x1 | 12x1 | 8x2 | 12x2 | 10x3 | 8x1 | 12x1 | 8x2 | 12x2 | 10x3 |
| MOY. | 8x2 | 12x2 | 8x3 | 12x3 | 10x4 | 8x2 | 12x2 | 8x3 | 12x3 | 10x4 |
| CONF. | 8x3 | 12x3 | 8x4 | 12x4 | 10x4 | 8x3 | 12x3 | 8x4 | 12x4 | 10x4 |
| ENTR. | 8x4 | 12x4 | 8x4 | 12x4 | 8x5 | 8x4 | 12x4 | 8x4 | 12x4 | 10x5 |

## DÉVELOPPÉS DEBOUT AUX HALTÈRES

**Parties du corps sollicitées :** épaules antérieures, épaules, haut du dos, arrière des bras
**Muscles sollicités :** deltoïdes antérieurs, deltoïdes, trapèze, triceps

### PHASE 1

**1** Soulevez de terre une paire d'haltères au niveau des hanches (voir p. 76).

**2** Position debout, dos droit, poitrine sortie, abdos rentrés. Écartez les pieds dans l'alignement des hanches. Basculez le bassin vers l'avant.

**3** Levez les haltères à la hauteur des épaules. Les paumes sont face à l'avant, et les poignets droits.

**4** La tête est dans l'axe de la colonne vertébrale, regardez droit devant vous. Inspirez.

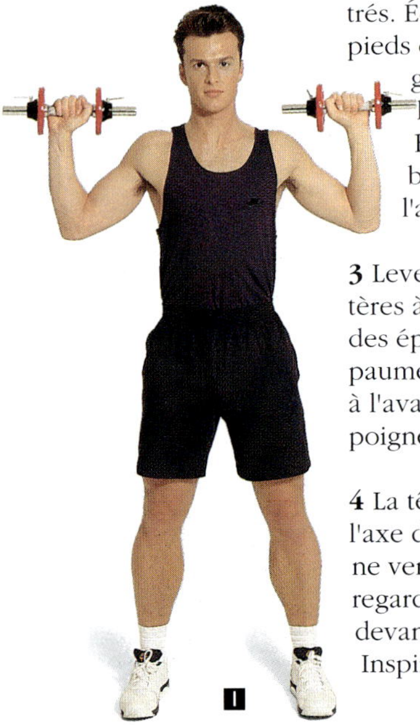

1

### PHASE 2

**5** Expirez en fléchissant légèrement les coudes et poussez les haltères au-dessus de la tête jusqu'à l'extension complète des bras, les poings tendus vers le plafond.

**6** Tenez cette position quelques instants puis inspirez en descendant les haltères à la hauteur des épaules.

**7** Après avoir accompli toutes les séries reposez les haltères au sol (voir p. 76).

**Note :** pour rendre cet exercice plus difficile il peut être exécuté assis au bout d'un banc. Levez les haltères en alternance.

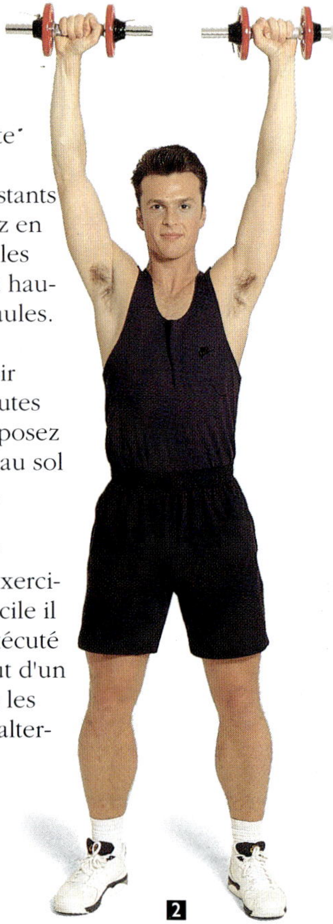

2

**CONSEIL DE SÉCURITÉ**

Pour éviter une tension au niveau des lombaires, le dos doit être droit pendant l'exercice.

| | HOMMES | | | | | FEMMES | | | | |
|---|---|---|---|---|---|---|---|---|---|---|
| SEM. | 1–2 | 3–4 | 5–6 | 7–8 | 9–10 | 1–2 | 3–4 | 5–6 | 7–8 | 9–10 |
| DÉB. | 8x1 | 12x1 | 8x2 | 12x2 | 10x3 | 8x1 | 12x1 | 8x2 | 12x2 | 10x3 |
| MOY. | 8x2 | 12x2 | 8x3 | 12x3 | 10x4 | 8x2 | 12x2 | 8x3 | 12x3 | 10x4 |
| CONF. | 8x3 | 12x3 | 8x4 | 12x4 | 10x4 | 8x3 | 12x3 | 8x4 | 12x4 | 10x4 |
| ENTR. | 8x4 | 12x4 | 8x4 | 12x4 | 8x5 | 8x4 | 12x4 | 8x4 | 12x4 | 10x5 |

## DÉVELOPPÉS DES ÉPAULES À LA MACHINE

**Parties du corps sollicitées :** épaules, haut du dos, arrière des bras
**Muscles sollicités :** deltoïdes antérieurs, deltoïdes, trapèze, triceps

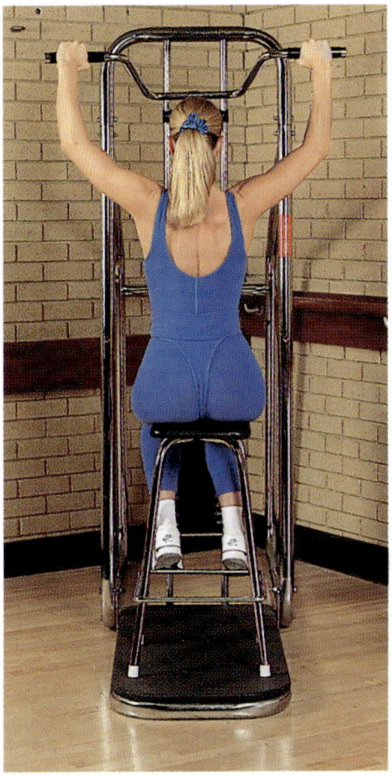

1

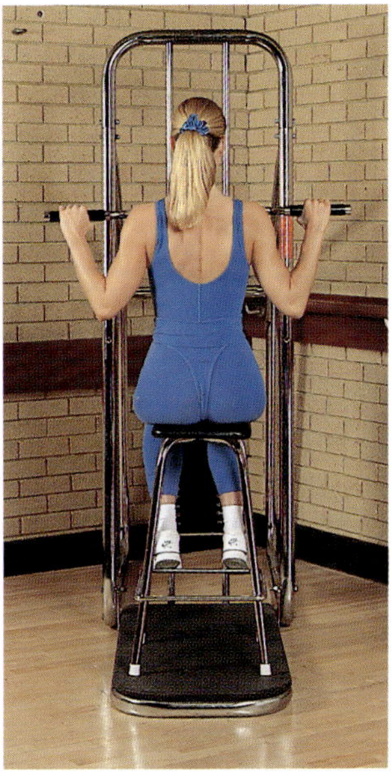

2

### PHASE 1

**1** Vérifiez la cale des poids ainsi que la hauteur et la profondeur de l'assise (voir p. 75).

**2** Position assise, dos droit, poitrine sortie, la tête dans l'axe de la colonne vertébrale, les abdos bien rentrés.

**3** Saisissez les poignets de la barre en pronation en prise large, une fois et demie la largeur des épaules ou un peu plus (pensez aux muscles que vous devez travailler).

**4** Vérifiez que la barre est légèrement devant et à la hauteur des épaules.

**5** Gardez les coudes vers le bas, les poignets dans l'axe des poings qui pointent vers le haut.

**6** Placez les pieds à plat sur le pose-pied de la machine ou, à défaut, sur le sol. Inspirez.

### PHASE 2

**7** Expirez en poussant lentement la barre vers le haut. Ne cambrez pas le dos : la force doit venir des épaules et des bras.

**8** Poussez la barre jusqu'à l'extension des bras : ne verrouillez pas les coudes.

**9** Gardez cette position un instant, puis inspirez en descendant la barre, en conduisant avec les coudes.

**10** Ne laissez pas les poids reposer entre les répétitions.

| | HOMMES | | | | | FEMMES | | | | |
|---|---|---|---|---|---|---|---|---|---|---|
| SEM. | 1–2 | 3–4 | 5–6 | 7–8 | 9–10 | 1–2 | 3–4 | 5–6 | 7–8 | 9–10 |
| DÉB. | 8x1 | 12x1 | 8x2 | 12x2 | 10x3 | 8x1 | 12x1 | 8x2 | 12x2 | 10x3 |
| MOY. | 8x2 | 12x2 | 8x3 | 12x3 | 10x4 | 8x2 | 12x2 | 8x3 | 12x3 | 10x4 |
| CONF. | 8x3 | 12x3 | 8x4 | 12x4 | 10x4 | 8x3 | 12x3 | 8x4 | 12x4 | 10x4 |
| ENTR. | 8x4 | 12x4 | 8x4 | 12x4 | 8x5 | 8x4 | 12x4 | 8x4 | 12x4 | 10x5 |

**CONSEIL DE L'ENTRAÎNEUR**

Pour faciliter l'exercice, penchez-vous légèrement en avant. Gardez le tronc rigide.

# FORCE • Les épaules

## DÉVELOPPÉS NUQUE

**Parties du corps sollicitées :** épaules, haut du dos, arrière des bras
**Muscles sollicités :** deltoïdes antérieurs, deltoïdes, trapèze, triceps

### PHASE 1

**1** Soulevez de terre une barre (voir p. 76) et épaulez-la (voir p. 120-121).

**2** Fléchissez les genoux et poussez la barre au-dessus de la tête puis descendez-la sur les épaules (pas la nuque).

**3** Position debout, dos droit, poitrine sortie, abdos rentrés, basculez le bassin en avant, écartez les pieds à la largeur des épaules.

**4** Les mains en prise large, une fois et demie la largeur des épaules.

**5** Gardez les coudes vers le bas, les poignets dans l'axe des poings qui pointent vers le haut.

**6** La tête est dans l'axe de la colonne vertébrale, regardez droit devant vous. Inspirez.

### PHASE 2

**7** Expirez en poussant la barre au-dessus de la tête jusqu'à l'extension des bras, les poings d'abord. Ne verrouillez pas les coudes.

**8** Tenez cette position un instant, puis inspirez en descendant la barre sur les épaules, en conduisant avec les coudes.

**9** Ne posez pas la barre sur les épaules entre les répétitions.

**10** Après avoir accompli toutes les séries, ramenez les mains en prise étroite à la largeur des épaules puis reposez la barre au sol (voir p. 76).

**Note :** cet exercice convient aux confirmés et aux entraînés uniquement. Utilisez le tableau des séries et répétitions pour "l'élévation latérale penché avant" de la page 109.

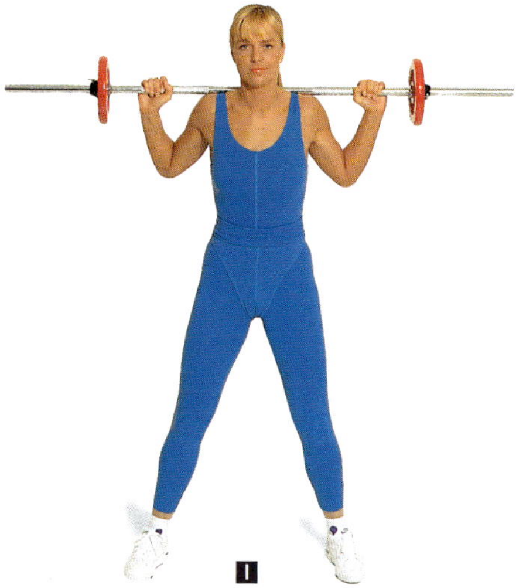


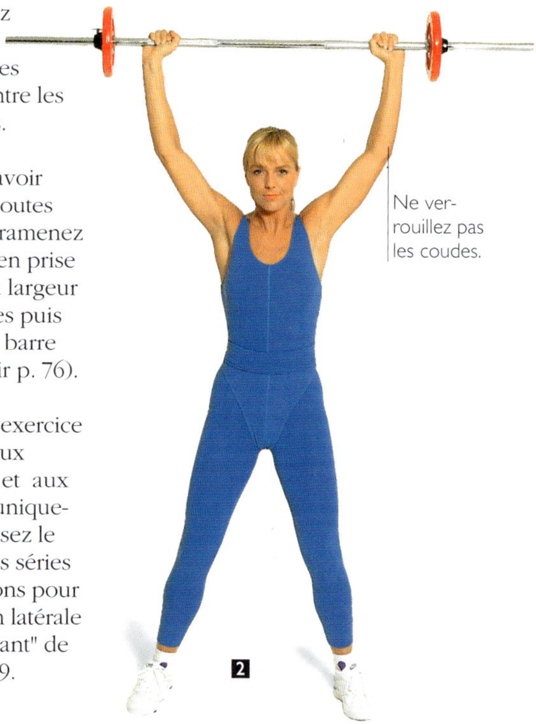

## ÉLÉVATION LATÉRALE PENCHÉ AVANT

**Parties du corps sollicitées :** épaules, haut du dos
**Muscles sollicités :** deltoïdes postérieurs, rhomboïde majeur

### PHASE 1

**1** Placez une paire d'haltères au pied d'un banc.

**2** Position assise au bout d'un banc, les pieds écartés à la largeur des hanches, le dos plat, les abdos rentrés et la poitrine sur les cuisses.

**3** Gardez la tête dans l'axe de la colonne vertébrale et regardez vers le bas.

**4** Tenez les haltères dans l'axe des épaules. Les paumes sont en face l'une de l'autre, les coudes légèrement fléchis et les poignets droits. Inspirez.

1

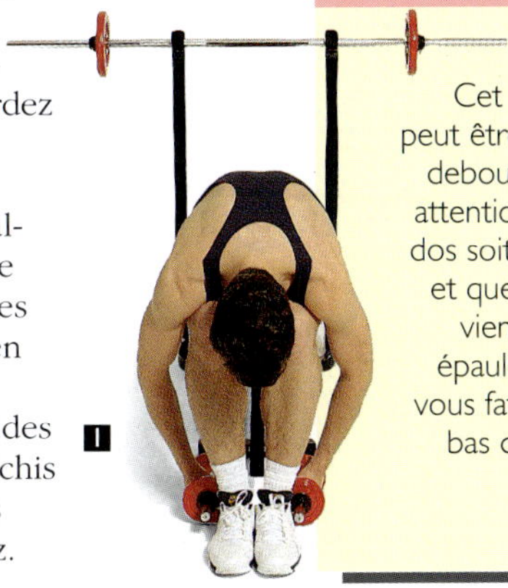

**CONSEIL DE SÉCURITÉ**

Cet exercice peut être exécuté debout. Faites attention que le dos soit bien plat et que la force vienne des épaules. Sinon vous fatiguerez le bas du dos.

2

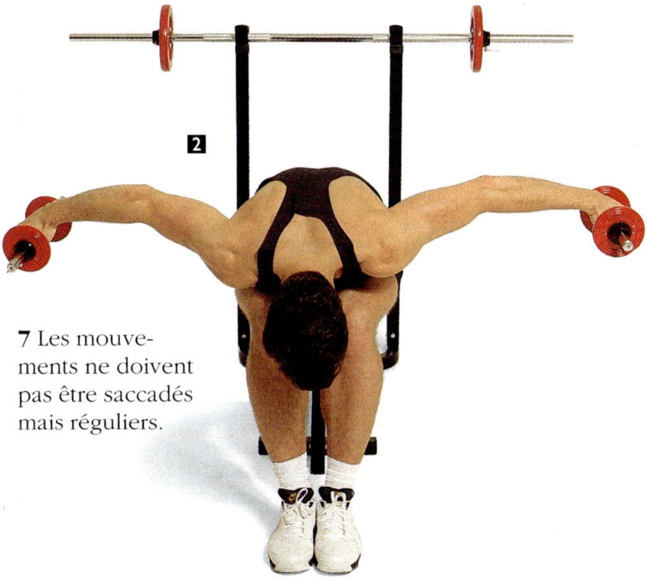

### PHASE 2

**5** Expirez en montant les haltères de chaque côté en décrivant un demi-cercle en conduisant avec les coudes et les poignets. Arrêtez quand les haltères sont à la hauteur des épaules. Les coudes sont légèrement fléchis.

**6** Tenez cette position un instant, puis inspirez en descendant les haltères à la position initiale.

**7** Les mouvements ne doivent pas être saccadés mais réguliers.

| | HOMMES | | | | | FEMMES | | | | |
|---|---|---|---|---|---|---|---|---|---|---|
| SEM. | 1–2 | 3–4 | 5–6 | 7–8 | 9–10 | 1–2 | 3–4 | 5–6 | 7–8 | 9–10 |
| DÉB. | – | – | – | – | – | – | – | – | – | – |
| MOY. | – | – | – | – | – | – | – | – | – | – |
| CONF. | 8x3 | 12x3 | 8x4 | 12x4 | 10x4 | 8x3 | 12x3 | 8x4 | 12x4 | 10x4 |
| ENTR. | 8x4 | 12x4 | 8x4 | 12x4 | 8x5 | 8x4 | 12x4 | 8x4 | 12x4 | 10x5 |

# FORCE • Les épaules

## TIRAGE VERTICALE AU MENTON

**Parties du corps sollicitées :** haut du dos, avant des épaules, avant des bras
**Muscles sollicités :** trapèze, deltoïdes antérieurs, triceps

### PHASE 1

**1** Soulevez de terre une barre au niveau des cuisses (voir p. 76).

**2** Position debout, dos droit, poitrine sortie, abdos rentrés, basculez le bassin vers l'avant.

**3** Écartez les pieds à la largeur des épaules et fléchissez légèrement les genoux. Les hanches sont parallèles à l'avant.

**4** Les mains en prise étroite (10 cm entre les deux mains), les poignets sont droits, les épaules détendues. Inspirez.

#### CONSEIL DE L'ENTRAÎNEUR

Vous pouvez également exécuter cet exercice avec des haltères. Prenez-en un dans chaque main, les mains près l'une de l'autre. Montez les haltères ensemble en conduisant avec les coudes. Les coudes sont placés en haut et les poignets restent droits.

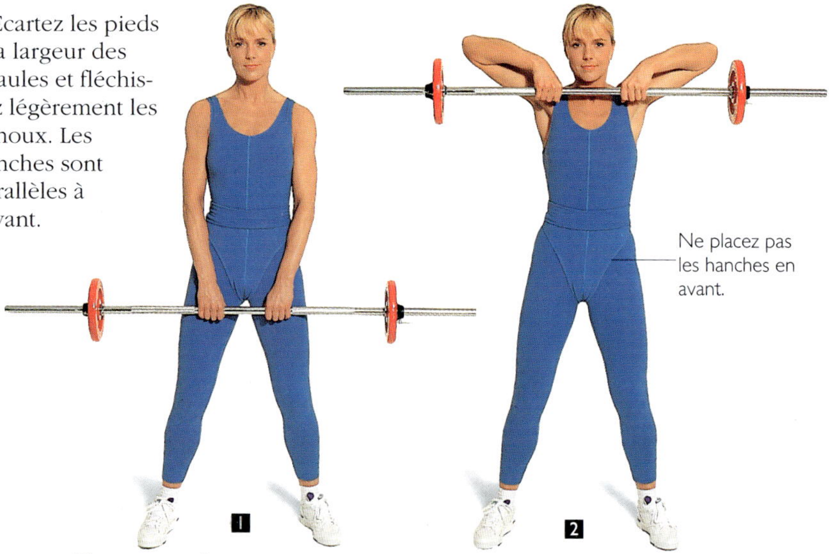


### PHASE 2

**5** Expirez en montant la barre vers la poitrine, en conduisant avec les coudes.

**6** Gardez la barre près du corps, les coudes en haut.

**7** Tenez cette position un instant puis inspirez en descendant la barre à la position initiale.

**8** Après avoir accompli toutes les séries, vous élargissez la prise de mains à la largeur des épaules et vous reposez la barre au sol (voir p. 76).

| | HOMMES | | | | | FEMMES | | | | |
|---|---|---|---|---|---|---|---|---|---|---|
| SEM. | 1–2 | 3–4 | 5–6 | 7–8 | 9–10 | 1–2 | 3–4 | 5–6 | 7–8 | 9–10 |
| DÉB. | – | – | – | – | – | – | – | – | – | – |
| MOY. | – | – | – | – | – | – | – | – | – | – |
| CONF. | 8x3 | 12x3 | 8x4 | 12x4 | 10x4 | 8x3 | 12x3 | 8x4 | 12x4 | 10x4 |
| ENTR. | 8x4 | 12x4 | 8x4 | 12x4 | 8x5 | 8x4 | 12x4 | 8x4 | 12x4 | 10x5 |

## ÉLÉVATIONS ANTÉRIEURES AUX HALTERES

**Parties du corps sollicitées :** épaules antérieures, poitrine
**Muscles sollicités :** deltoïdes antérieurs, pectoraux

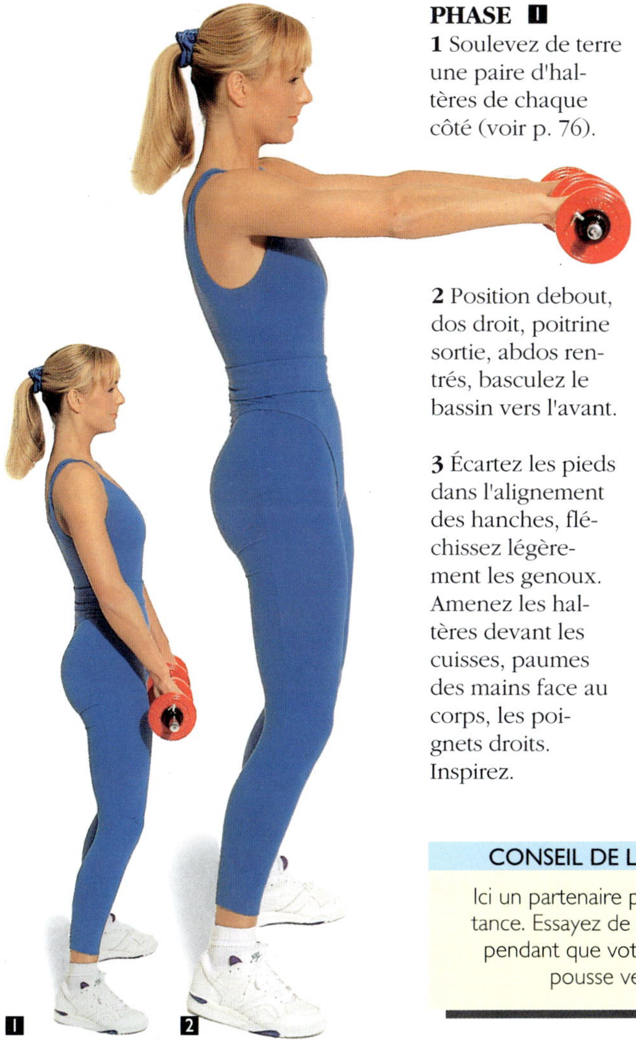

### PHASE 1

**1** Soulevez de terre une paire d'haltères de chaque côté (voir p. 76).

**2** Position debout, dos droit, poitrine sortie, abdos rentrés, basculez le bassin vers l'avant.

**3** Écartez les pieds dans l'alignement des hanches, fléchissez légèrement les genoux. Amenez les haltères devant les cuisses, paumes des mains face au corps, les poignets droits. Inspirez.

### PHASE 2

**4** Expirez en montant les haltères à la hauteur des épaules (pas plus haut) en conduisant avec les poings. Ne verrouillez pas les coudes.

**5** Tenez cette position un instant puis inspirez en descendant les poids d'un mouvement contrôlé.

**6** Après avoir accompli toutes les séries, vous reposez les haltères au sol (voir p.76).

**CONSEIL DE L'ENTRAÎNEUR**

Ici un partenaire peut aider la résistance. Essayez de monter les mains, pendant que votre partenaire les pousse vers le bas.

| | HOMMES | | | | | FEMMES | | | | |
|---|---|---|---|---|---|---|---|---|---|---|
| SEM. | 1–2 | 3–4 | 5–6 | 7–8 | 9–10 | 1–2 | 3–4 | 5–6 | 7–8 | 9–10 |
| DÉB. | – | – | – | – | – | – | – | – | – | – |
| MOY. | 8x2 | 12x2 | 8x3 | 12x3 | 10x4 | 8x2 | 12x2 | 8x3 | 12x3 | 10x4 |
| CONF. | 8x3 | 12x3 | 8x4 | 12x4 | 10x4 | 8x3 | 12x3 | 8x4 | 12x4 | 10x4 |
| ENTR. | 8x4 | 12x4 | 8x4 | 12x4 | 8x5 | 8x4 | 12x4 | 8x4 | 12x4 | 10x5 |

# FORCE • Le dos

## EXTENSIONS DORSALES, BRAS ALLONGÉS

**Parties du corps sollicitées :** bas du dos, milieu du dos **Muscles sollicités :** erector spinal

**PHASE 1**

**1** En position couchée ventrale, les jambes en extension, les pieds joints, les orteils vers le sol. Les bras sont allongés sur le sol devant la tête.

**2** Le front touche le sol, la tête est dans l'axe de la colonne vertébrale pendant tout l'exercice.

**3** Les abdos sont rentrés, les hanches sont plaquées au sol.

**4** Les fesses sont serrées. Inspirez.

1

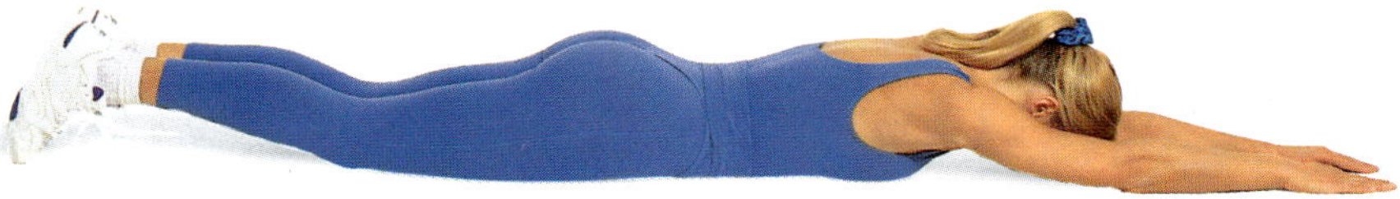

**PHASE 2**

**5** Expirez en levant le bras droit, en conduisant avec les doigts et la jambe gauche, en conduisant avec le talon, aussi haut que possible.

**6** Tenez cette position un instant puis inspirez en descendant lentement le bras et la jambe au sol.

**7** Répétez avec la jambe droite et le bras gauche. Travaillez autant les deux côtés.

Gardez la tête dans l'axe de la colonne vertébrale, ne laissez pas le menton tomber.

2

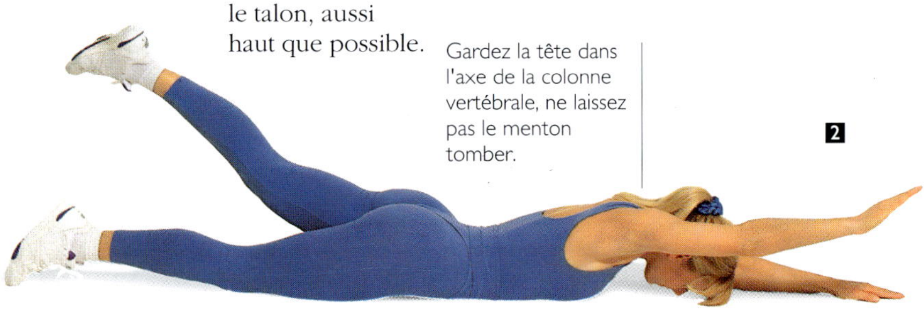

**CONSEIL DE SÉCURITÉ**

Ne levez pas le bras et la jambe d'une façon saccadée dans l'espoir de les monter plus haut. Vous fatiguerez le dos.

| | HOMMES | | | | | FEMMES | | | | |
|---|---|---|---|---|---|---|---|---|---|---|
| SEM. | 1–2 | 3–4 | 5–6 | 7–8 | 9–10 | 1–2 | 3–4 | 5–6 | 7–8 | 9–10 |
| DÉB. | 8x1 | 12x1 | 8x2 | 12x2 | 10x3 | 8x1 | 12x1 | 8x2 | 12x2 | 10x3 |
| MOY. | 8x2 | 12x2 | 8x3 | 12x3 | 16x2 | 8x2 | 12x2 | 8x3 | 12x3 | 16x2 |
| CONF. | – | – | – | – | – | – | – | – | – | – |
| ENTR. | – | – | – | – | – | – | – | – | – | – |

## ÉLÉVATION DES ÉPAULES

**Parties du corps sollicitées :** haut du dos **Muscles sollicités :** trapèze, rhomboïdes

### PHASE 1

**1** Soulevez de terre une paire d'haltères de chaque côté du corps (voir p. 76) les paumes se faisant face.

**2** Position debout, dos droit, poitrine sortie, abdos rentrés, basculez le bassin en avant.

**3** Écartez les pieds dans l'alignement des hanches, fléchissez légèrement les genoux.

**4** La tête est dans l'axe de la colonne vertébrale, regardez droit devant vous.

**5** Détendez les épaules et inspirez.

1

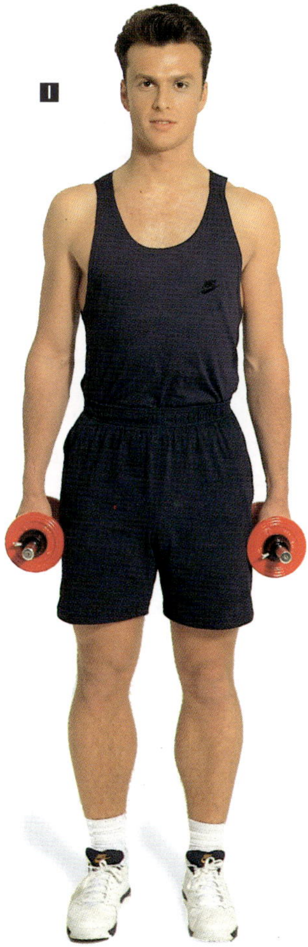

2

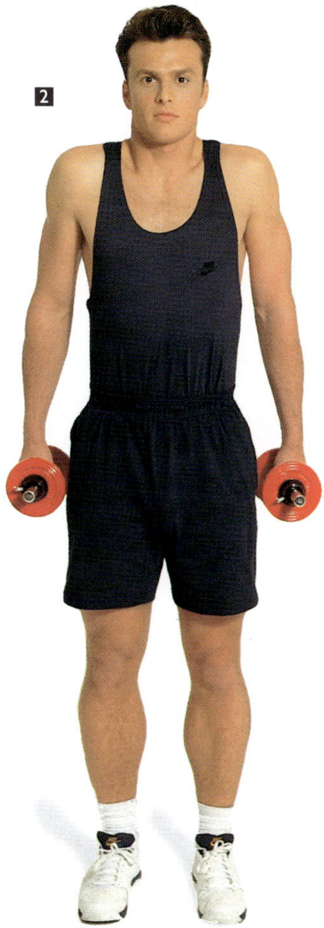

### PHASE 2

**6** Expirez en montant lentement les épaules, tout en faisant une légère rotation en arrière. Les haltères restent près du corps.

**7** Tenez cette position un instant puis inspirez en ramenant les épaules à la position initiale.

| | HOMMES | | | | | FEMMES | | | | |
|---|---|---|---|---|---|---|---|---|---|---|
| SEM. | 1–2 | 3–4 | 5–6 | 7–8 | 9–10 | 1–2 | 3–4 | 5–6 | 7–8 | 9–10 |
| DÉB. | – | – | – | – | – | – | – | – | – | – |
| MOY. | 8x2 | 12x2 | 8x3 | 12x3 | 10x4 | 8x2 | 12x2 | 8x3 | 12x3 | 10x4 |
| CONF. | 8x3 | 12x3 | 8x4 | 12x4 | 10x4 | 8x3 | 12x3 | 8x4 | 12x4 | 10x4 |
| ENTR. | 8x4 | 12x4 | 8x4 | 12x4 | 8x5 | 8x4 | 12x4 | 8x4 | 12x4 | 10x5 |

## ÉLÉVATION DU TRONC • DÉBUTANTS

**Parties du corps sollicitées :** bas du dos
**Muscles sollicités :** erector spinal

### PHASE 1

**1** En position couchée ventrale, les jambes en extension, les pieds joints, les orteils vers le sol.

**2** Les hanches sont plaquées au sol, les abdos rentrés, le bassin est basculé en avant.

**3** La tête est dans l'axe de la colonne vertébrale, le menton vers le bas.

**4** Posez les mains sur les fesses, paumes de mains à plat. Inspirez.

1

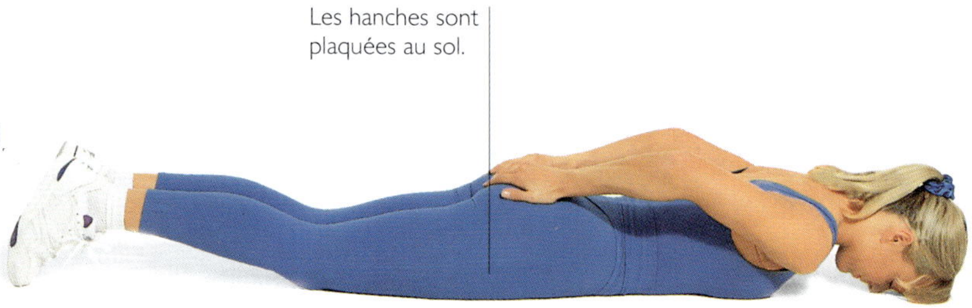


2

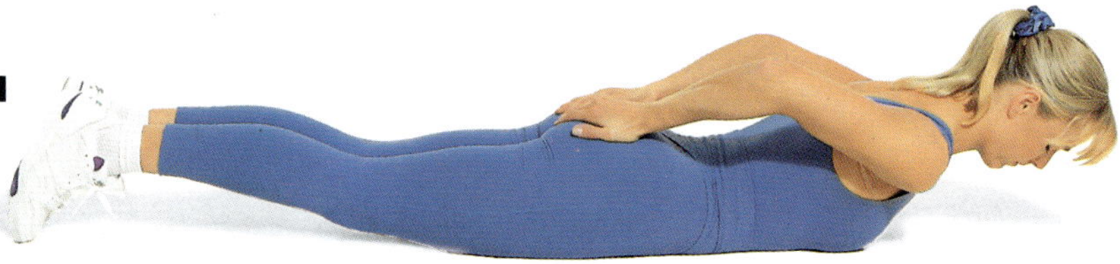

### PHASE 2

**5** Expirez en soulevant la partie supérieure du tronc : le mouvement doit être régulier.

**6** Gardez les hanches plaquées au sol. Tenez cette position un instant puis expirez en descendant lentement le tronc.

**CONSEIL DE SÉCURITÉ**

Si vous sentez une gêne dans cette position, vous soulevez trop le tronc. Contrôlez le mouvement.

| | HOMMES | | | | | FEMMES | | | | |
|---|---|---|---|---|---|---|---|---|---|---|
| SEM. | 1–2 | 3–4 | 5–6 | 7–8 | 9–10 | 1–2 | 3–4 | 5–6 | 7–8 | 9–10 |
| DÉB. | 8x1 | 12x1 | 8x2 | 12x2 | 10x3 | 8x1 | 12x1 | 8x2 | 12x2 | 10x3 |
| MOY. | 8x2 | 12x2 | 8x3 | 12x3 | 16x2 | 8x2 | 12x2 | 8x3 | 12x3 | 16x2 |
| CONF. | 8x3 | 12x3 | 8x4 | 12x4 | 16x3 | 8x3 | 12x3 | 8x4 | 12x4 | 16x3 |
| ENTR. | 8x4 | 12x4 | 16x4 | 18x4 | 20x5 | 8x4 | 10x4 | 12x4 | 16x4 | 18x4 |

**MOYENS ET CONFIRMÉS**

Suivez les instructions pour l'exercice des débutants, sauf :

**4** Posez les mains sous le menton.

**ENTRAINÉS**

Suivez les instructions pour l'exercice des débutants, sauf :

**4** Extension des bras devant la tête sur le sol.

**1**

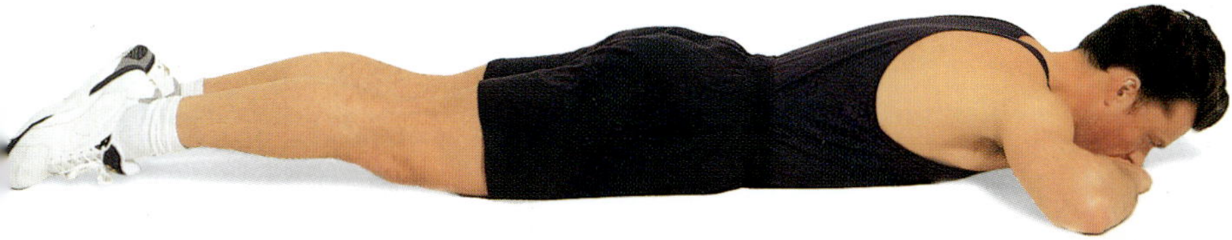

**2**

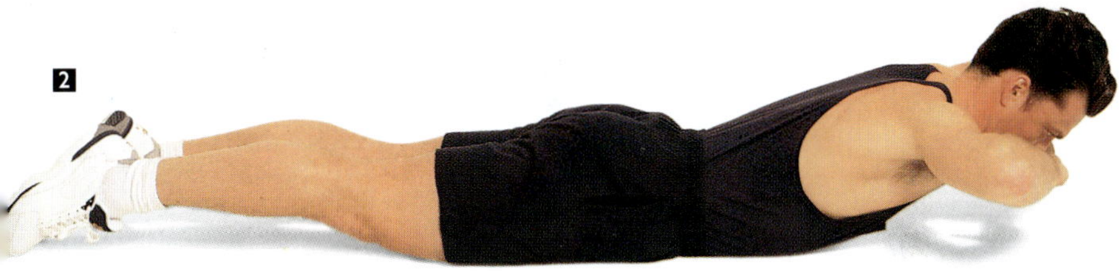

**1**

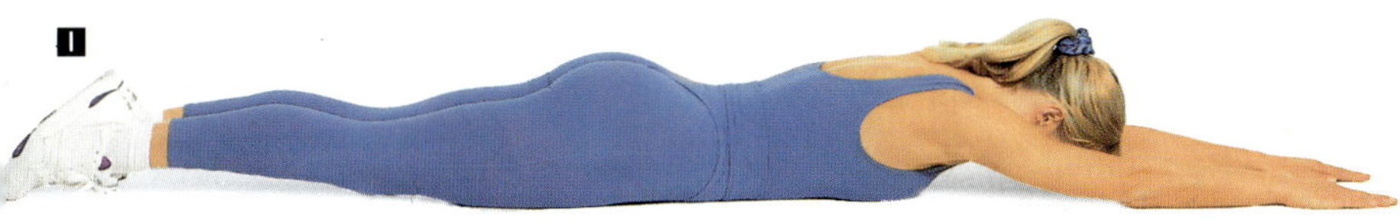

**2**

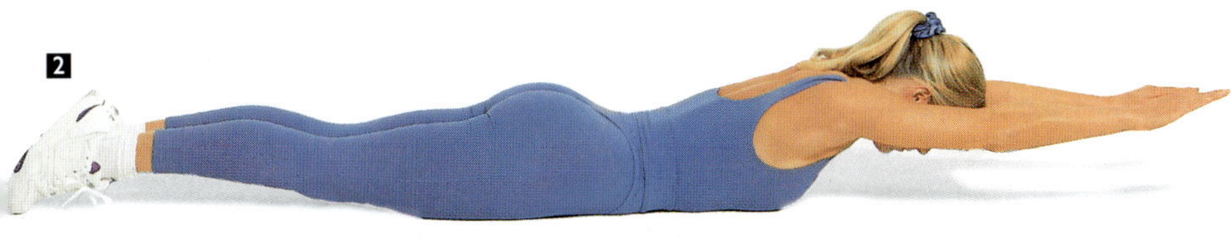

## TIRAGE D'UN BRAS AVEC HALTÈRES

**Parties du corps sollicitées :** milieu du dos, bras **Muscles sollicités :** grand dorsal (latissimus dorsi), biceps

### PHASE 1

**1** Placez-vous comme indiqué sur la figure 1, un haltère près de la main.

**2** Posez le genou et la main gauche sur le banc, la main dans l'axe de l'épaule. Ne verrouillez pas l'épaule.

**3** Fléchissez légèrement le genou droit, le pied est à plat sur le sol.

**4** Saisissez un haltère en pronation, et soulevez-le du sol en gardant le bras en extension.

**5** Gardez le dos plat, les abdos rentrés, la tête dans l'axe de la colonne vertébrale, les hanches parallèles au sol. Inspirez.

### PHASE 2

**6** Expirez, et en contrôlant le mouvement, tirez l'haltère vers la poitrine, en conduisant avec le coude. Le poignet reste droit, le coude près du corps.

**7** Tenez cette position un instant puis inspirez en descendant l'haltère jusqu'à l'étirement complet du bras. Ne verrouillez pas le coude.

**9** Exécutez une série avec le bras droit, puis répétez avec la main gauche, le genou droit et la main droite posés sur le banc.

**Note :** les mouvements de cet exercice sont les mêmes que si vous sciiez du bois.

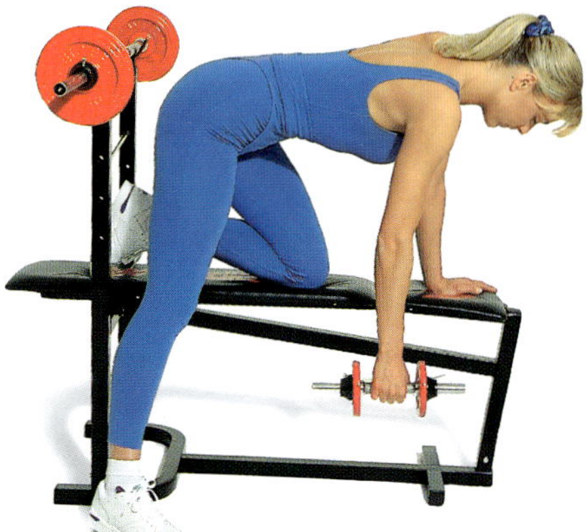

1

Le coude doit rester près du corps pendant tout l'exercice.

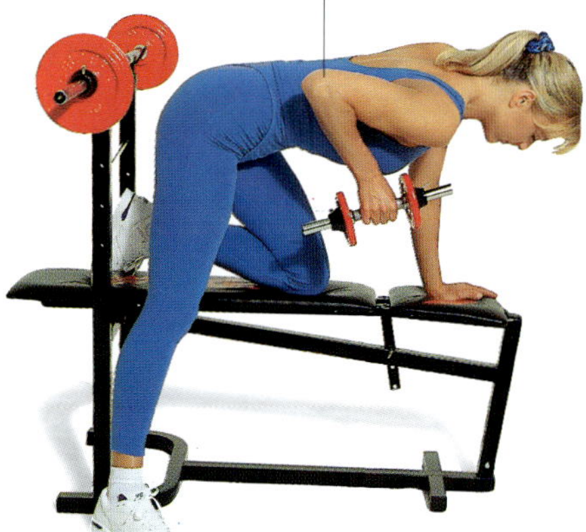

2

| | HOMMES | | | | | FEMMES | | | | |
|---|---|---|---|---|---|---|---|---|---|---|
| SEM. | 1–2 | 3–4 | 5–6 | 7–8 | 9–10 | 1–2 | 3–4 | 5–6 | 7–8 | 9–10 |
| DÉB. | – | – | – | – | – | – | – | – | – | – |
| MOY. | 8x2 | 12x2 | 8x3 | 12x3 | 10x4 | 8x2 | 12x2 | 8x3 | 12x3 | 10x4 |
| CONF. | 8x3 | 12x3 | 8x4 | 12x4 | 10x4 | 8x3 | 12x3 | 8x4 | 12x4 | 10x4 |
| ENTR. | 8x4 | 12x4 | 8x4 | 12x4 | 8x5 | 8x4 | 12x4 | 8x4 | 12x4 | 10x5 |

## TIRAGE DE LA NUQUE À LA MACHINE

**Parties du corps sollicitées :** bras, dos **Muscles sollicités :** grand dorsal (latissimus dorsi), biceps, brachial

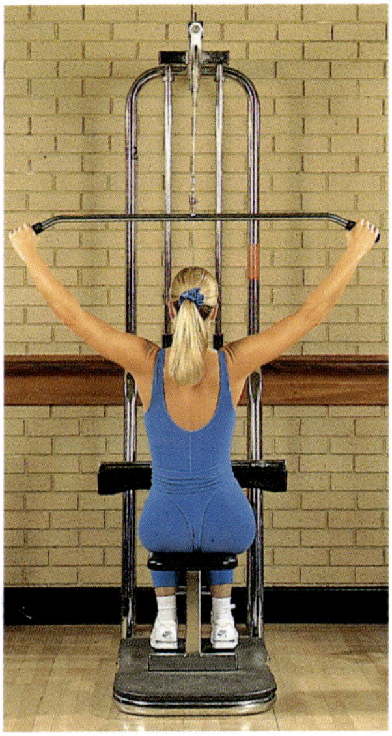

1

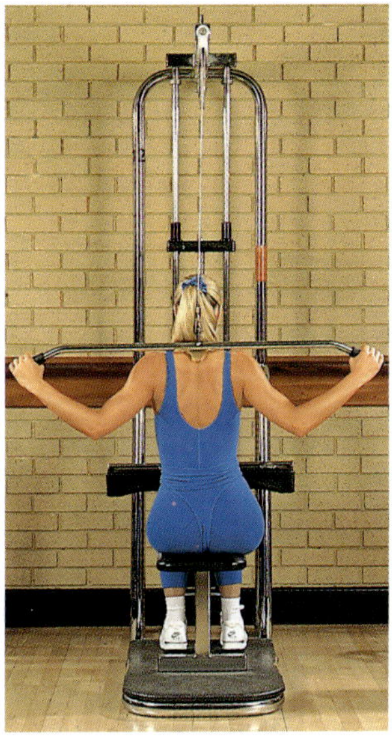

2

### PHASE 1

**1** Vérifiez la cheville des poids ainsi que la hauteur et la profondeur de l'assise (voir p. 75).

**2** Position assise, dos droit, poitrine sortie, la tête dans l'axe de la colonne vertébrale, les abdos bien rentrés.

**3** Saisissez les poignées de la barre en pronation en prise large, une fois et demie la largeur des épaules ou un peu plus. Vérifiez que les poings sont placés vers le haut et que les poignets sont droits.

**4** Vérifiez que le câble est vertical et inspirez.

### PHASE 2

**5** Expirez en tirant la barre vers la nuque en conduisant avec les coudes. Contrôlez bien le mouvement.

**6** Inclinez la tête légèrement vers l'avant pour ne pas la heurter quand vous tirez sur la barre.

**7** Gardez la barre et le câble près du corps, les poignets restent droits pendant tout l'exercice.

**8** Tenez la position un instant puis inspirez en revenant à la position initiale. Ne verrouillez pas les coudes.

**Note :** ceci est un excellent exercice pour développer la largeur du dos.

**CONSEIL DE L'ENTRAÎNEUR**

Vous pouvez vous faire aider par un partenaire pour les derniers tirages. Si vous travaillez seul, ne choisissez pas une charge trop lourde.

| | HOMMES | | | | | FEMMES | | | | |
|---|---|---|---|---|---|---|---|---|---|---|
| SEM. | 1–2 | 3–4 | 5–6 | 7–8 | 9–10 | 1–2 | 3–4 | 5–6 | 7–8 | 9–10 |
| DÉB. | 8x1 | 12x1 | 8x2 | 12x2 | 10x3 | 8x1 | 12x1 | 8x2 | 12x2 | 10x3 |
| MOY. | 8x2 | 12x2 | 8x3 | 12x3 | 10x4 | 8x2 | 12x2 | 8x3 | 12x3 | 10x4 |
| CONF. | 8x3 | 12x3 | 8x4 | 12x4 | 10x4 | 8x3 | 12x3 | 8x4 | 12x4 | 10x4 |
| ENTR. | 8x4 | 12x4 | 8x4 | 12x4 | 8x5 | 8x4 | 12x4 | 8x4 | 12x4 | 10x5 |

# FORCE • Le dos

## TIRAGE À LA BARRE, BUSTE INCLINÉ (ROWING BARRE)

**Parties du corps sollicitées :** avant et arrière des bras
**Muscles sollicités :** grand dorsal (latissimus dorsi), biceps, brachial

### PHASE 1

**1** Position debout, les pieds un peu plus écartés que la largeur des hanches, les orteils en avant. Posez une barre devant les pieds.

**2** Dos plat, poitrine sortie, abdos rentrés. Fléchissez les genoux et penchez-vous en avant à partir des hanches.

**3** Gardez la tête dans l'axe de la colonne vertébrale et regardez devant vous.

**4** Saisissez la barre en pronation, prise normale (les mains écartées dans l'alignement des épaules) et inspirez.

### PHASE 2

**5** Expirez et tirez la barre lentement vers le haut de l'abdomen (juste en dessous de la cage thoracique), les coudes en premier et gardez le dos plat.

**6** Tenez cette position un instant puis inspirez en descendant la barre au sol.

1

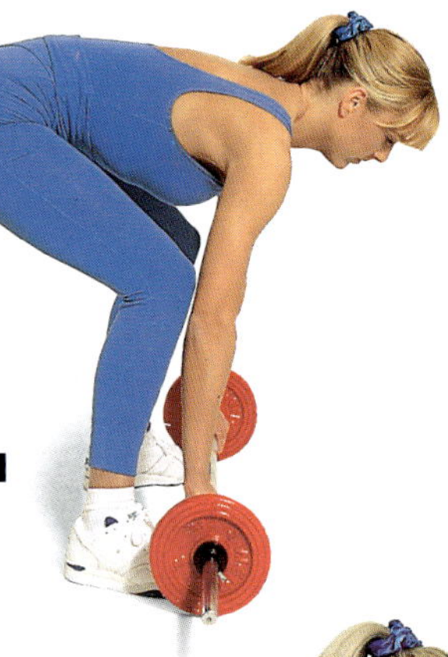

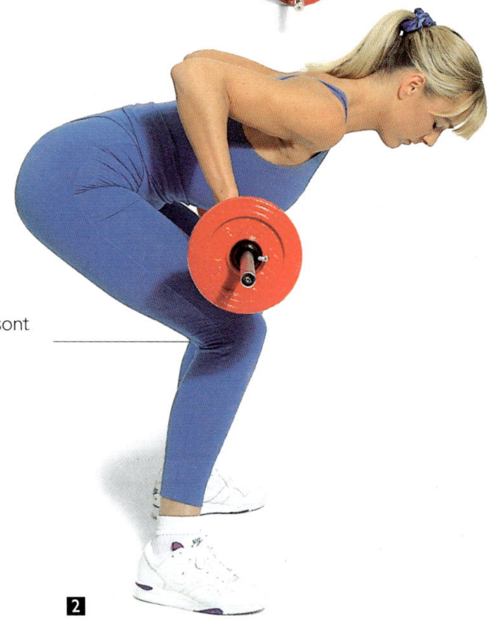

Les genoux sont fléchis.

2

**CONSEIL DE SÉCURITÉ**

Cet exercice est seulement pour les confirmés et les entraînés. Ne choisissez pas des poids trop lourds, ils peuvent être néfastes pour la technique et risquent de vous faire du mal.

| | HOMMES | | | | | FEMMES | | | | |
|---|---|---|---|---|---|---|---|---|---|---|
| SEM. | 1–2 | 3–4 | 5–6 | 7–8 | 9–10 | 1–2 | 3–4 | 5–6 | 7–8 | 9–10 |
| DÉB. | 8x1 | 12x1 | 8x2 | 12x2 | 10x3 | 8x1 | 12x1 | 8x2 | 12x2 | 10x3 |
| MOY. | 8x2 | 12x2 | 8x3 | 12x3 | 10x4 | 8x2 | 12x2 | 8x3 | 12x3 | 10x4 |
| CONF. | 8x3 | 12x3 | 8x4 | 12x4 | 10x4 | 8x3 | 12x3 | 8x4 | 12x4 | 10x4 |
| ENTR. | 8x4 | 12x4 | 8x4 | 12x4 | 8x5 | 8x4 | 12x4 | 8x4 | 12x4 | 10x5 |

## TIRAGES HORIZONTAUX À LA MACHINE (ROWING À LA MACHINE)

**Parties du corps sollicitées :** dos, bras
**Muscles sollicités :** grand dorsal (latissimus dorsi), biceps, brachial

**Note :** ceci est le même exercice que "le tirage à la barre" décrit à la page 118.

### PHASE 1

**1** Position assis sur le banc, les pieds sur la plate-forme. S'il n'y a pas de cale-talon, veillez à poser les pieds au milieu de la plate-forme pour qu'ils ne glissent pas.

**2** Les pieds, les chevilles, les genoux et les hanches doivent être alignés.

**3** Saisissez la poignée en pronation, les mains écartées dans l'alignement des épaules, les poignets sont droits et le dos des mains placé vers le haut.

**4** Reculez-vous de façon à avoir le dos droit et les genoux légèrement fléchis mais non verrouillés. Rentrez les abdominaux.

**5** La poitrine est sortie, les bras en extension (ne verrouillez pas les coudes), la tête dans l'axe de la colonne vertébrale. Inspirez.

1
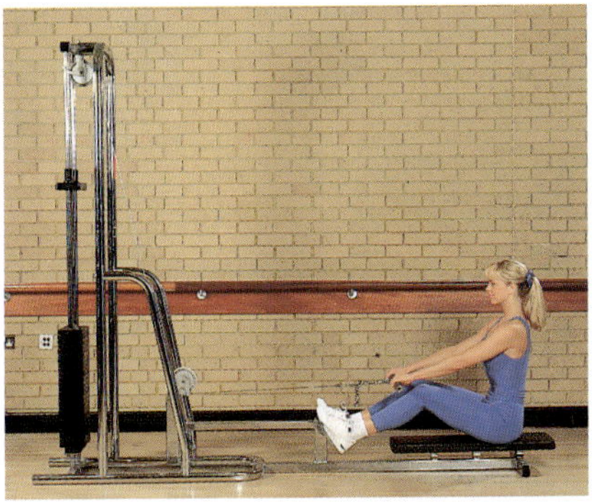

### PHASE 2

**6** Expirez en tirant lentement la poignée à fond vers la poitrine, les coudes d'abord.

**7** Les coudes restent près de la taille et le haut du corps bien droit.

**8** Tenez cette position un instant puis inspirez en revenant à la position de départ. Les poids ne doivent pas se toucher.

2
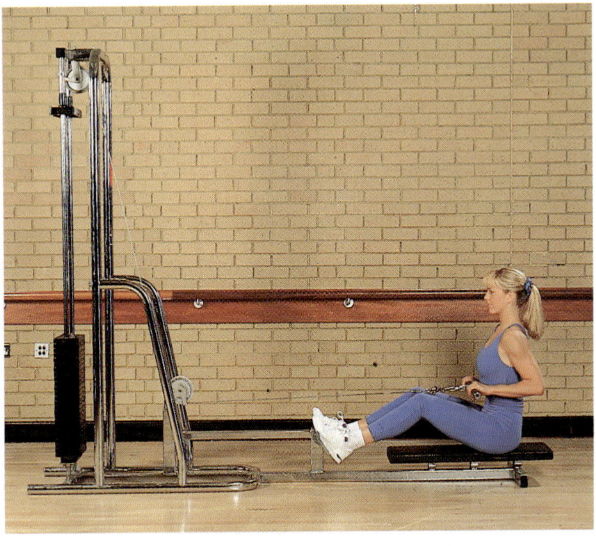

# FORCE • Le dos

**L'ÉPAULÉ** **Parties du corps sollicitées :** mollets, avant des cuisses, fessiers, haut et bas du dos, épaules, bras
**Muscles sollicités :** jumeaux, quadriceps, grand et moyen fessiers, erector spinal, trapèze, deltoïdes, biceps, brachial

**PHASE 1**
**1** Position debout comme décrit pour la phase 1 du soulevé de terre (voir p. 76).

**PHASE 2**
**2** Soulevez de terre la barre devant les cuisses comme décrit pour les phases 2 et 3 du soulevé de terre.

**PHASE 3**
**3** Expirez en tirant la barre vers la poitrine, les coudes d'abord. Les poignets restent droits (tirage vertical au menton voir p.110).

**PHASE 4**
**4** Tenez la barre près du corps dans la position du tirage vertical et mettez-vous sur les pointes des pieds. Les coudes sont largement au-dessus de la barre.

**5** Pour garder l'équilibre, vérifiez que les pieds sont toujours écartés dans l'alignement des hanches.

**PHASE 5**
**6** Rotation des épaules en arrière. Vous amenez les coudes en dessous de la barre et devant le corps. Saisissez la barre en supination, pouces vers l'extérieur. Ceci est la position de réception.

**PHASE 6**
**7** Tenez cette position un instant et inspirez, puis effectuez une rotation des épaules vers l'avant, en tirant les coudes au-dessus de la barre dans la position du tirage vertical.

**CONSEIL DE SÉCURITÉ**
Il est important de soulever les poids correctement pour éviter la tension dans les muscles ; commencez toujours avec les poids légers et augmentez graduellement le poids.

1 9

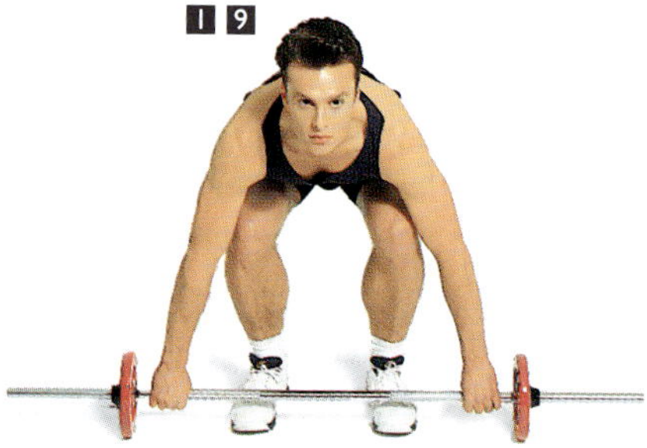

2 7

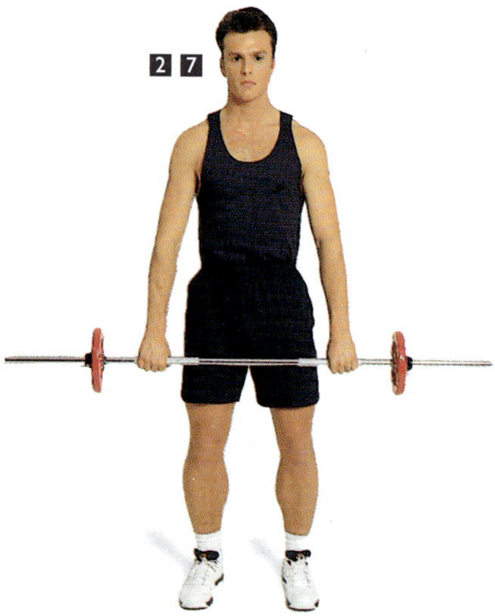

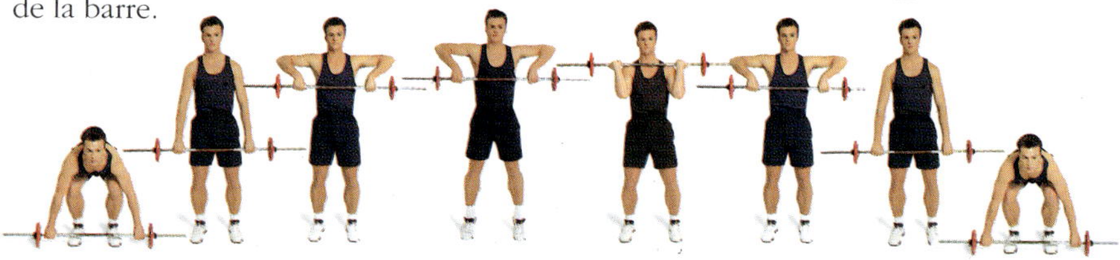

3 6

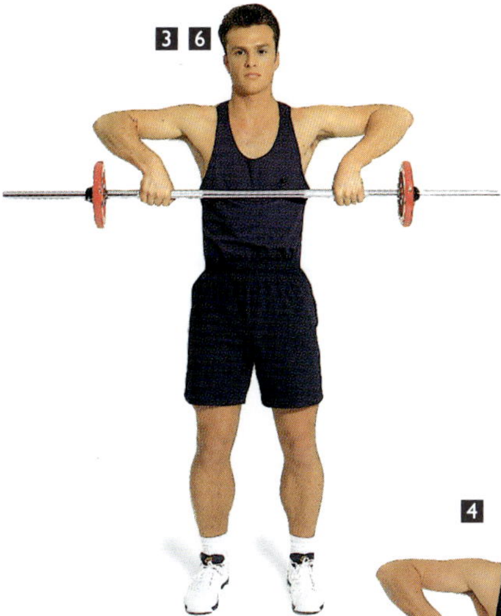

## CONSEIL DE L'ENTRAÎNEUR

Pour s'entraîner à cet exercice de la manière la plus efficace, prenez un manche à balai et placez-vous devant un miroir - sans les poids. Pratiquez les phases individuellement puis ensemble. Commencez à utiliser les poids quand vous avez assimilé le mouvement.

4

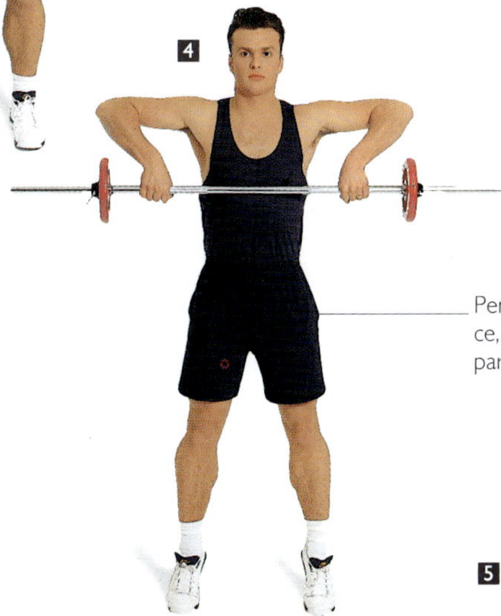

Pendant tout l'exercice, les hanches sont parallèles à l'avant.

**PHASE 5**
**8** Abaissez lentement les bras jusqu'à leur étirement complet, la barre devant les cuisses. Gardez la barre près du corps et ne verrouillez pas les coudes.

**PHASE 8**
**9** Répétez.

**PHASE 9**
**10** Lorsque vous aurez accompli toutes les séries, reposez la barre au sol.

5

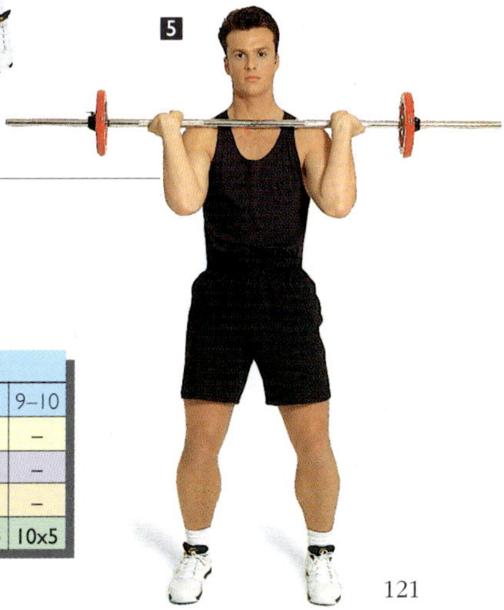

Les coudes restent en bas, les poings en haut.

| | HOMMES | | | | | FEMMES | | | | |
|---|---|---|---|---|---|---|---|---|---|---|
| SEM. | 1–2 | 3–4 | 5–6 | 7–8 | 9–10 | 1–2 | 3–4 | 5–6 | 7–8 | 9–10 |
| DÉB. | – | – | – | – | – | – | – | – | – | – |
| MOY. | – | – | – | – | – | – | – | – | – | – |
| CONF. | – | – | – | – | – | – | – | – | – | – |
| ENTR. | 8x4 | 12x4 | 8x4 | 12x4 | 8x5 | 8x4 | 12x4 | 8x4 | 12x4 | 10x5 |

# FORCE • Le dos

**POMPES • ENTRAÎNÉS** **Parties du corps sollicitées :** buste, arrière des bras, avant des épaules
**Muscles sollicités :** pectoraux, triceps, deltoïdes antérieurs

**PHASE 1**

**1** En position couchée ventrale, les pieds écartés dans l'alignement des hanches.

**2** Posez les mains en appui sur le sol de chaque côté du corps, écartées de 30 cm de plus que la largeur des épaules.

**3** Vérifiez que les doigts pointent en avant.

**4** Déplacez le poids du corps vers l'avant pour que la poitrine soit légèrement devant les mains.

**5** À l'aide des mains et des orteils poussez vers le haut. Le dos reste plat, les abdos rentrés et la tête dans l'axe de la colonne vertébrale.

**1**

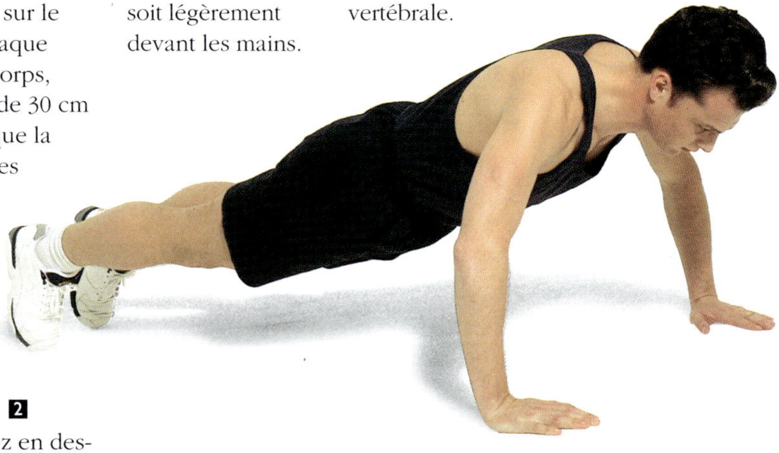

**PHASE 2**

**6** Inspirez en descendant le haut du corps.

**2**

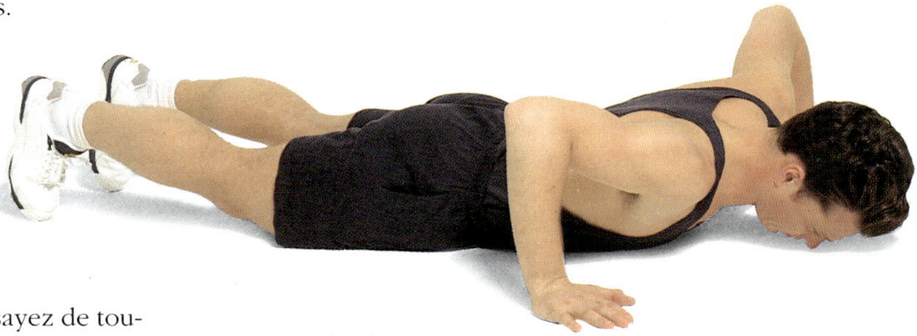

**7** Essayez de toucher le sol avec le buste. Tenez cette position un instant puis poussez à nouveau vers le haut avec les bras.

**8** Ne verrouillez pas les coudes et ne cambrez pas le dos en poussant.

**9** Pas de pause entre les répétitions.

## CONSEIL DE L'ENTRAÎNEUR

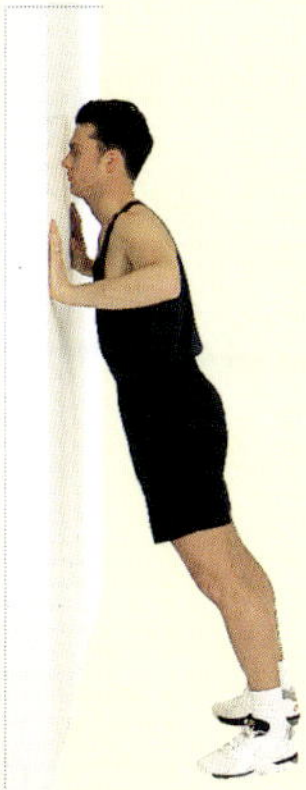

Les pompes décrites aux pp. 102-104 peuvent toutes être exécutées en "bras large" pour accentuer l'action sur la poitrine plutôt que sur les épaules. Choisissez la position de départ adaptée à votre niveau : débutants (*gauche*), moyens (*ci-dessus à droite*) et confirmés

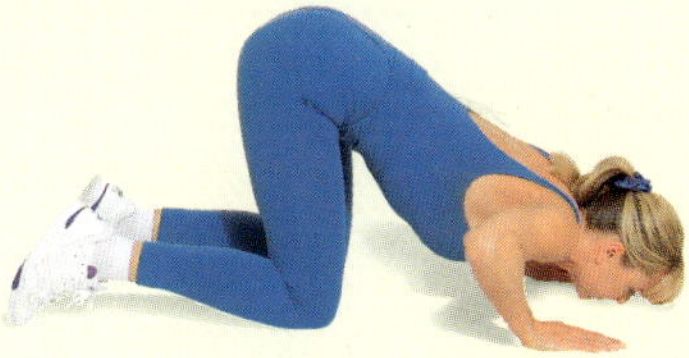

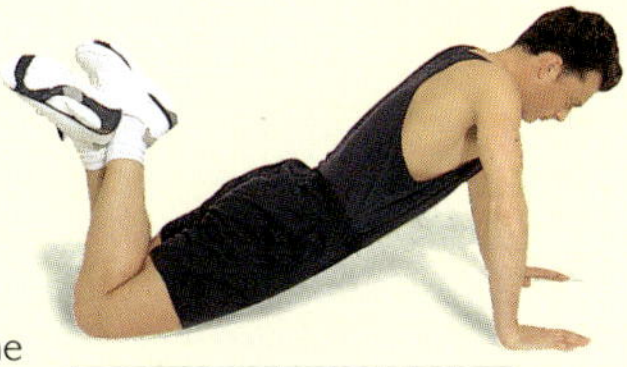

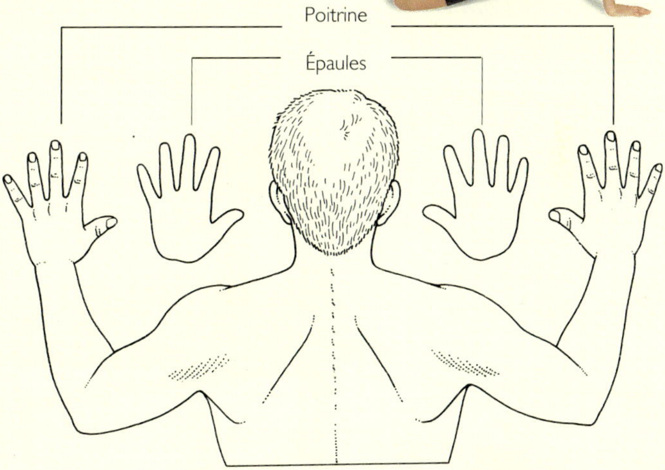


Pour les pompes en bras large, les mains seront écartées de chaque côté de 30 cm de plus que la largeur des épaules.

| | HOMMES | | | | | FEMMES | | | | |
|---|---|---|---|---|---|---|---|---|---|---|
| SEM. | 1–2 | 3–4 | 5–6 | 7–8 | 9–10 | 1–2 | 3–4 | 5–6 | 7–8 | 9–10 |
| DÉB. | 8x1 | 12x1 | 8x2 | 12x2 | 10x3 | 8x1 | 12x1 | 8x2 | 12x2 | 10x3 |
| MOY. | 8x2 | 12x2 | 8x3 | 12x3 | 16x2 | 8x2 | 12x2 | 8x3 | 12x3 | 16x2 |
| CONF. | 8x3 | 12x3 | 8x4 | 12x4 | 16x4 | 8x3 | 12x3 | 8x4 | 12x4 | 16x3 |
| ENTR. | 8x4 | 12x4 | 16x4 | 18x4 | 20x5 | 8x4 | 10x4 | 12x4 | 16x4 | 20x4 |

# FORCE • Le buste

## LE DÉVELOPPÉ COUCHÉ

**Parties du corps sollicitées :** buste, arrière des bras, avant des épaules
**Muscles sollicités :** pectoraux, triceps, deltoïdes antérieurs

### PHASE 1

**1** En position couchée sur le dos sur un banc, les pieds à plat sur le sol, écartés dans l'alignement des hanches.

**2** Gardez le bas du dos le plus plat possible sur le banc sans éliminer la courbe naturelle en S (posez des poids sous les pieds, si vous avez des difficultés de garder le dos à plat).

**3** Vérifiez que la tête est dans l'axe de la colonne vertébrale et que vous êtes parallèle au banc. Rentrez les abdominaux.

**4** Vérifiez que la barre est au centre du porte-poids (si le banc ne possède pas de porte-poids soulevez de terre une barre sur les cuisses, puis asseyez-vous, et allongez-vous avec la barre au niveau de la pliure de la hanche.

**5** Saisissez les poignets de la barre en pronation en prise large, une fois et demie la largeur des épaules. Vérifiez que les poings sont placés vers le haut et que les poignets sont droits. Posez la barre au milieu du buste. Inspirez.

**6** Expirez en poussant la barre jusqu'à l'extension des bras en conduisant avec les poings. Ne verrouillez pas les coudes.

### PHASE 2

**7** Gardez cette position un instant, puis inspirez en descendant la barre vers le milieu du buste en conduisant avec les coudes.

**Attention :** Si le banc ne possède pas de porte-poids, ne travaillez surtout pas seul avec des charges lourdes. Même pourvu d'un porte-poids, il est recommandé de travailler avec un partenaire.

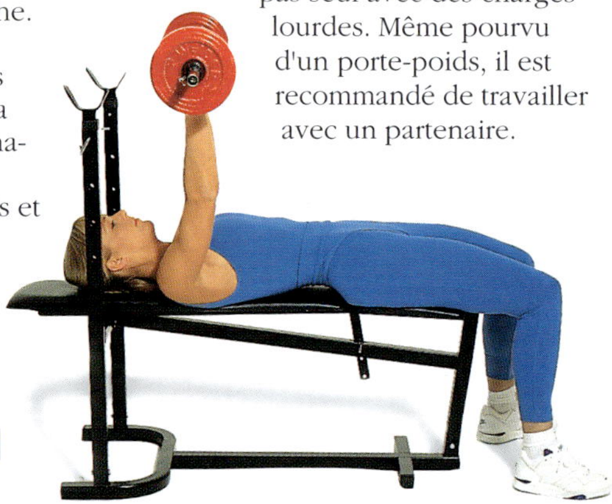

1

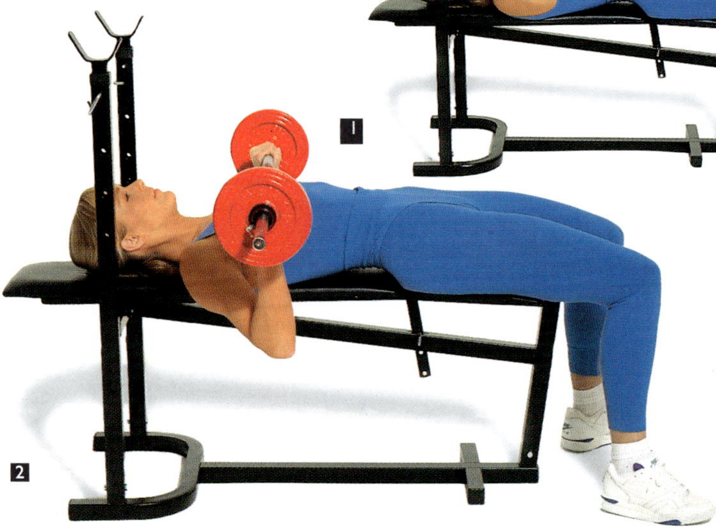

2

## LE DÉVELOPPÉ COUCHÉ À LA MACHINE

**Parties du corps sollicitées :** buste, arrière des bras, avant des épaules
**Muscles sollicités :** pectoraux, triceps, deltoïdes antérieurs

### PHASE 1

**1** Vérifiez la cheville des poids ainsi que la hauteur et la profondeur de l'assise (voir p. 75).

1

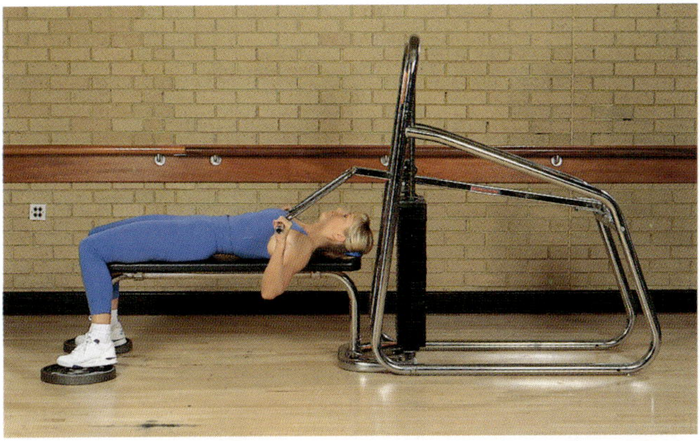

2

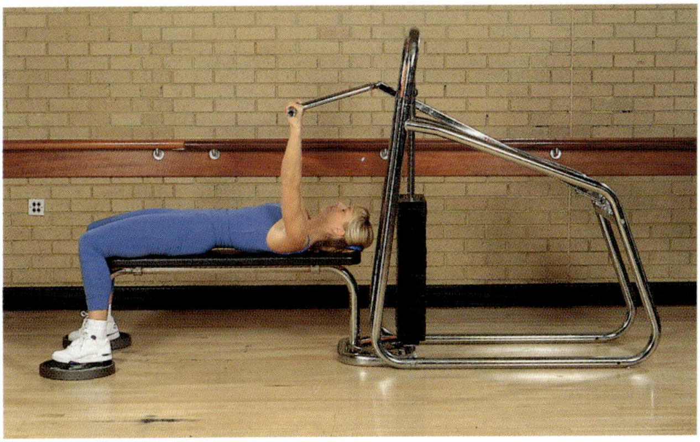

**2** En position couchée sur le dos, les pieds à plat sur le sol, écartés dans l'alignement des hanches.

**3** Gardez le bas du dos le plus plat possible sur le banc sans éliminer la courbe naturelle en S (posez des poids sous les pieds, si vous avez des difficultés).

**4** Vérifiez que la tête est dans l'axe de la colonne vertébrale et que vous êtes bien droit sur le banc. Rentrez les abdos.

**5** Saisissez la barre mains en pronation en prise large, une fois et demie la largeur des épaules. Les poings sont placés vers le haut et les poignets sont droits. Posez la barre au milieu du buste. Inspirez.

### PHASE 2

**6** Expirez en poussant la barre jusqu'à l'extension des bras en conduisant avec les poings. Ne verrouillez pas les coudes.

**7** Gardez la position un instant, puis inspirez en descendant lentement la barre sur le buste, arrêtez avant que les poids se touchent.

**8** Pas de repos entre les répétitions.

| | HOMMES | | | | | FEMMES | | | | |
|---|---|---|---|---|---|---|---|---|---|---|
| SEM. | 1–2 | 3–4 | 5–6 | 7–8 | 9–10 | 1–2 | 3–4 | 5–6 | 7–8 | 9–10 |
| DÉB. | 8x1 | 12x1 | 8x2 | 12x2 | 10x3 | 8x1 | 12x1 | 8x2 | 12x2 | 10x3 |
| MOY. | 8x2 | 12x2 | 8x3 | 12x3 | 10x4 | 8x2 | 12x2 | 8x3 | 12x3 | 10x4 |
| CONF. | 8x3 | 12x3 | 8x4 | 12x4 | 10x4 | 8x3 | 12x3 | 8x4 | 12x4 | 10x4 |
| ENTR. | 8x4 | 12x4 | 8x4 | 12x4 | 8x5 | 8x4 | 12x4 | 8x4 | 12x4 | 10x5 |

## LE DÉVELOPPÉ INCLINÉ

**Parties du corps sollicitées :** buste, avant des bras, arrière des bras, avant des épaules
**Muscles sollicités :** pectoraux, triceps, biceps, deltoïdes antérieurs

### PHASE 1

**1** Le banc est en position inclinée.

**2** Suivez les instructions de la phase 1 du "développé couché" (voir p. 124).

### PHASE 2

**3** Gardez cette position un instant, puis inspirez en descendant la barre sur le buste en conduisant avec les coudes. Ne verrouillez pas les coudes.

**4** Les poignets sont droits, et la barre doit rester dans l'axe du milieu du buste.

**5** Essayez de ne pas faire de pause entre les répétitions.

**Attention :** Si le banc ne possède pas de porte-poids, ne travaillez surtout pas seul avec des charges lourdes. Même pourvu d'un porte-poids, il est recommandé de travailler avec un partenaire.

1

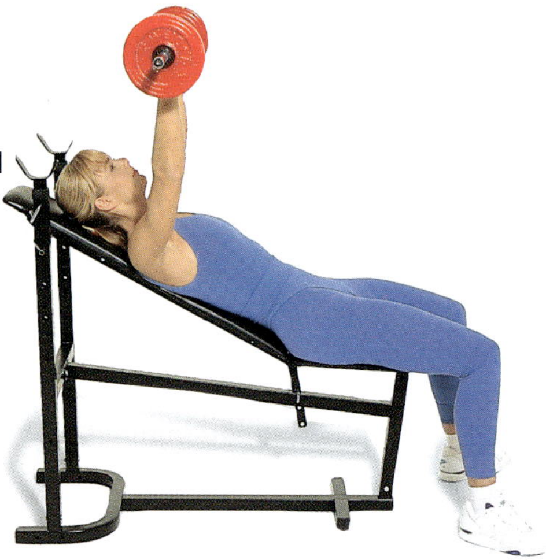

2

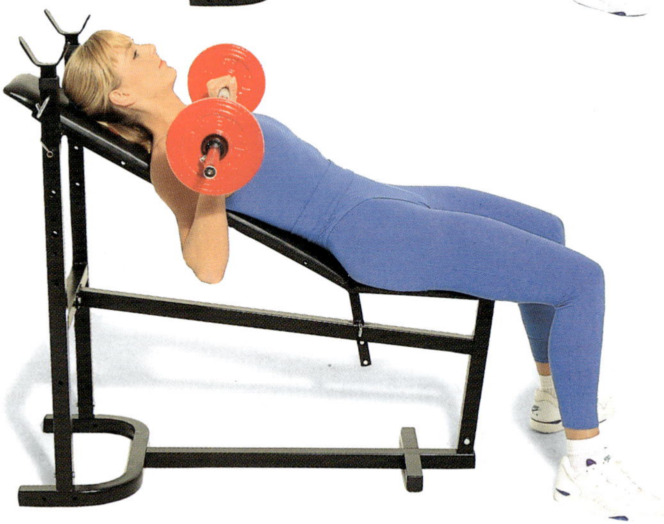

| | HOMMES | | | | | FEMMES | | | | |
|---|---|---|---|---|---|---|---|---|---|---|
| SEM. | 1–2 | 3–4 | 5–6 | 7–8 | 9–10 | 1–2 | 3–4 | 5–6 | 7–8 | 9–10 |
| DÉB. | – | – | – | – | – | – | – | – | – | – |
| MOY. | 8x2 | 12x2 | 8x3 | 12x3 | 10x4 | 8x2 | 12x2 | 8x3 | 12x3 | 10x4 |
| CONF. | 8x3 | 12x3 | 8x4 | 12x4 | 10x4 | 8x3 | 12x3 | 8x4 | 12x4 | 10x4 |
| ENTR. | 8x4 | 12x4 | 8x4 | 12x4 | 8x5 | 8x4 | 12x4 | 8x4 | 12x4 | 10x5 |

## ÉCARTÉS LATÉRAUX AVEC HALTÈRES

**Parties du corps sollicitées :** buste, épaules
**Muscles sollicités :** pectoraux, deltoïdes antérieurs

### PHASE 1

**1** Soulevez de terre une paire d'haltères au niveau des cuisses, puis asseyez-vous sur le banc avec les poids au niveau des hanches.

**2** En position couchée sur le dos, les pieds à plat au sol, écartés dans l'alignement des hanches.

**3** La tête dans l'axe de la colonne vertébrale et vous êtes allongé droit sur le banc. Rentrez les abdos.

**4** Le dos bien plaqué sur le banc, abdos. rentrés.

**5** Saisissez les haltères en pronation et amenez-les sur la poitrine.

**6** En contrôlant le mouvement poussez les haltères vers le haut jusqu'à l'extension des bras. Fléchissez légèrement les coudes et les poignets pour qu'ils se trouvent face à face.

### PHASE 2

**7** Inspirez en écartant les bras vers les côtés en conduisant avec les coudes, que vous gardez légèrement fléchis.

**8** Gardez les bras dans l'axe des épaules et de la poitrine. Arrêtez quand ils sont à la hauteur des épaules.

**9** Tenez cette position un instant puis expirez en poussant les bras à nouveau au-dessus de la poitrine.

**Note :** vous pouvez également faire cet exercice sur un banc incliné comme montré à la page 126. Utilisez le tableau ci-dessous pour les répétitions.

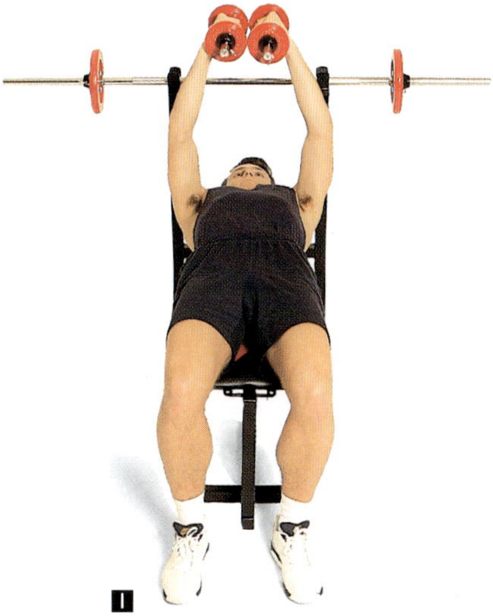

1

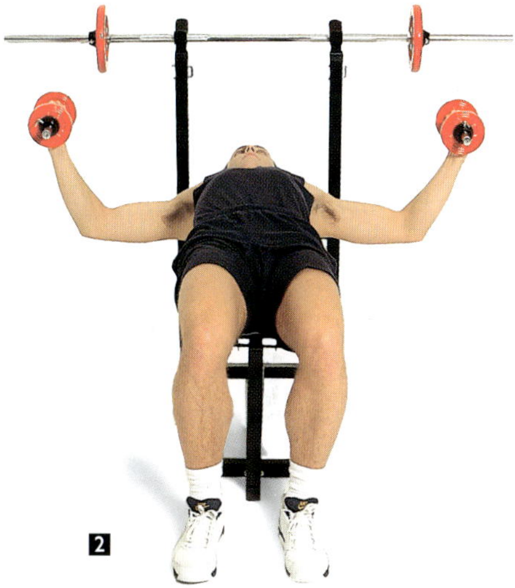

2

| | HOMMES | | | | | FEMMES | | | | |
|---|---|---|---|---|---|---|---|---|---|---|
| SEM. | 1–2 | 3–4 | 5–6 | 7–8 | 9–10 | 1–2 | 3–4 | 5–6 | 7–8 | 9–10 |
| DÉB. | – | – | – | – | – | – | – | – | – | – |
| MOY. | – | – | – | – | – | – | – | – | – | – |
| CONF. | 8x3 | 12x3 | 8x4 | 12x4 | 10x4 | 8x3 | 12x3 | 8x4 | 12x4 | 10x4 |
| ENTR. | 8x4 | 12x4 | 8x4 | 12x4 | 8x5 | 8x4 | 12x4 | 8x4 | 12x4 | 10x5 |

## RAPPROCHÉS MACHINE

**Parties du corps sollicitées :** buste
**Muscles sollicités :** pectoraux

### PHASE 1

**1** Vérifiez la cale des poids ainsi que la hauteur et la profondeur de l'assise. (Si le siège est trop bas ajoutez un coussin pour que les épaules soient alignées correctement).

**2** Position assise, dos droit, poitrine sortie, abdominaux rentrés. La tête est dans l'axe de la colonne vertébrale.

**3** Posez les pieds à plat sur le sol ou sur le repose-pied.

**4** Les avant-bras sont placés à plat sur les appuis matelassés. Les mains sont relâchées. Vérifiez que les poignets et les coudes reposent bien sur les appuis. L'effort viendra des avant-bras. Inspirez.

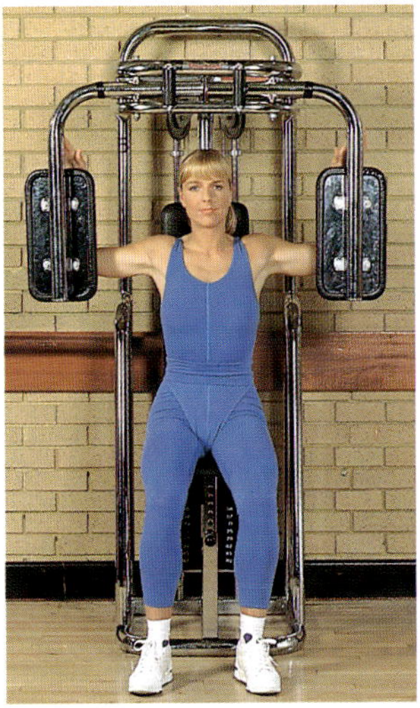

1

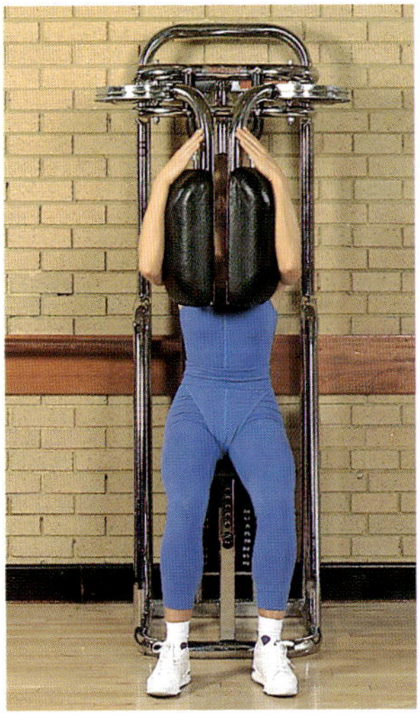

2

### PHASE 2

**5** Expirez en poussant avec les avant-bras contre les appuis, de façon à les rapprocher le plus possible. Le dos reste droit, les épaules et les poignets détendus. Les coudes sont en contact avec les appuis.

**6** Lorsque les appuis se retrouvent au milieu du buste, tenez la position un instant en contractant fortement les pectoraux.

**7** Inspirez en revenant lentement à la position initiale, en écartant les coudes.

| | HOMMES | | | | | FEMMES | | | | |
|---|---|---|---|---|---|---|---|---|---|---|
| SEM. | 1–2 | 3–4 | 5–6 | 7–8 | 9–10 | 1–2 | 3–4 | 5–6 | 7–8 | 9–10 |
| DÉB. | 8x1 | 12x1 | 8x2 | 12x2 | 10x3 | 8x1 | 12x1 | 8x2 | 12x2 | 10x3 |
| MOY. | 8x2 | 12x2 | 8x3 | 12x3 | 10x4 | 8x2 | 12x2 | 8x3 | 12x3 | 10x4 |
| CONF. | 8x3 | 12x3 | 8x4 | 12x4 | 10x4 | 8x3 | 12x3 | 8x4 | 12x4 | 10x4 |
| ENTR. | 8x4 | 12x4 | 8x4 | 12x4 | 8x5 | 8x4 | 12x4 | 8x4 | 12x4 | 10x5 |

**CONSEIL DE SÉCURITÉ**

Le risque de cet exercice est d'utiliser les poignets chassant les coudes hors des appuis. Les coudes sont fragiles chez beaucoup de gens et il faut les ménager.

## PULLOVERS (EXPANSION THORACIQUE)

**Parties du corps sollicitées :** buste, dos
**Muscles sollicités :** pectoraux, grand dorsal (latissimus dorsi)

### PHASE 1

**1** Soulevez de terre un haltère au niveau des cuisses (voir p. 76), puis asseyez-vous sur le banc avec les poids posés sur la pliure des hanches.

**2** Position allongée, le dos le plus à plat possible sur le banc sans éliminer la courbe naturelle en S. ( Si vous avez des difficultés à garder le dos à plat, posez les pieds à plat sur le banc).

**3** Vérifiez que la tête est dans l'axe de la colonne vertébrale et que vous êtes bien allongé au milieu du banc. Rentrez les abdominaux.

**4** Tenez l'haltère à deux mains au-dessus de la poitrine, les coudes sont fléchis et plaqués au corps. Gardez les poignets droits et les poings tendus vers le plafond.

### PHASE 2

**5** Inspirez en abaissant l'haltère en arrière au-delà de la tête en direction du sol, les coudes formant un angle de 45°.

**6** Expirez et revenez lentement à la position de départ, en conduisant avec les coudes.

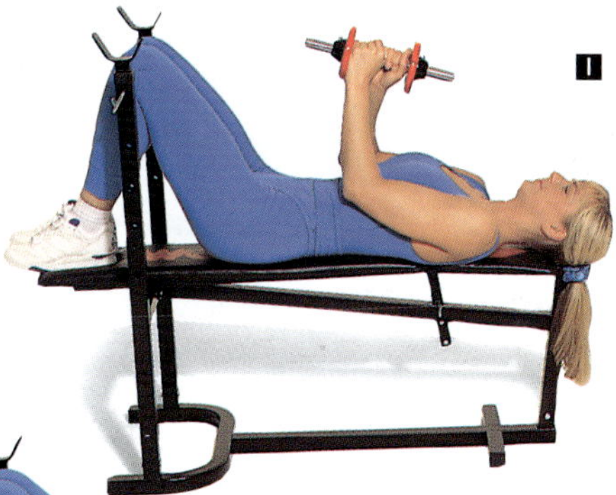

1

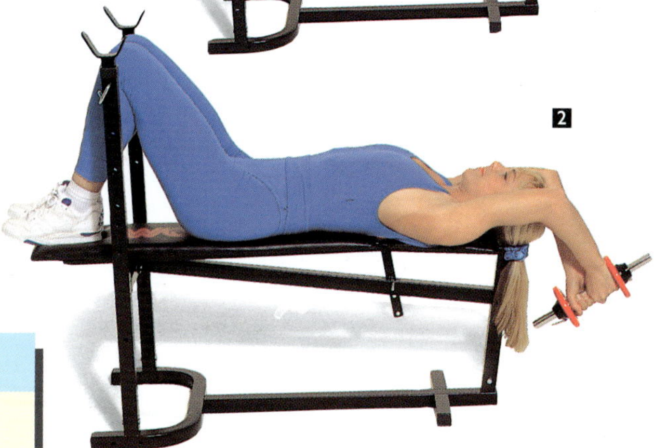

2

**CONSEIL DE L'ENTRAÎNEUR**

Ceci est un excellent exercice pour les muscles du buste. Vous pouvez également utiliser une barre, mais ne dépassez pas la limite d'ampleur de vos mouvements.

| | HOMMES | | | | | FEMMES | | | | |
|---|---|---|---|---|---|---|---|---|---|---|
| SEM. | 1–2 | 3–4 | 5–6 | 7–8 | 9–10 | 1–2 | 3–4 | 5–6 | 7–8 | 9–10 |
| DÉB. | – | – | – | – | – | – | – | – | – | – |
| MOY. | – | – | – | – | – | – | – | – | – | – |
| CONF. | 8x3 | 12x3 | 8x4 | 12x4 | 10x4 | 8x3 | 12x3 | 8x4 | 12x4 | 10x4 |
| ENTR | 8x4 | 12x3 | 8x4 | 12x4 | 8x5 | 8x4 | 12x4 | 8x4 | 12x4 | 10x5 |

# FORCE • Les bras

**CURLS AUX HALTÈRES** **Parties du corps sollicitées :** dessus des bras, avant-bras
**Muscles sollicités :** biceps, brachial

**PHASE 1**

**1** Soulevez de terre une paire d'haltères, les mains en supination (paumes vers le haut), à la hauteur des cuisses (voir p. 76).

**2** Position debout, les pieds écartés à la largeur des hanches, face à l'avant, les genoux légèrement fléchis.

**3** Gardez le dos droit, poitrine sortie et abdominaux rentrés. La tête doit être dans l'axe de la colonne vertébrale.

**4** Relâchez les épaules et maintenez le haut des bras le long du corps. Fléchissez légèrement les coudes et amenez-les vers l'avant du corps pour plus de stabilité.

1

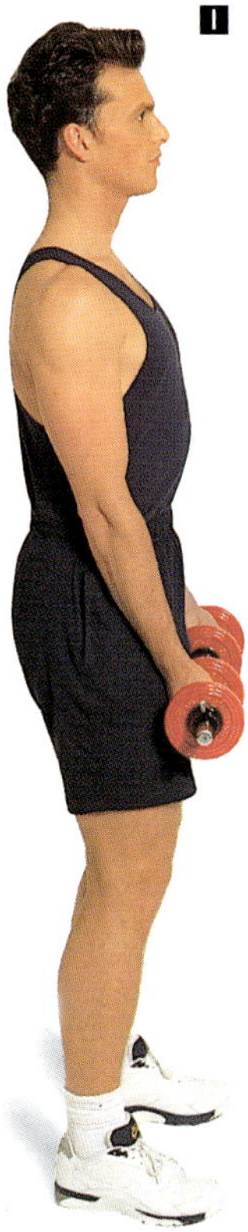

**5** Gardez les poignets droits, les poings tournés vers l'avant. Inspirez.

**CONSEIL DE L'ENTRAÎNEUR**

Ne décollez pas les coudes du corps, vous stresseriez inutilement le dos pendant les dernières deux répétitions. Pour éviter de le faire, appuyez le dos contre un mur ou travaillez les deux bras en alternance.

**PHASE 1**

**6** Expirez en ramenant les haltères vers le haut en direction des épaules. Gardez le haut des bras serré contre le corps et les poignets droits.

**7** Tenez cette position un instant puis inspirez et abaissez les poids lentement vers la position de départ. Ne tendez pas trop les coudes.

2

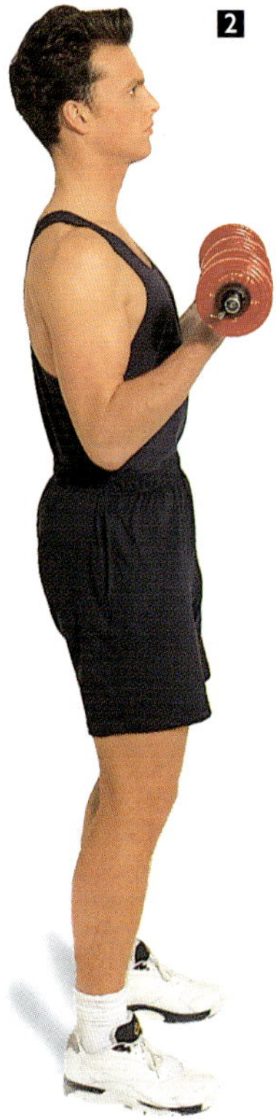

| | HOMMES | | | | | FEMMES | | | | |
|---|---|---|---|---|---|---|---|---|---|---|
| SEM. | 1–2 | 3–4 | 5–6 | 7–8 | 9–10 | 1–2 | 3–4 | 5–6 | 7–8 | 9–10 |
| DÉB. | 8x1 | 12x1 | 8x2 | 12x2 | 10x3 | 8x1 | 12x1 | 8x2 | 12x2 | 10x3 |
| MOY. | 8x2 | 12x2 | 8x3 | 12x3 | 10x4 | 8x2 | 12x2 | 8x3 | 12x3 | 10x4 |
| CONF. | 8x3 | 12x3 | 8x4 | 12x4 | 10x4 | 8x3 | 12x3 | 8x4 | 12x4 | 10x4 |
| ENTR. | 8x4 | 12x4 | 8x4 | 12x4 | 8x5 | 8x4 | 12x4 | 8x4 | 12x4 | 10x5 |

## FLEXION CENTRÉE DU BRAS AVEC HALTÈRE

**Parties du corps sollicitées :** avant-bras

**Muscles sollicités :** biceps, brachial

**1** Avec la main droite, soulevez de terre un haltère à la hauteur des cuisses (voir p. 76), puis asseyez-vous sur l'extrémité d'un banc, les pieds légèrement écartés.

**2** Rentrez les abdominaux et penchez-vous en avant à partir de la taille, le dos reste plat. Gardez la tête dans l'axe de la colonne vertébrale.

**3** Posez l'avant-bras gauche sur la cuisse gauche. Le poignet droit reste droit. Posez le coude droit sur la partie interne de la cuisse droite. Inspirez.

**4** En gardant le dos plat et le poignet droit expirez et ramenez le poids vers l'épaule.

**5** Contractez fort les biceps et inspirez en dépliant le bras lentement jusqu'à la position de départ.

**6** Il est important de bien contrôler le mouvement. Si nécessaire, placez la main gauche sur l'extérieur du bras droit pour plus de soutien.

**7** Après avoir accompli une série avec le bras droit, recommencez avec le bras gauche.

### CONSEIL DE SÉCURITÉ

Si vous utilisez une charge trop lourde, vous vous fatiguerez le dos pendant les dernières répétitions. Gardez le dos plat, mais n'essayez pas de vous asseoir droit. Pour que le buste soit stable, faites travailler les abdominaux.

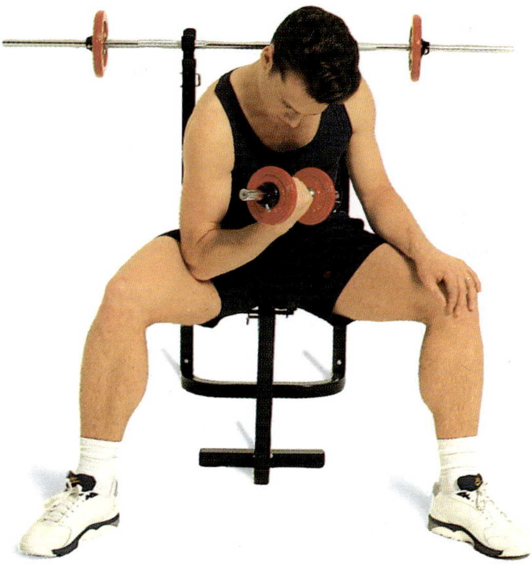

| | HOMMES | | | | | FEMMES | | | | |
|---|---|---|---|---|---|---|---|---|---|---|
| SEM. | 1–2 | 3–4 | 5–6 | 7–8 | 9–10 | 1–2 | 3–4 | 5–6 | 7–8 | 9–10 |
| DÉB. | – | – | – | – | – | – | – | – | – | – |
| MOY. | – | – | – | – | – | – | – | – | – | – |
| CONF | 8x3 | 12x3 | 8x4 | 12x4 | 10x4 | 8x3 | 12x3 | 8x4 | 12x4 | 10x4 |
| ENTR. | 8x4 | 12x4 | 8x4 | 12x4 | 8x5 | 8x4 | 12x4 | 8x4 | 12x4 | 10x5 |

## FLEXION DES POIGNETS

**Parties du corps sollicitées :** avant-bras
**Muscles sollicités :** biceps, radial

Respirez normalement pendant tout l'exercice.

### PHASE 1

**1** Soulevez de terre une barre à la hauteur des cuisses, les mains en supination (voir p. 76) puis asseyez-vous sur un banc, les pieds posés à plat sur le sol.

**2** Gardez le dos droit, les abdominaux rentrés, la tête dans l'axe de la colonne vertébrale.

**3** Penchez-vous en avant à partir de la taille et posez les avant-bras (paumes vers le haut) sur le banc avec les poignets dépassant légèrement du banc.

### PHASE 2

**4** En gardant les avant-bras sur le banc, fléchissez les poignets pour amener sans hâte la barre vers le haut, en allant vers la position de flexion totale.

**5** Tenez cette position un instant puis, en contrôlant le mouvement, ramenez la barre à la position initiale.

### CONSEIL DE L'ENTRAÎNEUR

Les poignets sont fragiles chez la plupart des gens car ils n'ont pas beaucoup de muscles. Cette faiblesse empêche souvent le développement d'autres muscles. Il est donc utile de fortifier ceux des poignets. Commencez avec de petites charges. Vous pouvez aussi mettre les mains en pronation.

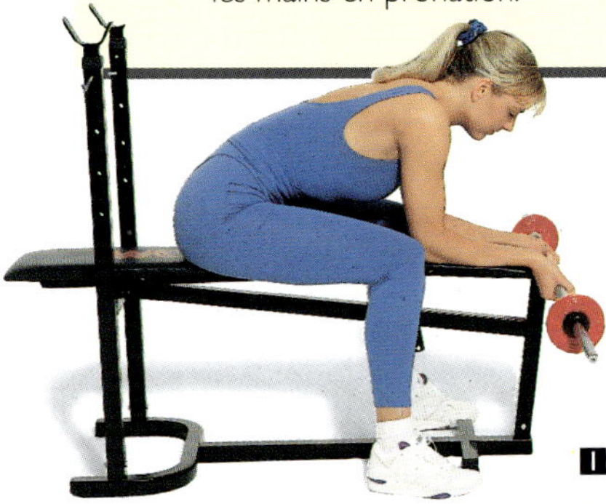

1

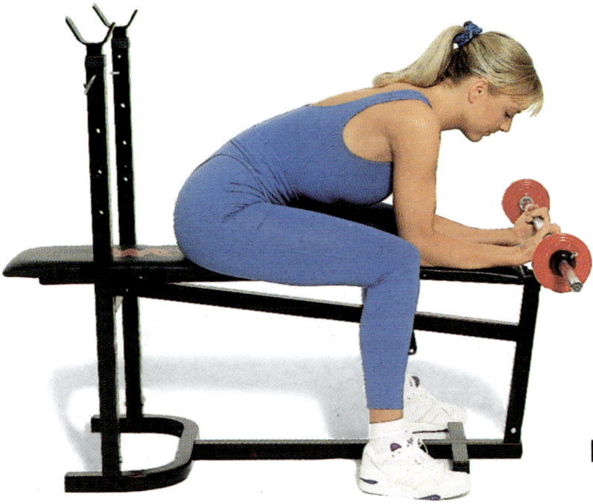

2

| | HOMMES | | | | | FEMMES | | | | |
|---|---|---|---|---|---|---|---|---|---|---|
| SEM. | 1–2 | 3–4 | 5–6 | 7–8 | 9–10 | 1–2 | 3–4 | 5–6 | 7–8 | 9–10 |
| DÉB. | – | – | – | – | – | – | – | – | – | – |
| MOY. | 8x2 | 12x2 | 8x3 | 12x3 | 10x4 | 8x2 | 12x2 | 8x3 | 12x3 | 10x4 |
| CONF | 8x3 | 12x3 | 8x4 | 12x4 | 10x4 | 8x3 | 12x3 | 8x4 | 12x4 | 10x4 |
| ENTR. | 8x4 | 12x4 | 8x4 | 12x4 | 8x5 | 8x4 | 12x4 | 8x4 | 12x4 | 10x5 |

## FLEXION DES AVANT-BRAS

**Parties du corps sollicitées :** avant-bras
**Muscles sollicités :** biceps, radial

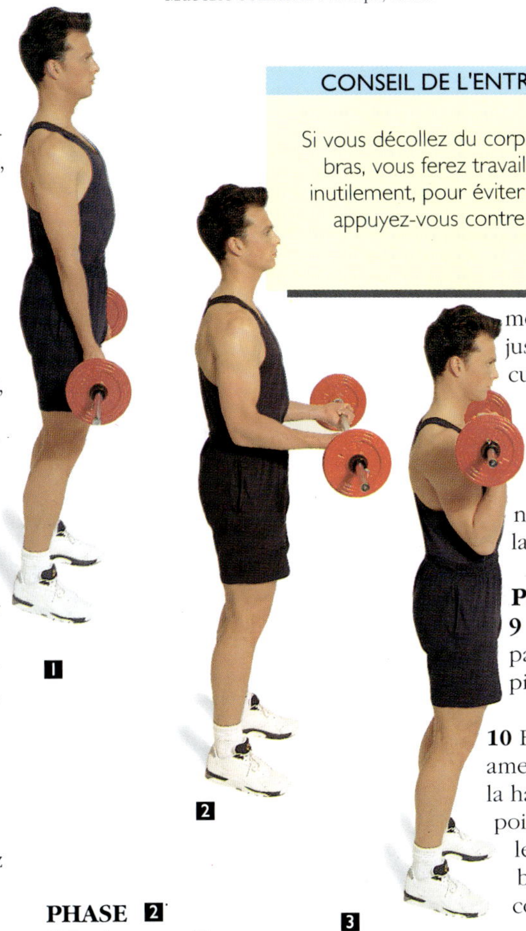


### PHASE 1

**1** Les mains en supination, écartées dans l'alignement des épaules, soulevez de terre une barre à la hauteur des cuisses (voir p. 76).

**2** Position debout, dos droit, poitrine sortie, abdominaux rentrés. Basculez le bassin vers l'avant.

**3** Écartez les pieds à la largeur des hanches et fléchissez légèrement les genoux.

**4** Gardez le haut des bras plaqués au corps. Relâchez les épaules et gardez les poignets droits.

**5** Amenez les coudes en avant du corps pour plus de stabilité.

### PHASE 2

**6** Expirez et utilisez les muscles des bras pour amener la barre à la taille.

**7** Tenez cette position un instant puis inspirez en baissant lentement la barre jusqu'aux cuisses.

**8** Terminez une série puis ramenez la barre à la taille.

### PHASE 3

**9** Marquez une pause puis inspirez.

**10** Expirez et amenez la barre à la hauteur de la poitrine. Gardez le haut des bras plaqué au corps.

**11** Tenez cette position un instant, inspirez en descendant la barre à la hauteur de la taille.

**12** Terminez une série puis répétez la phase 2.

### CONSEIL DE L'ENTRAÎNEUR

Si vous décollez du corps le haut du bras, vous ferez travailler le dos inutilement, pour éviter de le faire, appuyez-vous contre un mur.

| | HOMMES | | | | | FEMMES | | | | |
|---|---|---|---|---|---|---|---|---|---|---|
| SEM. | 1–2 | 3–4 | 5–6 | 7–8 | 9–10 | 1–2 | 3–4 | 5–6 | 7–8 | 9–10 |
| DÉB. | – | – | – | – | – | – | – | – | – | – |
| MOY. | 8x2 | 12x2 | 8x3 | 12x3 | 10x4 | 8x2 | 12x2 | 8x3 | 12x3 | 10x4 |
| CONF. | 8x3 | 12x3 | 8x4 | 12x4 | 10x4 | 8x3 | 12x3 | 8x4 | 12x4 | 10x4 |
| ENTR. | 8x4 | 12x4 | 8x4 | 12x4 | 8x5 | 8x4 | 12x4 | 8x4 | 12x4 | 10x5 |

## FLEXION DES BRAS À LA BARRE 1 PRONATION 2 SUPINATION

**Parties du corps sollicitées :** avant-bras
**Muscles sollicités :** biceps, radial

### PHASE 1

**1** Les mains en supination, écartées dans l'alignement des épaules, soulevez de terre une barre à la hauteur des cuisses (voir p. 76).

**2** Position debout, dos droit, poitrine sortie, abdominaux rentrés. Basculez le bassin vers l'avant.

**3** Écartez les pieds dans l'alignement des hanches, tournez les orteils légèrement vers l'extérieur et fléchissez légèrement les genoux.

**4** Gardez le haut des bras plaqué au corps. Gardez les poignets droits et les coudes légèrement fléchis. Inspirez.

### PHASE 2

**5** Expirez et fléchissez les coudes en amenant la barre à la hauteur des épaules : gardez le haut des bras plaqué au corps.

**6** Tenez cette position un instant puis inspirez en baissant lentement la barre jusqu'aux cuisses. Gardez les coudes légèrement fléchis et les poignets droits.

**CONSEIL DE L'ENTRAÎNEUR**

Pour porter l'effort sur les brachiaux, mettre les mains en pronation. Suivez les instructions et le tableau des répétitions de "Flexion des bras à la barre" sur cette page.

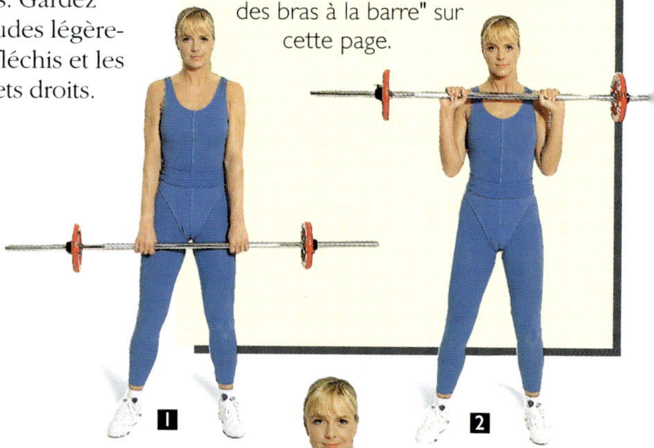


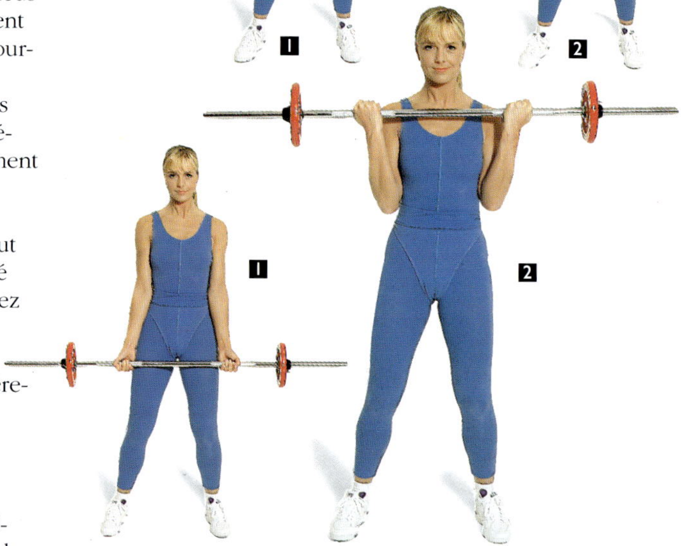


| | HOMMES | | | | | FEMMES | | | | |
|---|---|---|---|---|---|---|---|---|---|---|
| SEM. | 1–2 | 3–4 | 5–6 | 7–8 | 9–10 | 1–2 | 3–4 | 5–6 | 7–8 | 9–10 |
| DÉB. | – | – | – | – | – | – | – | – | – | – |
| MOY. | 8x2 | 12x2 | 8x3 | 12x3 | 10x4 | 8x2 | 12x2 | 8x3 | 12x3 | 10x4 |
| CONF. | 8x3 | 12x3 | 8x4 | 12x4 | 10x4 | 8x3 | 12x3 | 8x4 | 12x4 | 10x4 |
| ENTR. | 8x4 | 12x4 | 8x4 | 12x4 | 8x5 | 8x4 | 12x4 | 8x4 | 12x4 | 10x5 |

## FLEXION DES BRAS BUSTE PENCHÉ

**Parties du corps sollicitées :** arrière et haut du bras
**Muscles sollicités :** triceps

### PHASE 1

**1** Soulevez de terre une paire d'haltères de chaque côté du corps (voir p. 76) et asseyez-vous sur l'extrémité d'un banc, les pieds à plat sur le sol, écartés dans l'alignement des hanches.

**2** Dos plat, abdos. rentrés, penchez-vous en avant à partir de la taille. La tête est dans l'axe de la colonne vertébrale.

**3** Les hanches et les épaules parallèles à l'avant, amenez les poids devant les épaules.

**4** Gardez le haut des bras plaqué au corps et les poignets droits.
Inspirez.

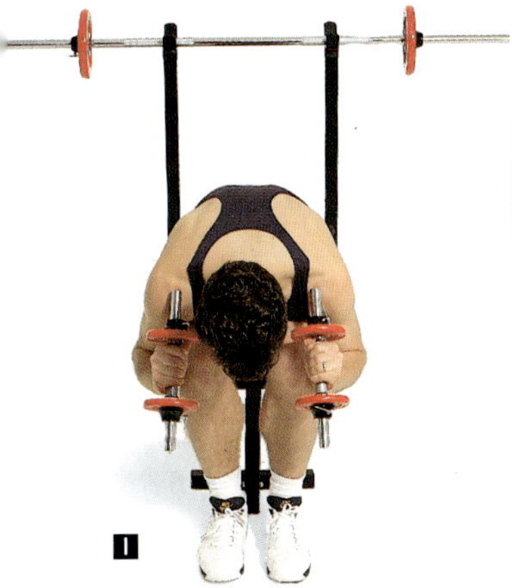

1

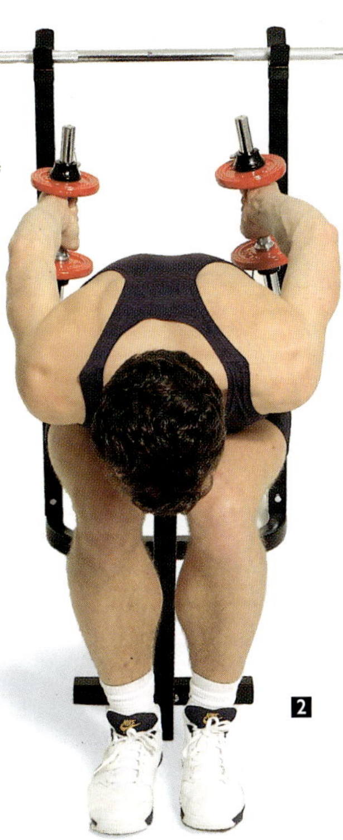

2

### PHASE 2

**5** Expirez en poussant lentement les haltères jusqu'à l'extension complète des bras. Maintenez le haut des bras le long du corps et les coudes en haut.

**6** Tenez cette position un instant puis ramenez les poids vers les épaules.

**Note :** gardez les abdominaux rentrés et restez penché pour éviter la

| | HOMMES | | | | | FEMMES | | | | |
|---|---|---|---|---|---|---|---|---|---|---|
| SEM. | 1–2 | 3–4 | 5–6 | 7–8 | 9–10 | 1–2 | 3–4 | 5–6 | 7–8 | 9–10 |
| DÉB. | – | – | – | – | – | – | – | – | – | – |
| MOY. | 8x2 | 12x2 | 8x3 | 12x3 | 10x4 | 8x2 | 12x2 | 8x3 | 12x3 | 10x4 |
| CONF. | 8x3 | 12x3 | 8x4 | 12x4 | 10x4 | 8x3 | 12x3 | 8x4 | 12x4 | 10x4 |
| ENTR | 8x4 | 12x4 | 8x4 | 12x4 | 8x5 | 8x4 | 12x4 | 8x4 | 12x4 | 10x5 |

## TRICEPS DERRIÈRE LA NUQUE

**Parties du corps sollicitées :** arrière et haut du bras
**Muscles sollicités :** triceps

### PHASE 1

**1** Avec la main droite soulevez de terre un haltère (voir p.76), puis asseyez-vous à cheval sur un banc, les pieds à plat sur le sol.

**2** Gardez le dos droit, la poitrine sortie, les abdominaux rentrés. La tête est dans l'axe de la colonne vertébrale. Posez la main gauche sur la hanche.

**3** Amenez l'haltère sur l'épaule, le poignet reste droit, puis tendez le bras au-dessus de la tête, dans l'axe de l'épaule.

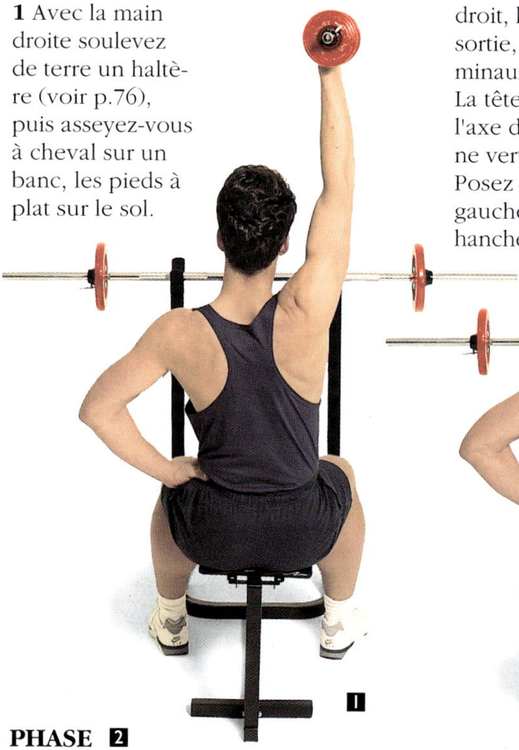

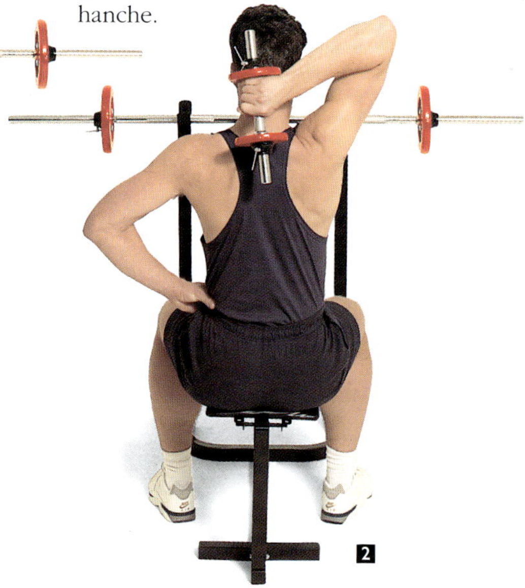

### PHASE 2

**4** Inspirez et abaissez lentement le poids derrière la tête jusqu'au milieu des omoplates.

**5** Gardez l'haltère près du corps et le coude tendu vers le plafond.

**6** Expirez et repoussez le poids vers le haut jusqu'à la position de départ. Le poignet reste droit.

**7** Après avoir accompli une série avec le bras droit, changez de bras.

**CONSEIL DE L'ENTRAÎNEUR**

Cet exercice peut être effectué debout. Cependant, la position assise évite la fatigue du dos.

| | HOMMES | | | | | FEMMES | | | | |
|---|---|---|---|---|---|---|---|---|---|---|
| SEM. | 1–2 | 3–4 | 5–6 | 7–8 | 9–10 | 1–2 | 3–4 | 5–6 | 7–8 | 9–10 |
| DÉB. | – | – | – | – | – | – | – | – | – | – |
| MOY. | – | – | – | – | – | – | – | – | – | – |
| CONF. | 8x3 | 12x3 | 8x4 | 12x4 | 10x4 | 8x3 | 12x3 | 8x4 | 12x4 | 10x4 |
| ENTR. | 8x4 | 12x4 | 8x4 | 12x4 | 8x5 | 8x4 | 12x4 | 8x4 | 12x4 | 10x5 |

## EXTENTION DES TRICEPS À LA POULIE

**Parties du corps sollicitées :** arrière et haut du bras **Muscles sollicités :** triceps

### PHASE 1

**1** Vérifiez la cheville des poids.

**2** Position debout près du câble, dos droit, poitrine sortie, abdominaux rentrés, tête dans l'axe de la colonne vertébrale.

**3** Écartez les pieds dans l'alignement des hanches. Fléchissez légèrement les genoux.

**4** Saisissez la barre mains en pronation écartées de 10-15 cm , les pouces se touchent.

**5** Les poings sont tendus vers l'avant, poignets droits.

**6** Gardez le haut des bras et les coudes plaqués au corps. Essayez de tenir la barre à l'horizontale et près du corps. Inspirez.

### PHASE 2

**7** Expirez en poussant la barre vers le bas jusqu'à l'extension complète des bras. Ne verrouillez pas les coudes.

**8** Essayez de bien contrôler le mouvement sans le saccader.

**9** Tenez cette position un instant puis revenez à la position de départ.

1

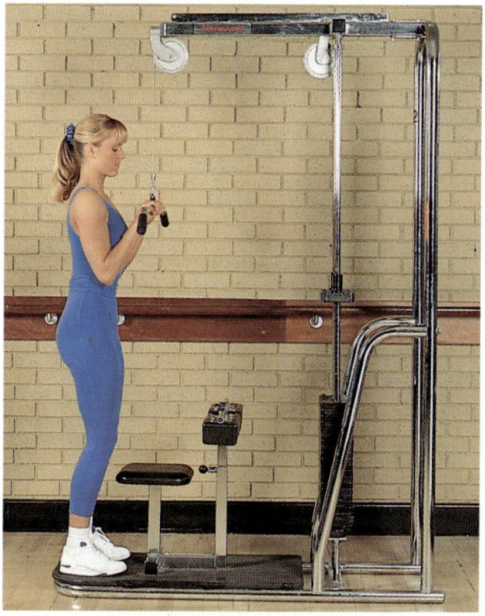

2

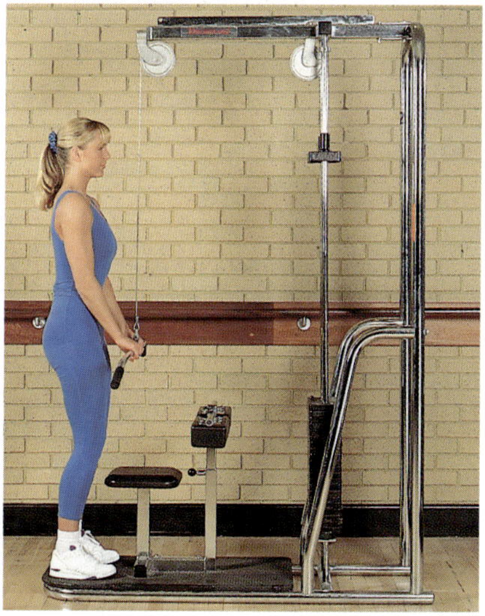

**CONSEIL DE L'ENTRAÎNEUR**

Le mouvement de descente doit être puissant et régulier et non saccadé. Les coudes restent droits pendant tout l'exercice.

| | HOMMES | | | | | FEMMES | | | | |
|---|---|---|---|---|---|---|---|---|---|---|
| SEM. | 1–2 | 3–4 | 5–6 | 7–8 | 9–10 | 1–2 | 3–4 | 5–6 | 7–8 | 9–10 |
| DÉB. | 8x1 | 12x1 | 8x2 | 12x2 | 10x3 | 8x1 | 12x1 | 8x2 | 12x2 | 10x3 |
| MOY. | 8x2 | 12x2 | 8x3 | 12x3 | 10x4 | 8x2 | 12x2 | 8x3 | 12x3 | 10x4 |
| CONF | 8x3 | 12x3 | 8x4 | 12x4 | 10x4 | 8x3 | 12x3 | 8x4 | 12x4 | 10x4 |
| ENTR. | 8x4 | 12x4 | 8x4 | 12x4 | 8x5 | 8x4 | 12x4 | 8x4 | 12x4 | 10x5 |

# FORCE • Les bras

## DIPS AU BANC

**Parties du corps sollicitées :** arrière du haut du bras
**Muscles sollicités :** triceps

### PHASE 1

**1** Position assise sur le côté d'un banc, les mains vers l'avant, de chaque côté du corps.

**2** Dégagez-vous du banc, le dos reste droit, la poitrine sortie, les abdos. rentrés. Vérifiez que la tête est dans l'axe de la colonne vertébrale.

**3** Mettez les jambes en extension devant. Fléchissez les genoux et posez les pieds à plat sur le sol, écartés dans l'alignement des hanches.

### PHASE 2

**4** Inspirez en descendant lentement le corps en ligne droite vers le sol.

**5** Descendez jusqu'à la limite de vos possibilités de force et de flexibilité.

**6** Le dos reste très près du banc : il doit presque le toucher pendant tout l'exercice.

**7** Tenez cette position un instant puis expirez. En utilisant la force des bras (pas les jambes) vous poussez vers le haut jusqu'à la position de départ.

**Note :** vous pouvez utiliser une chaise comme support pour cet exercice. Vérifiez-en la stabilité avant de commencer.

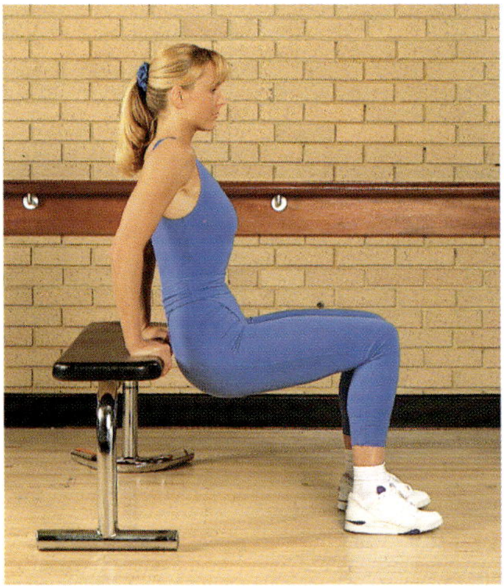

1

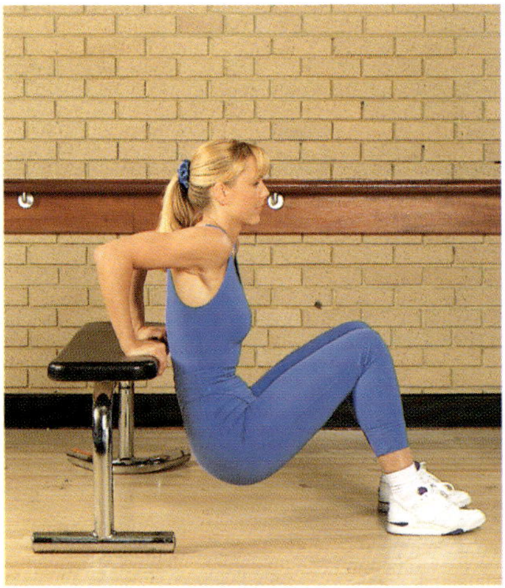

2

**CONSEIL DE L'ENTRAÎNEUR**

Plus les jambes sont éloignées du corps, plus l'exercice devient difficile. Pour une difficulté maximale, posez les pieds sur une chaise ou une cale.

| | HOMMES | | | | | FEMMES | | | | |
|---|---|---|---|---|---|---|---|---|---|---|
| SEM. | 1–2 | 3–4 | 5–6 | 7–8 | 9–10 | 1–2 | 3–4 | 5–6 | 7–8 | 9–10 |
| DÉB. | 8x1 | 12x1 | 8x2 | 12x2 | 10x3 | 8x1 | 12x1 | 8x2 | 12x2 | 10x3 |
| MOY. | 8x2 | 12x2 | 8x3 | 12x3 | 10x4 | 8x2 | 12x2 | 8x3 | 12x3 | 10x4 |
| CONF. | 8x3 | 12x3 | 8x4 | 12x4 | 10x4 | 8x3 | 12x3 | 8x4 | 12x4 | 10x4 |
| ENTR. | 8x4 | 12x4 | 8x4 | 12x4 | 8x5 | 8x4 | 12x4 | 8x4 | 12x4 | 10x5 |

## TRICEPS BARRE AU FOND

**Parties du corps sollicitées :** arrière du haut du bras
**Muscles sollicités :** triceps

### PHASE 1

**1** Soulevez de terre une barre au niveau des cuisses (voir p. 76), puis asseyez-vous sur l'extrémité d'un banc avec le poids posé sur la pliure des hanches.

**2** Position allongée, le dos le plus plat possible sur le banc sans en éliminer la courbe naturelle en S.

**3** Posez les pieds de telle façon que le dos reste plat : sur le sol, sur des poids posés sur le banc, ou sur l'extrémité du banc.

**4** Rentrez les abdominaux et gardez la tête dans l'axe de la colonne vertébrale.

**5** Saisissez la barre mains en pronation, écartées moins que la largeur des épaules, poignets droits.

**6** Poussez la barre jusqu'à l'extension des bras.

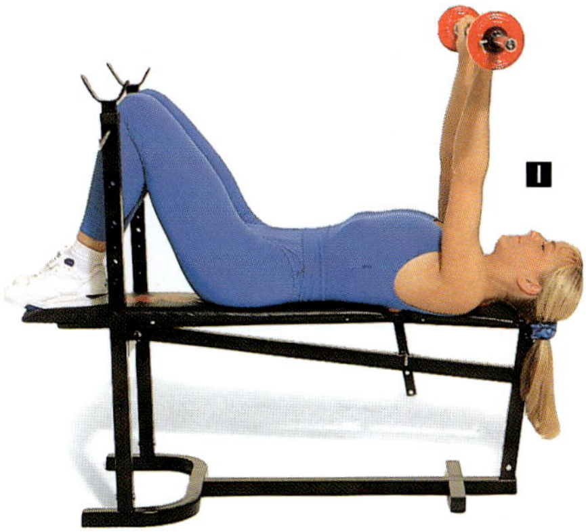

1

### PHASE 2

**7** Inspirez et abaissez lentement la barre sur le front en pliant les coudes, en conduisant avec les poings. Les poignets restent droits.

**8** Tenez cette position un instant, puis expirez en poussant la barre vers le haut jusqu'à l'extension des bras. Les coudes restent verticaux.

**9** Pendant cette phase le dos doit rester appuyé sur le banc.

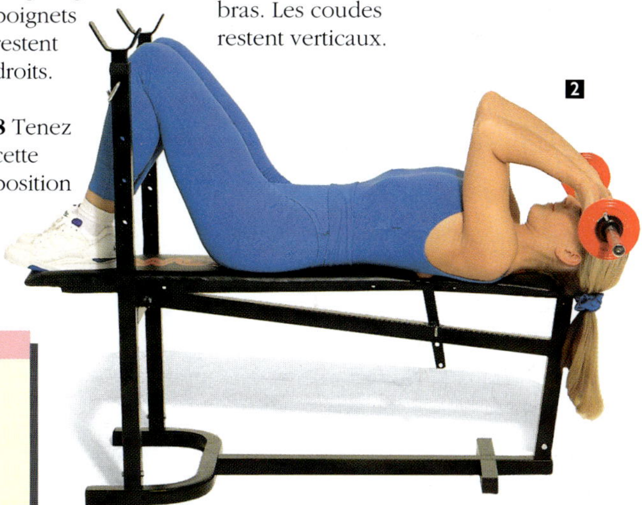

2

**CONSEIL DE SÉCURITÉ**

Lorsque vous vous entraînez en position allongée avec des poids, soyez très prudent. Un partenaire à côté peut vous aider à enlever les poids en cas de difficultés.

| | HOMMES | | | | | FEMMES | | | | |
|---|---|---|---|---|---|---|---|---|---|---|
| SEM. | 1–2 | 3–4 | 5–6 | 7–8 | 9–10 | 1–2 | 3–4 | 5–6 | 7–8 | 9–10 |
| DÉB. | – | – | – | – | – | – | – | – | – | – |
| MOY. | 8x2 | 12x2 | 8x3 | 12x3 | 10x4 | 8x2 | 12x2 | 8x3 | 12x3 | 10x4 |
| CONF. | 8x3 | 12x3 | 8x4 | 12x4 | 10x4 | 8x3 | 12x3 | 8x4 | 12x4 | 10x4 |
| ENTR. | 8x4 | 12x4 | 8x4 | 12x4 | 8x5 | 8x4 | 12x4 | 8x4 | 12x4 | 10x5 |

# FORCE • Les bras

## CRUNCHES • DÉBUTANTS

**Parties du corps sollicitées :** abdomen
**Muscles sollicités :** grand droit

### PHASE 1

**1** En position allongée sur le dos, les genoux fléchis et écartés dans l'alignement des hanches, les pieds posés à plat sur le sol.

**2** Plaquez le bas du dos sur le sol : il ne doit pas être cambré. Les abdominaux sont rentrés.

> **CONSEIL DE SÉCURITÉ**
>
> Contractez les abdominaux avant de monter les épaules pour éviter que la nuque se fatigue. Imaginez que vous tenez une grosse orange sous le menton. Si vous regardez trop haut elle tombera, si vous regardez trop bas vous l'écraserez.

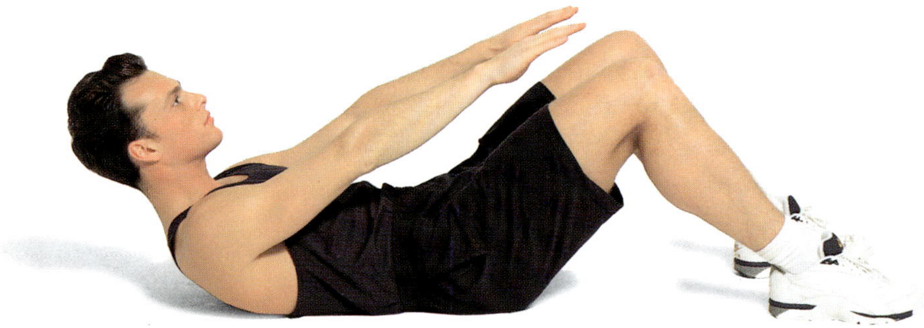

**3** Gardez la tête dans l'axe de la colonne vertébrale et posez les mains sur l'avant des cuisses. Inspirez.

**4** Expirez en décollant lentement les épaules du sol. N'allez pas trop loin. Les abdos sont bien rentrés et la tête est dans l'axe de la colonne vertébrale.

**5** En montant tendez les paumes des mains vers les genoux. Assurez-vous que le bas du dos reste sur le sol et que le mouvement est régulier.

**6** Tenez la position un instant, inspirez en abaissant les épaules sur le sol sans relâcher les abdominaux.

**7** Frôlez le sol avec les épaules puis recommencez.

| | HOMMES | | | | | FEMMES | | | | |
|---|---|---|---|---|---|---|---|---|---|---|
| SEM. | 1–2 | 3–4 | 5–6 | 7–8 | 9–10 | 1–2 | 3–4 | 5–6 | 7–8 | 9–10 |
| DÉB. | 8x1 | 12x1 | 8x2 | 12x2 | 10x3 | 8x1 | 12x1 | 8x2 | 12x2 | 10x3 |
| MOY. | 8x2 | 12x2 | 8x3 | 12x3 | 15x3 | 8x2 | 12x2 | 8x3 | 12x3 | 15x3 |
| CONF. | 12x3 | 15x3 | 20x3 | 25x3 | 30x3 | 10x3 | 12x3 | 16x3 | 20x3 | 25x3 |
| ENTR. | 30x4 | 35x4 | 40x4 | 45x4 | 50x4 | 25x4 | 30x4 | 35x4 | 40x4 | 45x4 |

## CRUNCHES BRAS CROISÉS • MOYENS

**Parties du corps sollicitées :** abdomen
**Muscles sollicités :** grand droit

**PHASE 1**

**1** En position allongée sur le dos, les genoux fléchis et écartés dans l'alignement des hanches, les pieds posés à plat sur le sol.

**2** Plaquez le bas du dos bien dans le sol : il ne doit pas être cambré.

**3** Les abdominaux sont bien rentrés.

**4** Gardez la tête dans l'axe de la colonne vertébrale et croisez les mains sur la poitrine. Inspirez.

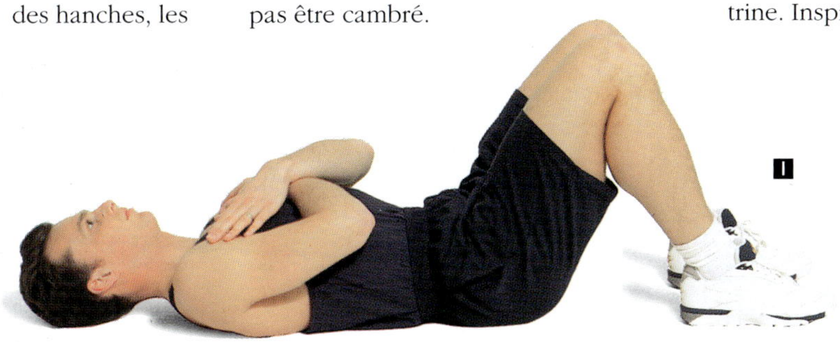

1

**PHASE 2**

**5** Expirez en décollant lentement les épaules du sol. N'allez pas trop loin. Les abdos sont bien rentrés et la tête dans l'axe de la colonne vertébrale.

**6** Tenez la position un instant, inspirez en abaissant les épaules sur le sol sans relâcher les abdominaux.

**7** Frôlez le sol avec les épaules puis recommencez.

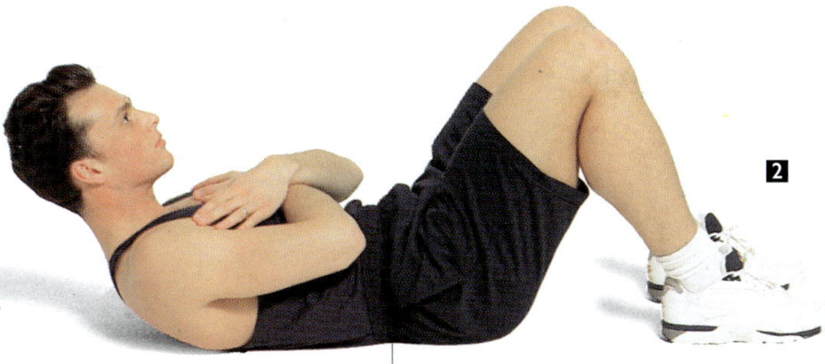

2

Le bas du dos reste au sol

**CONSEIL DE L'ENTRAÎNEUR**

Cet exercice convient également aux confirmés et aux entraînés. Au niveau confirmés, posez les mains sous la tête et suivez les instructions du niveau moyens. Pour les entraînés, posez une main derrière la tête pendant que l'autre tient un poids léger sur la poitrine. Assurez-vous que les coudes restent en arrière pour que l'effort vienne des abdominaux et que vous ne fatiguiez pas la nuque et le cou.

# FORCE • Les abdominaux

**CRUNCHES BRAS SEUL** **Parties du corps sollicitées :** abdomen
**Muscles sollicités :** grand droit, oblique

**1** En position allongée sur le dos, les genoux fléchis et écartés dans l'alignement des hanches, les pieds posés à plat sur le sol.

**2** Plaquez le bas du dos bien dans le sol : il ne doit pas être cambré.

**3** Les abdominaux sont bien rentrés et la tête dans l'axe de la colonne vertébrale.

**4** Appuyez la main droite sur l'arrière de la tête et la main gauche sur la cuisse gauche. Inspirez.

**CONSEIL DE L'ENTRAÎNEUR**

Pour augmenter l'efficacité de cet exercice, essayez de tendre la main plus loin que le genou ou de poser un poids léger sur la poitrine. Gardez les abdominaux contractés.

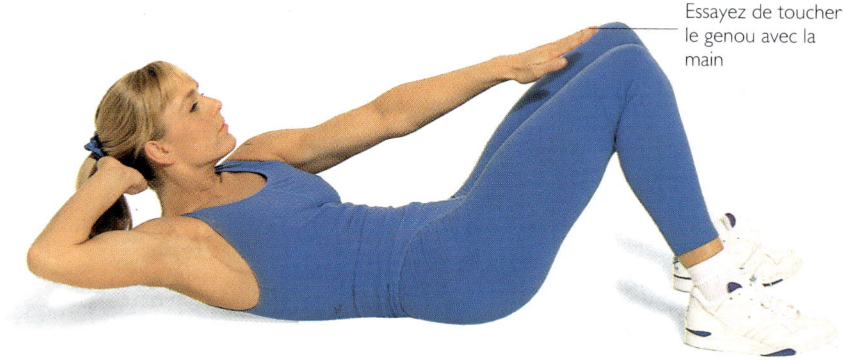

Essayez de toucher le genou avec la main

**5** Expirez en décollant lentement les épaules du sol. Les abdos sont bien rentrés et la tête dans l'axe de la colonne vertébrale.

**6** Faites glisser en même temps la main gauche aussi près du genou que possible. Le bas du dos reste au sol et le coude gauche en arrière.

**7** Tenez la position un instant, inspirez en abaissant les épaules sur le sol sans relâcher les abdominaux.

**8** Frôlez le sol avec les épaules puis recommencez.

**9** Terminez une série puis recommencez avec la main gauche appuyant sur l'arrière de la tête et la main droite qui essaye d'atteindre le genou.

| | HOMMES | | | | | FEMMES | | | | |
|---|---|---|---|---|---|---|---|---|---|---|
| SEM. | 1–2 | 3–4 | 5–6 | 7–8 | 9–10 | 1–2 | 3–4 | 5–6 | 7–8 | 9–10 |
| DÉB. | 8x1 | 12x1 | 8x2 | 12x2 | 10x3 | 8x1 | 12x1 | 8x2 | 12x2 | 10x3 |
| MOY. | 8x2 | 12x2 | 8x3 | 12x3 | 15x3 | 8x2 | 12x2 | 8x3 | 12x3 | 15x3 |
| CONF. | – | – | – | – | – | – | – | – | – | – |
| ENTR. | – | – | – | – | – | – | – | – | – | – |

## ABDOMINAUX À LA MACHINE

**Parties du corps sollicitées :** abdomen
**Muscles sollicités :** grand droit

### PHASE 1

**1** Vérifiez la chevillle des poids ainsi que la hauteur et la profondeur de l'assise (voir p. 75).

**2** Position assise, le dos plaqué contre le dossier, les pieds sous les rouleaux et écartés dans l'alignement des hanches.

**3** Placez les mains dans les sangles prévues à cet effet. Inspirez.

### PHASE 2

**4** Expirez et penchez le tronc en avant en contractant les abdominaux. Contrôlez bien le mouvement. L'effort ne doit pas venir de la nuque ni des bras.

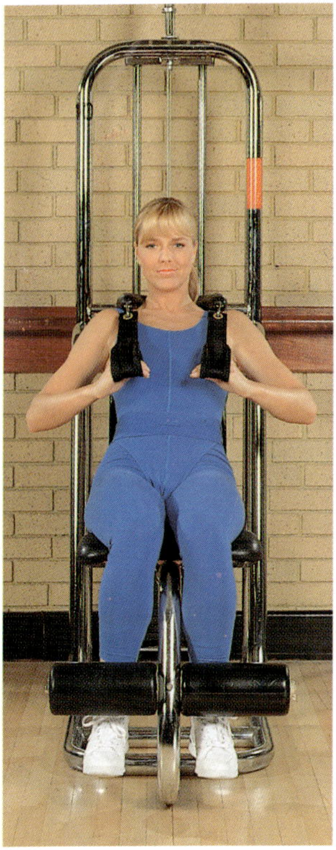

1

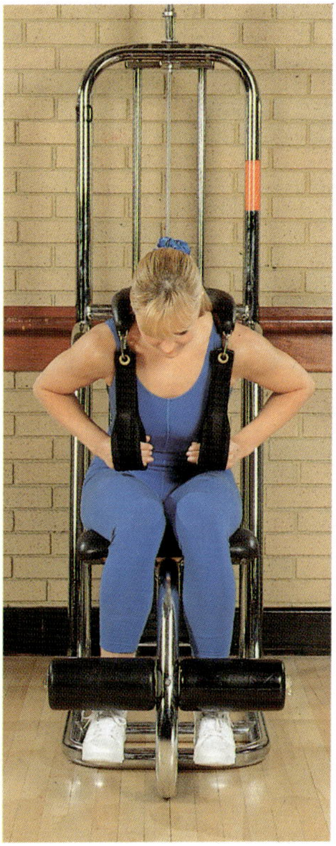

2

**5** Tenez cette position un instant puis revenez lentement dans la position de départ. Prenez votre temps.

| | HOMMES | | | | | FEMMES | | | | |
|---|---|---|---|---|---|---|---|---|---|---|
| SEM. | 1–2 | 3–4 | 5–6 | 7–8 | 9–10 | 1–2 | 3–4 | 5–6 | 7–8 | 9–10 |
| DÉB. | – | – | – | – | – | – | – | – | – | – |
| IMOY. | – | – | – | – | – | – | – | – | – | – |
| CONF. | – | – | – | – | – | – | – | – | – | – |
| ENTR. | 30x4 | 35x4 | 40x4 | 45x4 | 50x4 | 25x4 | 30x4 | 35x4 | 40x4 | 45x4 |

**CONSEIL DE SÉCURITÉ**

Si vos abdominaux sont faibles, vous serez tenté de travailler avec le dos. Pour ne pas le fatiguer, n'effectuez ce mouvement que lorsque vos abdominaux seront assez forts.

# FORCE • Les abdominaux

## DOUBLES CRUNCHES

**Parties du corps sollicitées :** abdomen
**Muscles sollicités :** grand droit (inférieur et supérieur)

**PHASE 1**

**1** En position allongée sur le dos, les jambes serrées, les épaules à plat sur le sol.

**2** Enfoncez le bas du dos dans le sol, il ne doit pas y avoir de cambrure. Serrez bien les abdominaux.

**3** Gardez la tête dans l'axe de la colonne vertébrale.

**4** Placez les mains derrière la tête (en appui sur le crâne). Les coudes sont appuyés sur le sol.

1

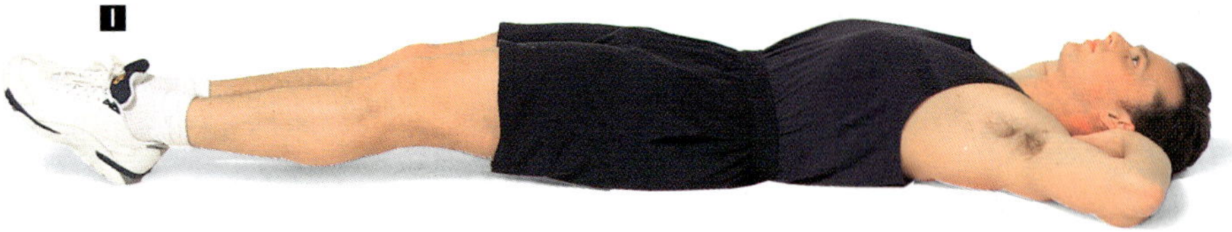

**PHASE 2**

**5** Expirez, pliez les genoux et décollez les épaules du sol. Rapprochez les genoux et le haut du corps. Les orteils en avant, les abdominaux sont bien rentrés.

**6** Tenez cette position un instant puis inspirez en abaissant les jambes et le haut du corps au sol.

**7** Frôlez le sol avec les talons et les épaules, puis recommencez.

2

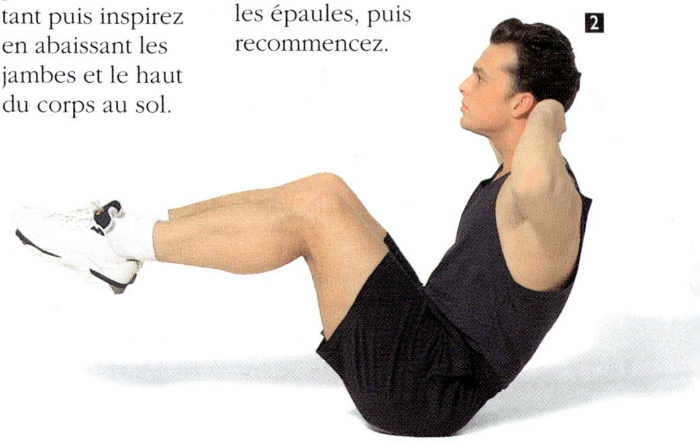

**CONSEIL DE SÉCURITÉ**

C'est un exercice difficile, conseillé aux entraînés dont les abdominaux sont forts.

| | HOMMES | | | | | FEMMES | | | | |
|---|---|---|---|---|---|---|---|---|---|---|
| SEM. | 1–2 | 3–4 | 5–6 | 7–8 | 9–10 | 1–2 | 3–4 | 5–6 | 7–8 | 9–10 |
| DÉB. | – | – | – | – | – | – | – | – | – | – |
| IMOY. | – | – | – | – | – | – | – | – | – | – |
| CONF. | 10x3 | 15x3 | 20x3 | 25x3 | 30x3 | 10x3 | 12x3 | 16x3 | 20x3 | 25x3 |
| ENTR. | 30x4 | 35x4 | 40x4 | 45x4 | 50x4 | 25x4 | 30x4 | 35x4 | 40x4 | 45x4 |

## TRAVAIL DES ABDOMINAUX PARTIE BASSE (RELEVÉS DE JAMBES SUSPENDUES) **Parties du corps sollicitées :** abdomen **Muscles sollicités :** traverses

### CONSEIL DE L'ENTRAÎNEUR

Pour un exercice plus confirmé, suivez les instructions de la phase 1. Contractez les abdominaux et tirez les genoux vers le buste : ne pas balancer. Tenez cette position un instant pour un effet optimal.

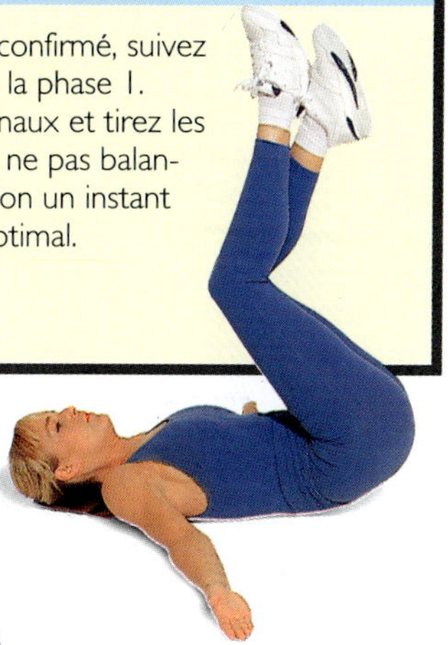

### PHASE 1

**1** En position allongée sur le dos, les genoux fléchis et écartés dans l'alignement des hanches, les pieds posés à plat sur le sol.

**2** Enfoncez le bas du dos bien dans le sol : il ne doit pas être cambré, les abdominaux sont bien rentrés.

**3** Gardez la tête dans l'axe de la colonne vertébrale et placez les bras en extension sur les côtés.

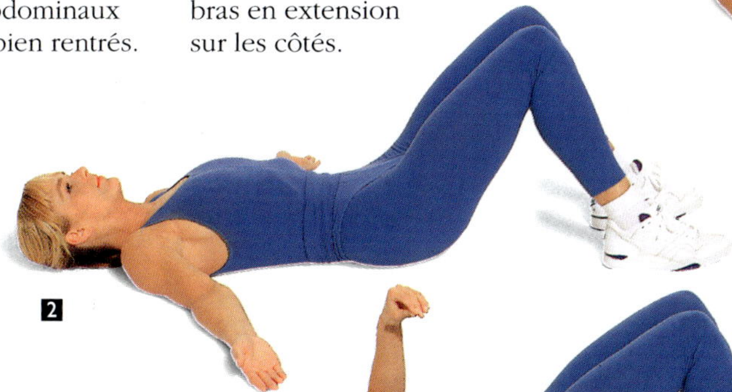

1

2

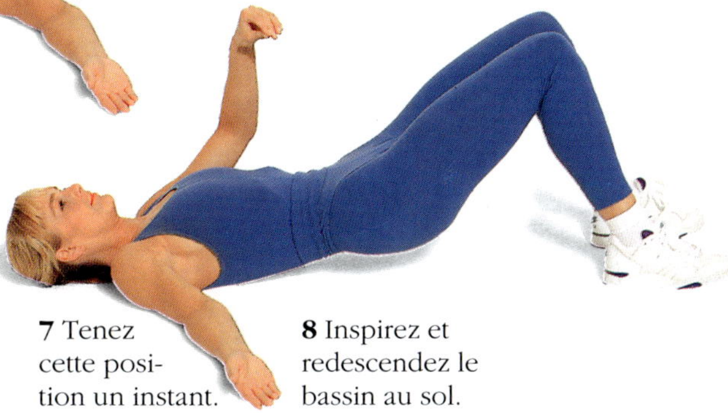

2

**4** Imaginez que vous avez un fil attaché à l'abdomen.

**5** Expirez ; tirez avec la main gauche sur le fil imaginaire pour soulever le bassin. Les abdominaux sont contractés.

**6** Le haut du dos reste sur le sol.

**7** Tenez cette position un instant.

**8** Inspirez et redescendez le bassin au sol.

| | HOMMES | | | | | FEMMES | | | | |
|---|---|---|---|---|---|---|---|---|---|---|
| SEM. | 1–2 | 3–4 | 5–6 | 7–8 | 9–10 | 1–2 | 3–4 | 5–6 | 7–8 | 9–10 |
| DÉB. | 8x1 | 12x1 | 8x2 | 12x2 | 10x3 | 8x1 | 12x1 | 8x2 | 12x2 | 10x3 |
| MOY. | 8x2 | 12x2 | 8x3 | 12x3 | 15x3 | 8x2 | 12x2 | 8x3 | 12x3 | 15x3 |
| CONF. | 12x3 | 15x3 | 20x3 | 25x3 | 30x3 | 10x3 | 12x3 | 16x3 | 20x3 | 25x3 |
| ENTR. | 30x4 | 35x4 | 40x4 | 45x4 | 50x4 | 25x4 | 30x4 | 35x4 | 40x4 | 45x4 |

## CRUNCHES AVEC ÉLÉVATION DU GENOU

**Parties du corps sollicitées :** abdomen
**Muscles sollicités :** grand droit, traverse

**PHASE 1**

**1** En position allongée sur le dos, les genoux fléchis et écartés dans l'alignement des hanches, les pieds posés à plat sur le sol.

**2** Plaquez le bas du dos bien dans le sol : il ne doit pas être cambré, les abdominaux sont bien rentrés.

**3** Gardez la tête dans l'axe de la colonne vertébrale.

**4** Placez les mains derrière la tête (en appui sur le crâne).

**5** Fléchissez le pied droit et levez le jusqu'à ce que les orteils soient à la hauteur du genou. Inspirez.

**CONSEIL DE SÉCURITÉ**

Il est essentiel de contracter les abdominaux fortement avant de décoller les épaules du sol et de les garder serrés pendant tout l'exercice. Sinon vous risquerez de fatiguer la nuque et les épaules. Il est important de garder le bas du dos au sol afin de ne pas le stresser.

1

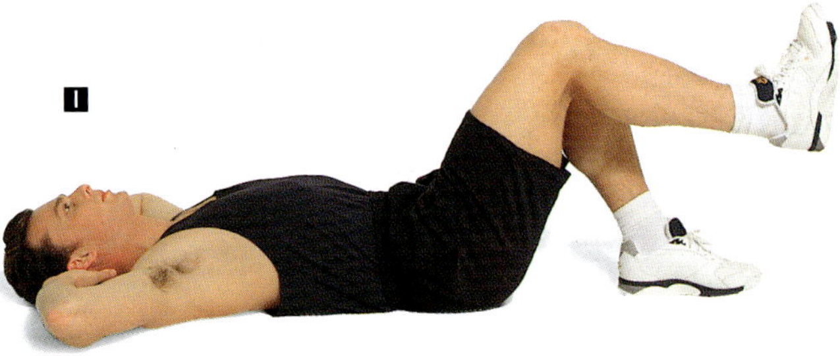

**PHASE 2**

**6** Expirez en décollant lentement les épaules du sol. Les abdos sont bien rentrés et la tête dans l'axe de la colonne vertébrale.

**7** Tirez en même temps le genou droit vers le buste, tout en gardant le bas du dos sur le sol. Les abdominaux supérieurs et inférieurs doivent former une courbe.

**8** Tenez cette position un instant puis inspirez en abaissant les épaules et le genou dans la position de départ.

**9** Frôlez le sol avec les épaules puis recommencez.

2

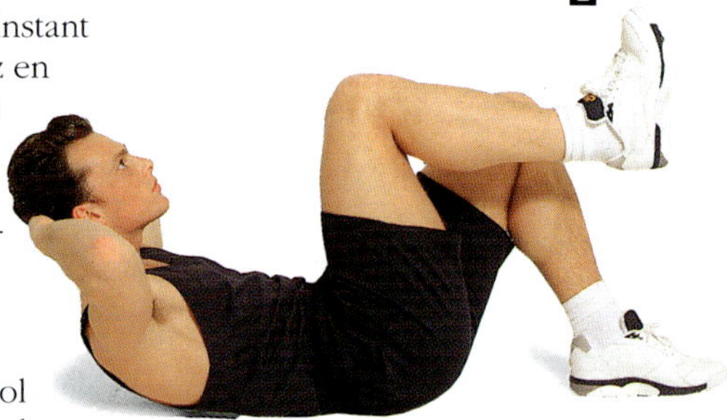

| | HOMMES | | | | | FEMMES | | | | |
|---|---|---|---|---|---|---|---|---|---|---|
| SEM. | 1–2 | 3–4 | 5–6 | 7–8 | 9–10 | 1–2 | 3–4 | 5–6 | 7–8 | 9–10 |
| DÉB. | – | – | – | – | – | – | – | – | – | – |
| MOY. | – | – | – | – | – | – | – | – | – | – |
| CONF. | 10x3 | 15x3 | 20x3 | 25x3 | 30x3 | 10x3 | 12x3 | 16x3 | 20x3 | 25x3 |
| ENTR. | 30x4 | 35x4 | 40x4 | 45x4 | 50x4 | 25x4 | 30x4 | 35x4 | 40x4 | 45x4 |

## TWISTS (RELEVÉS LATÉRAUX)

**Parties du corps sollicitées :** abdomen **Muscles sollicités :** grand oblique

### PHASE 1

**1** En position allongée sur le dos, les genoux fléchis et écartés dans l'alignement des hanches, les pieds posés à plat sur le sol.

**2** Enfoncez le bas du dos bien dans le sol : il ne doit pas être cambré, les abdominaux sont bien rentrés.

**3** Gardez la tête dans l'axe de la colonne vertébrale.

**4** Placez les mains derrière la tête (en appui sur le crâne). Les coudes sont appuyés sur le sol.

**5** Croisez le pied droit sur le genou gauche. Inspirez.

**CONSEIL DE L'ENTRAÎNEUR**

- Pour faciliter l'exercice, tendez le bras droit vers la cuisse gauche.
- Pour le rendre plus difficile, soulevez le pied gauche du sol et posez la cheville sur la cuisse droite au-dessus du genou.

### PHASE 2

**6** Expirez et, en contrôlant bien le mouvement, relevez l'épaule gauche vers le genou droit.

**7** Faites une rotation à partir de la taille en gardant le bas du dos au sol et les abdominaux contractés. En relevant l'épaule gauche gardez le coude droit au sol.

**8** Tenez cette position un instant puis inspirez et descendez le dos au sol. Ne relâchez pas les abdominaux.

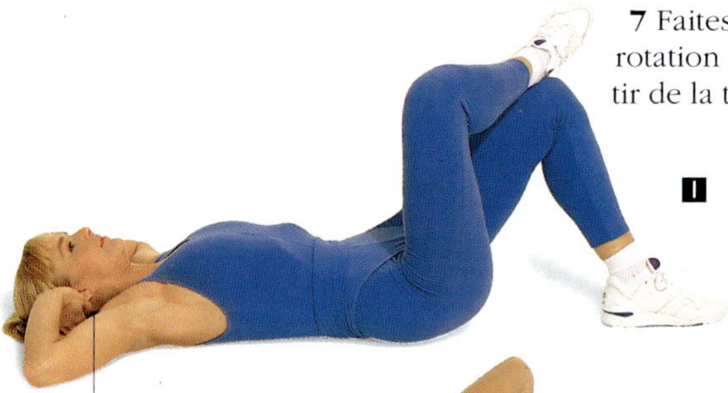

1

Les épaules et la nuque sont relâchées

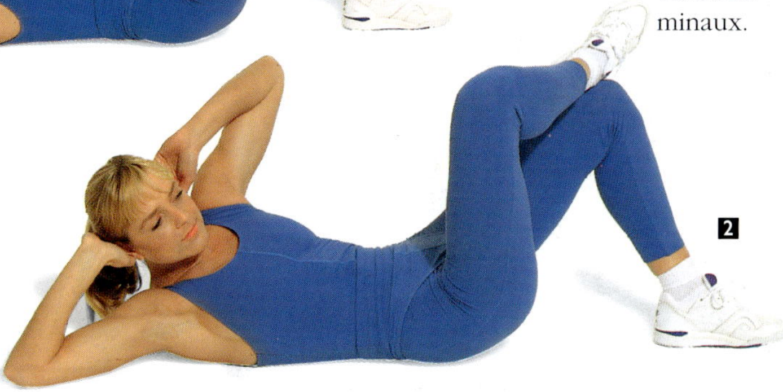

2

**9** Après avoir accompli une série, recommencez en relevant l'épaule droite vers le genou gauche.

| | HOMMES | | | | | FEMMES | | | | |
|---|---|---|---|---|---|---|---|---|---|---|
| SEM. | 1–2 | 3–4 | 5–6 | 7–8 | 9–10 | 1–2 | 3–4 | 5–6 | 7–8 | 9–10 |
| DÉB. | 8x1 | 12x1 | 8x2 | 12x2 | 10x3 | 8x1 | 12x1 | 8x2 | 12x2 | 10x3 |
| MOY. | 8x2 | 12x2 | 8x3 | 12x3 | 15x3 | 8x2 | 12x2 | 8x3 | 12x3 | 15x3 |
| CONF. | 12x3 | 15x3 | 20x3 | 25x3 | 30x3 | 10x3 | 12x3 | 16x3 | 20x3 | 25x3 |
| ENTR. | 30x4 | 35x4 | 40x4 | 45x4 | 50x4 | 25x4 | 30x4 | 35x4 | 40x4 | 45x4 |

## BICYCLETTE (PÉDALAGE)

**Parties du corps sollicitées :** abdomen
**Muscles sollicités :** grand droit, grand oblique

### PHASE 1

**1** En position allongée sur le dos, les genoux fléchis et écartés dans l'alignement des hanches, les pieds posés à plat sur le sol.

**2** Plaquez le bas du dos bien dans le sol : il ne doit pas être cambré, les abdominaux sont bien rentrés.

**3** Gardez la tête dans l'axe de la colonne vertébrale.

**4** Placez les mains derrière la tête (en appui sur le crâne). Les coudes sont appuyés sur le sol.

**5** Expirez et, en contrôlant bien le mouvement, tirez le genou gauche vers le buste (gardez les abdominaux serrés et les orteils en flexion).

**6** Relevez en même temps l'épaule droite et touchez le genou gauche avec le coude.

**7** Effectuez ce mouvement en montant aussi haut que possible et gardez les muscles serrés. Inspirez et abaissez l'épaule et le genou.

**8** Lorsque vous êtes presque revenu à la position de départ, répétez les points 5, 6 et 7 en rapprochant le genou droit et l'épaule gauche. Ne relâchez pas les abdominaux.

**9** Le mouvement doit être régulier et bien contrôlé pour que les pieds et les épaules ne touchent pas le sol.

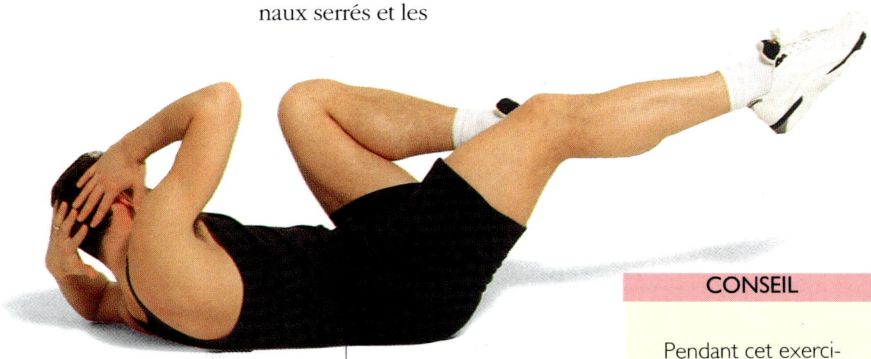

Les abdominaux sont contractés pendant que les bras et les jambes travaillent.

**CONSEIL**

Pendant cet exercice le bas du dos doit rester bien plaqué au sol et les muscles des abdominaux contractés (ils soutiennent le tronc) pour éviter la fatigue du dos, de la nuque et des épaules.

| | HOMMES | | | | | FEMMES | | | | |
|---|---|---|---|---|---|---|---|---|---|---|
| SEM. | 1–2 | 3–4 | 5–6 | 7–8 | 9–10 | 1–2 | 3–4 | 5–6 | 7–8 | 9–10 |
| DÉB. | 8x1 | 12x1 | 8x2 | 12x2 | 10x3 | 8x1 | 12x1 | 8x2 | 12x2 | 10x3 |
| MOY. | 8x2 | 12x2 | 8x3 | 12x3 | 15x3 | 8x2 | 12x2 | 8x3 | 12x3 | 15x3 |
| CONF. | 12x3 | 15x3 | 20x3 | 25x3 | 30x3 | 10x3 | 12x3 | 16x3 | 20x3 | 25x3 |
| ENTR. | 30x4 | 35x4 | 40x4 | 45x4 | 50x4 | 25x4 | 30x4 | 35x4 | 40x4 | 45x4 |

## TWISTS ALTERNÉS

**Parties du corps sollicitées :** abdomen
**Muscles sollicités :** grand droit, grand oblique

### PHASE 1

**1** En position allongée sur le dos, les genoux fléchis et écartés à la largeur des hanches, les pieds posés à plat sur le sol.

**2** Enfoncez le bas du dos bien dans le sol : il ne doit pas être cambré, les abdominaux sont bien rentrés.

**3** Gardez la tête dans l'axe de la colonne vertébrale.

**4** Placez les mains derrière la tête (en appui sur le crâne) et inspirez.

**5** Expirez et relevez, lentement en contrôlant le mouvement, le haut du corps (comme pour les "crunches" p. 141).

### PHASE 2

**6** Respirez normalement et tenez la position puis effectuez une rotation du haut du corps vers le genou droit (comme pour un twist p. 147).

**7** Gardez les abdominaux contractés, tenez la position un instant, puis en conduisant avec le buste effectuez à nouveau une rotation du haut du corps vers le milieu.

### PHASE 3

**8** Tenez cette position un instant (crunch) puis effectuez une rotation du haut du corps vers le genou gauche (twist).

**9** Tenez la position un instant puis tournez le haut du corps à nouveau vers le milieu.

**10** Les abdominaux sont toujours contractés lorsqu'en inspirant vous redescendez lentement au sol.

**Note :** c'est un exercice difficile. Les mouvements doivent être bien contrôlés.

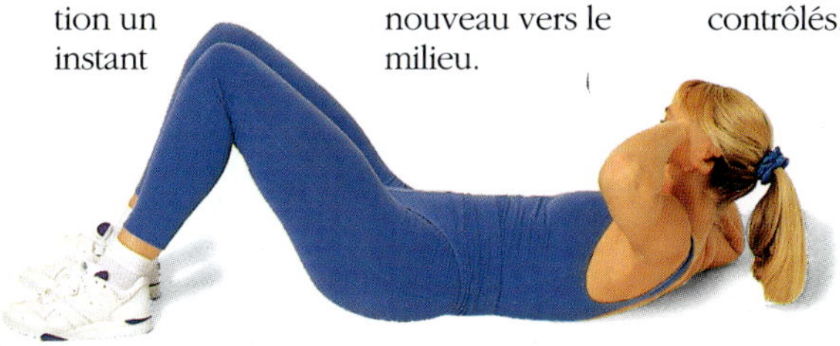

1

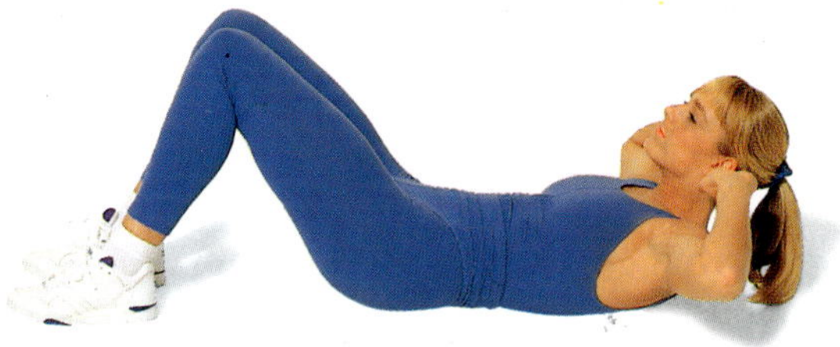

2

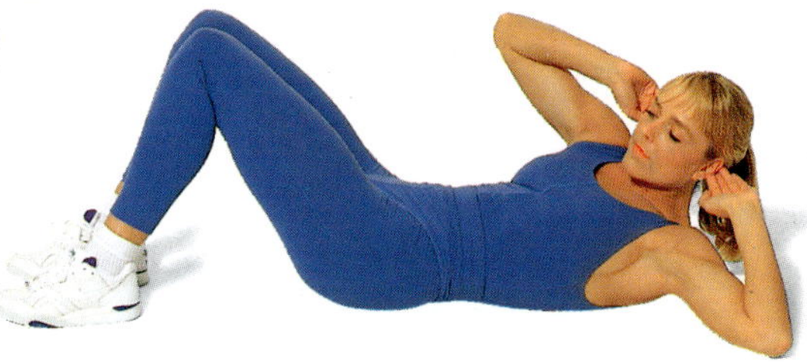

3

| | HOMMES | | | | | FEMMES | | | | |
|---|---|---|---|---|---|---|---|---|---|---|
| SEMAINES | 1–2 | 3–4 | 5–6 | 7–8 | 9–10 | 1–2 | 3–4 | 5–6 | 7–8 | 9–10 |
| DÉB. | – | – | – | – | – | – | – | – | – | – |
| MOY. | – | – | – | – | – | – | – | – | – | – |
| CONF. | – | – | – | – | – | – | – | – | – | – |
| ENTR. | 30x4 | 35x4 | 40x4 | 45x4 | 50x4 | 25x4 | 30x4 | 35x4 | 40x4 | 45x4 |

C'est vers l'âge de dix ans que l'on est le plus souple; ensuite année après année l'ampleur des mouvements diminue, car les muscles et les tendons des articulations ont tendance à se raccourcir. Les personnes qui vieillissent le mieux et dont la souplesse reste bonne sont celles qui font régulièrement de l'exercice, pratiquent un sport, font du yoga ou du stretching.

## POURQUOI LE STRETCHING (ÉTIREMENTS)

Le stretching aide à allonger les muscles et les tendons, et à les rendre plus souples. À plus long terme, la pratique régulière du stretching vous permet de garder une bonne mobilité. Avec l'âge, les articulations ont tendance à se raidir. Le manque de mouvement favorise l'épaississement des tissus et réduit donc l'ampleur des mouvements.

Les régions les plus touchées sont les genoux, le bas du dos, les hanches, les doigts et les orteils. Maintenir la souplesse des tissus articulaires permet de ralentir les phénomènes de dégénérescence tels que l'ostéoporose ou le rhumatisme articulaire.

Le stretching a l'avantage sur la pratique du sport, de mobiliser tout le corps. On peut en effet pratiquer certains sports malgré un manque de souplesse, mais vous risquez de compenser un mouvement incomplet en stressant une autre partie du corps. À long terme, et même quelquefois à court terme, ceci peut être traumatisant. Votre but est de devenir parfaitement souple, que vous en ayez besoin ou non, pour la pratique de tel ou tel sport.

## COMMENT FAIRE DU STRETCHING (ÉTIREMENTS)

Il est indispensable de s'échauffer avant de commencer, soit en marchant, en courant, en sautant ou en faisant des exercices (voir pp. 36-37).

En vous étirant, vous devez ressentir un léger inconfort. Si vous maintenez la position, cette sensation diminue. Il devient alors plus facile d'amplifier légèrement le mouvement (sans jamais forcer).

Si vous sentez que le muscle a tendance à trembler au moment de la relaxation, arrêtez jusqu'à ce que la sensation disparaisse. Vos muscles n'étaient peut-être pas assez chauds, ou l'entraînement des jours précédents était trop dur et les muscles se sont durcis. Ne vous balancez pas pour obtenir le "petit plus", cela soumet vos muscles à un stress trop important.

Concentrez-vous surtout sur l'étirement des muscles sans forcer les articulations pour ne pas fatiguer les ligaments. Arrêtez-vous, rectifiez la position et recommencez.

## CHRONOMÉTREZ VOS ÉTIREMENTS

Pour savoir combien de temps il faut maintenir un étirement, vous devez en comprendre le mécanisme. Quand vous étirez un muscle, vous entraînez un réflexe de contraction involontaire (sentiment d'inconfort) qui limite l'ampleur de l'étirement. Après environ six secondes, le réflexe inverse se déclenche pour protéger le muscle d'une tension trop grande.

Pour avoir de l'effet sur le muscle il faut donc maintenir la position un peu plus de six secondes (8 à 10 pour être sûr). Au fur et à mesure que votre souplesse augmente, le réflexe est plus long à se déclencher et vous devez alors maintenir la position plus longtemps (au moins 20 à 30 secondes). C'est le point à partir duquel les muscles commencent à se développer ou à allonger. Les programmes de forme comprennent des étirements courts et des étirements longs.

Il faut éviter de se balancer pendant un étirement pour amplifier le mouvement. Des balancements rapides déclenchent un réflexe de contraction qui permet au muscle de ne se rallonger que pendant 1 à 2 secondes et en augmentent progressivement la contraction. Les balancements peuvent aussi causer de minuscules déchirements des fibres musculaires. À la longue, les tissus cicatrisés deviennent moins souples et diminuent l'ampleur des mouvements autour des articulations, ce qui est l'effet inverse de celui recherché.

**À FAIRE ET À ÉVITER**

**1** Faites des étirements à chaque fois que vous faites de l'exercice, pendant l'échauffement avant la séance, et pendant la période de récupération de l'exercice principal de votre série.

**2** Vérifiez votre position à chaque fois. Beaucoup de gens trouvent le stretching difficile. Prenez votre temps et soyez sûr d'avoir une bonne technique.

**3** Essayez de vous étirer le soir, lorsque le corps est détendu. Mais ce n'est pas indispensable, et il vaut mieux faire ses étirements le matin que pas du tout.

**4** Ne vous préoccupez pas de la souplesse des autres, concentrez-vous sur vous même.

**5** Soyez détendu, profitez de votre séance.

**6** Échauffez-vous suffisamment. Vérifiez la température de la pièce et ayez toujours un vêtement à mettre en fin de séance.

**7** Tenez toujours la position pendant 8-10 secondes pour obtenir l'étirement du muscle. Pour en augmenter la longueur, tenez jusqu'à 20-30 secondes.

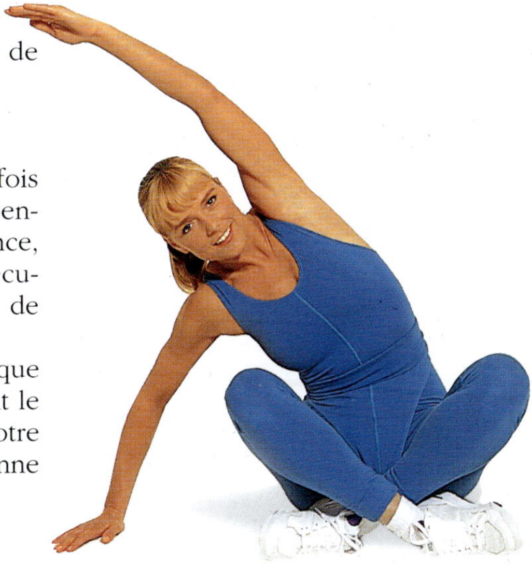

## ÉTIREMENT DU COU

**Parties du corps sollicitées :** cou
**Muscles sollicités :** sterno-cléido-mastoïdien

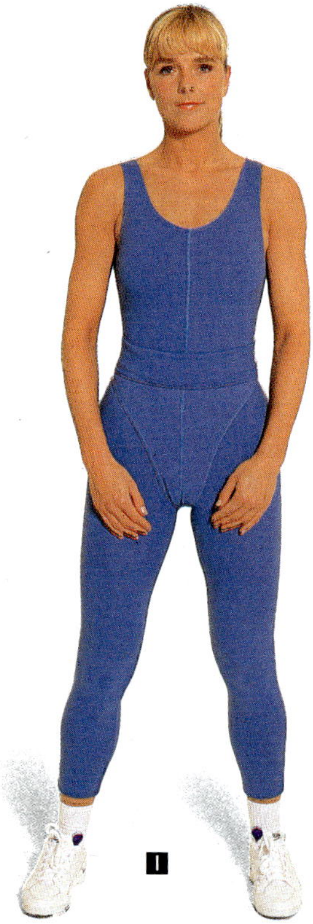

1

Respirez normalement pendant tout l'exercice.

**PHASE 1**
**1** Position debout, dos droit, poitrine sortie, abdominaux rentrés. Basculez les hanches vers l'avant.

**2** Écartez les pieds dans l'alignement des hanches et fléchissez légèrement les genoux.

**3** Relâchez les épaules et gardez la tête dans l'axe de la colonne vertébrale.

**PHASE 2**
**4** Dirigez lentement l'oreille gauche vers l'épaule gauche : ne bougez pas l'épaule. Tenez la position.

**5** Répétez en rapprochant l'oreille droite de l'épaule droite.

**Note :** cet étirement et celui de la page 153 s'effectuent également en position assise.

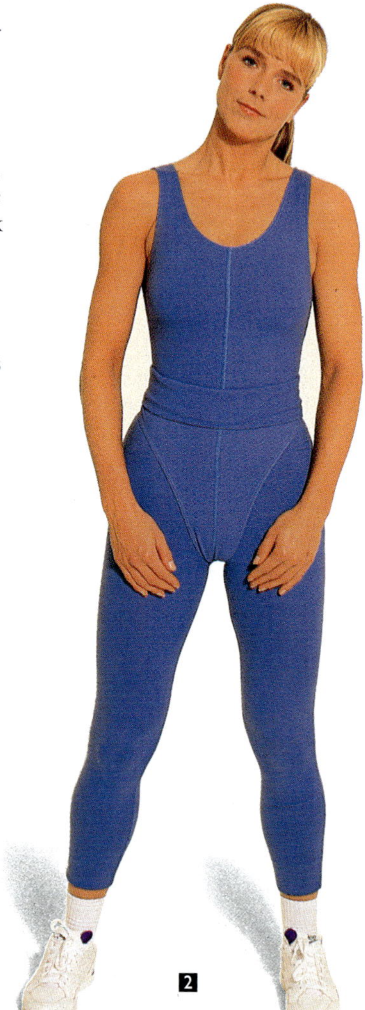

2

### CONSEIL DE L'ENTRAÎNEUR

Pour prolonger cet étirement, posez la main gauche sur l'oreille droite et poussez la tête doucement vers l'épaule droite.

## ÉTIREMENT DU COU ET DE L'ÉPAULE

**Parties du corps sollicitées :** cou, épaules
**Muscles sollicités :** sterno-cléido-mastoïdien, deltoïdes externes

Respirez normalement pendant tout l'exercice.

**PHASE 1**

**1** Position debout, dos droit, poitrine sortie, abdominaux rentrés.

**2** Écartez les pieds dans l'alignement des hanches et fléchissez légèrement les genoux.

**3** Relâchez les épaules et gardez la tête dans l'axe de la colonne vertébrale. Mettez les mains derrière le dos.

**PHASE 2**

**4** Saisissez le poignet gauche avec la main droite. Dirigez l'oreille droite vers l'épaule droite.

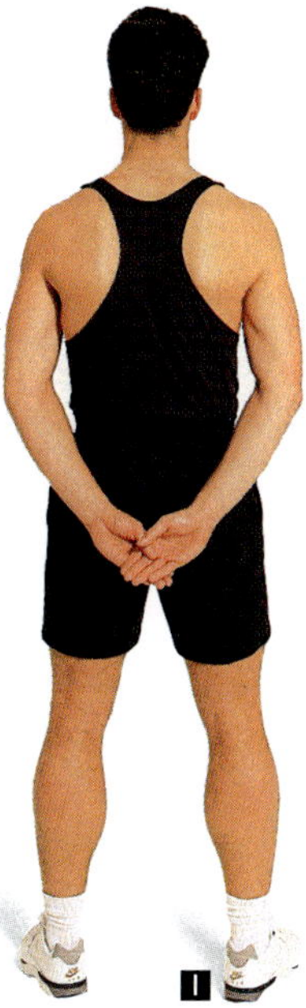

1

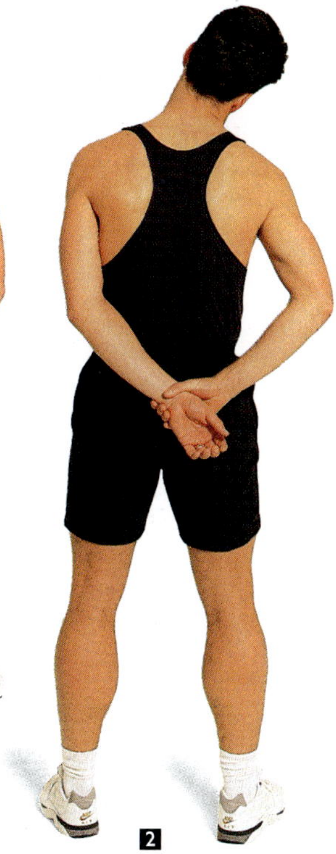

2

**5** Tirez le poignet gauche vers le bas jusqu'à ce que vous sentiez une tension dans le cou. Restez un certain temps dans cette position.

**6** Lâchez le poignet puis relâchez le cou. Répétez en dirigeant l'oreille gauche vers l'épaule gauche.

**Note :** ceci est un étirement important pour le cou. Faites attention en tirant sur le poignet.

### AVERTISSEMENT : LES ÉTIREMENTS DU COU À ÉVITER

✗ N'essayez pas de poser les pieds derrière la tête. Cet exercice que l'on appelle «la charrue» provoque une extension trop importante des muscles du cou et peut ainsi blesser la colonne vertébrale.

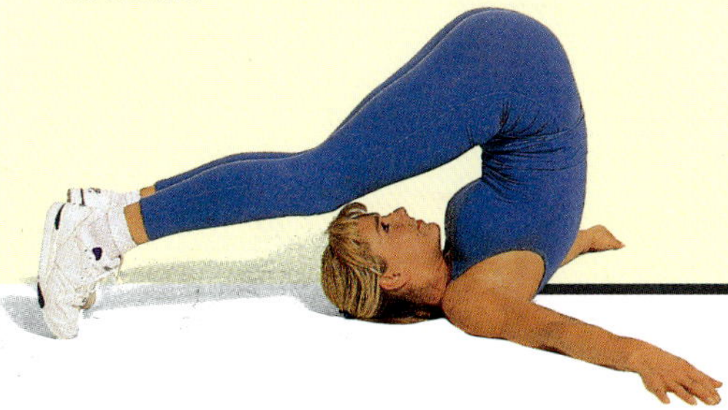

✗ Ne jetez jamais la tête brusquement en arrière pour étirer la nuque. La tension sur les vertèbres cervicales sera trop forte et pourra provoquer des lésions de la moelle épinière.

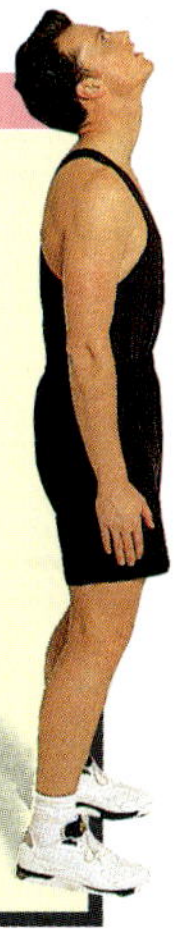

# SOUPLESSE • Les épaules

## ÉTIREMENT DES BRAS

**Parties du corps sollicitées :** épaules, dos, côtés du tronc
**Muscles sollicités :** deltoïdes postérieurs, grand dorsal, obliques

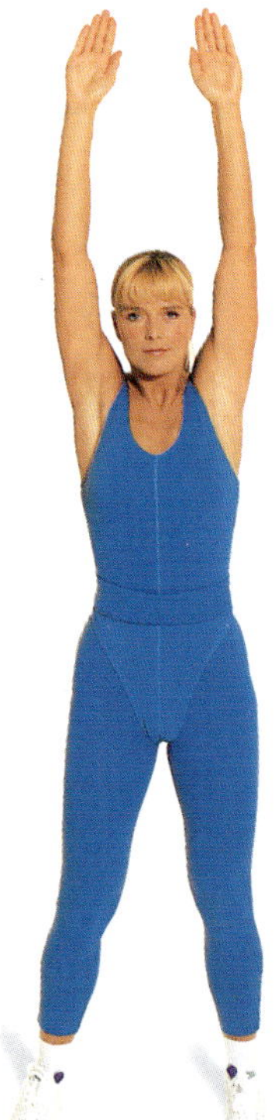

1

Respirez normalement pendant tout l'exercice.

### PHASE 1

**1** Position debout, dos droit, poitrine sortie, abdominaux rentrés. Basculez les hanches vers l'avant.

**2** Écartez les pieds à la largeur des hanches et fléchissez légèrement les genoux. Gardez la tête dans l'axe de la colonne vertébrale.

**3** Soulevez la cage thoracique et relevez les bras au-dessus de la tête aussi loin que vous pouvez.

### CONSEIL DE L'ENTRAÎNEUR

• Si vous êtes débutant, il vous sera plus facile d'appuyer les paumes l'une contre l'autre sans croiser les poignets.

• Pour augmenter l'effet de cet étirement, tirez les bras légèrement en arrière.

### PHASE 2

**4** Croisez les poignets et posez les paumes l'une contre l'autre. Tenez la tête et le cou en haut, regardez en avant. Tenez la position.

**5** Répétez avec les poignets croisés dans le sens opposé.

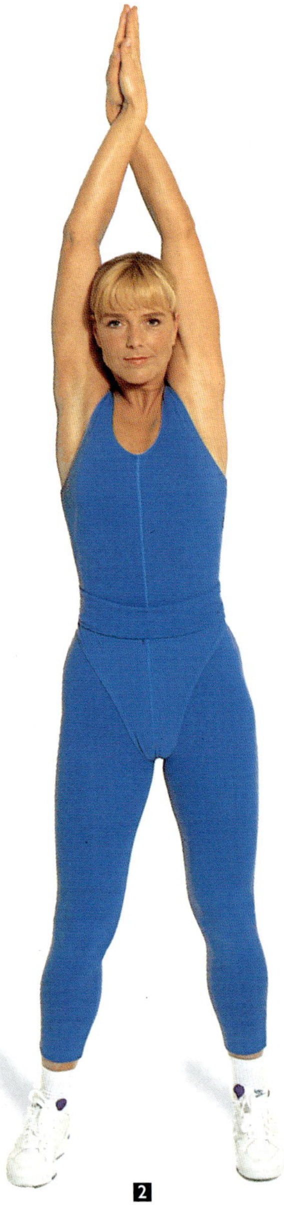

2

## ÉTIREMENT LATÉRAL DES BRAS

**Parties du corps sollicitées :** épaules, dos, buste, tronc
**Muscles sollicités :** deltoïdes externes, deltoïdes postérieurs, grand dorsal, obliques

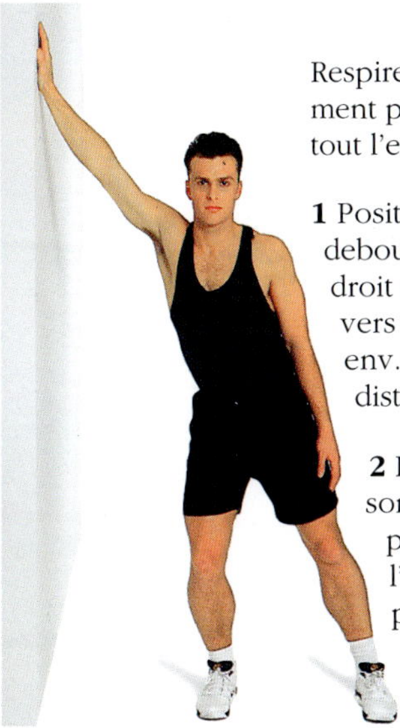

Respirez normalement pendant tout l'exercice.

**1** Position debout, côté droit du corps vers un mur à env. 60 cm de distance.

**2** Les hanches sont parallèles à l'avant, les pieds écartés dans l'alignement des hanches.

**3** Le dos est droit, la poitrine sortie et les abdominaux rentrés. Assurez-vous que la tête est dans l'axe de la colonne vertébrale.

**4** Tendez le bras droit le plus haut possible sur le mur et appuyez-y la paume de la main.

**5** En gardant le bras dans l'axe de l'épaule, poussez l'aisselle vers le mur. Tenez la position.

**6** Tournez-vous du côté gauche et répétez.

**Attention :** Pour obtenir l'étirement du muscle tenez la position pendant 8-10 secondes, pour en augmenter la longueur, tenez jusqu'à 20-30 secondes.

## ÉTIREMENT FRONTAL DES BRAS

**Parties du corps sollicitées :** épaules, dos
**Muscles sollicités :** deltoïdes postérieurs, grand dorsal

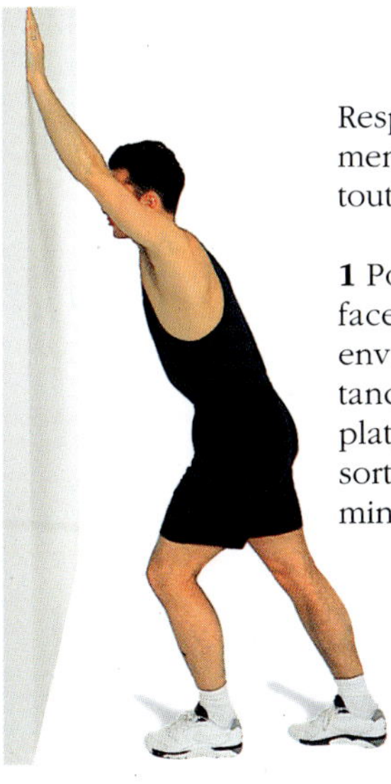

Respirez normalement pendant tout l'exercice.

**1** Position debout, face à un mur à env. 60 cm de distance. Le dos est plat, la poitrine sortie, les abdominaux rentrés.

**2** Gardez la tête dans l'axe de la colonne vertébrale et reculez d'un pas avec le pied droit.

**3** Tendez le bras gauche vers le haut du mur et appuyez-y la paume.

**4** Tendez le bout des doigts plus haut et poussez l'aisselle vers le mur. Tenez la position.

**5** Répétez avec le bras droit, le pied gauche en arrière.

**CONSEIL DE L'ENTRAÎNEUR**

Pour augmenter l'effet de cet étirement, vous utiliserez les deux bras en même temps, ou vous vous éloignerez plus du mur.

# SOUPLESSE • Les épaules

## ÉTIREMENT DES ÉPAULES ASSIS

**Parties du corps sollicitées :** épaules, buste, avant-
**Muscles sollicités :** deltoïdes antérieurs, pectoraux, brachial

Respirez normalement pendant tout l'exercice.

### PHASE 1

**1** Position assise, les jambes en extension devant vous les pieds joints, les orteils vers le haut.

**2** Le dos est droit, la poitrine sortie et les abdominaux rentrés. Assurez-vous que la tête est dans l'axe de la colonne vertébrale.

**3** Placez les mains sur le sol derrière le dos, paumes des mains à plat, les doigts tournés vers l'extérieur. Ne verrouillez pas les coudes.

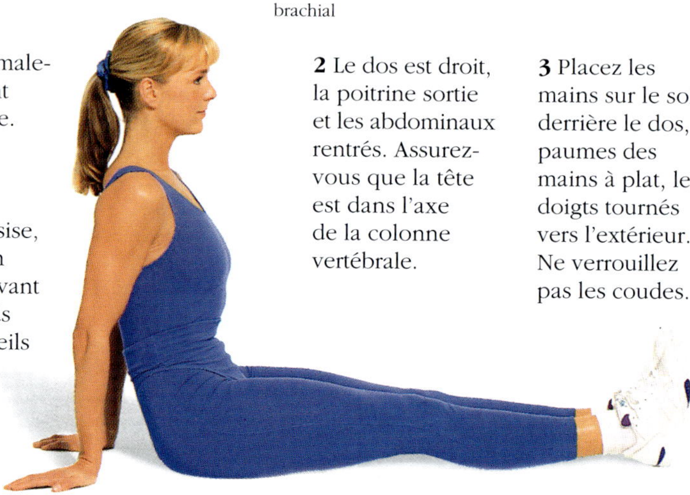

1

### PHASE 2

**4** Déplacez les mains aussi loin que possible vers l'arrière. Pliez légèrement les coudes.

**5** Lorsque vous sentez une tension dans les épaules, tenez la position.

**CONSEIL DE L'ENTRAÎNEUR**

Plus facile : pliez les genoux et écartez les pieds dans l'alignement des hanches et en les posant à plat sur le sol.

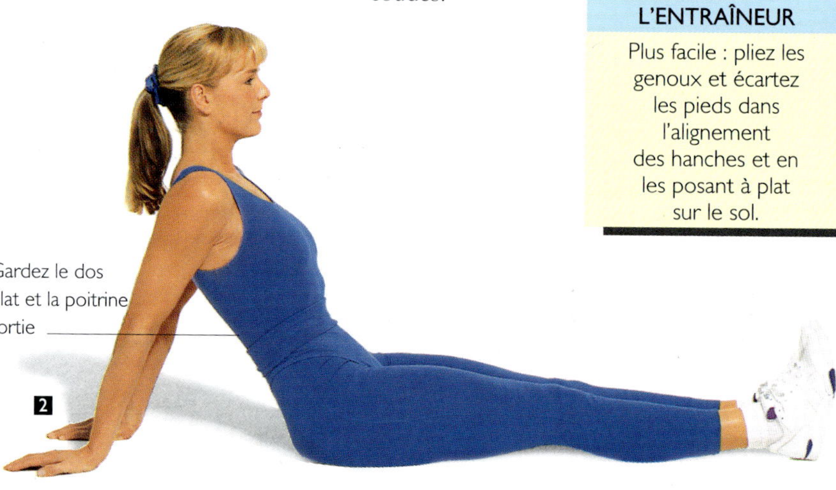

Gardez le dos plat et la poitrine sortie

2

## ÉTIREMENT À GENOUX (FAIRE LE CHAT)

**Parties du corps sollicitées :** épaules, côtés **Muscles sollicités :** deltoïdes postérieurs, obliques

Respirez normalement pendant tout l'exercice.

### PHASE 1

**1** Position à quatre pattes, les genoux écartés dans l'alignement des hanches, le dos plat, les abdominaux rentrés, la tête dans l'axe de la colonne vertébrale.

**2** Tendez les bras en avant, les paumes des mains posées à plat sur le sol.

> **CONSEIL DE L'ENTRAÎNEUR**
>
> Pour augmenter l'étirement et ne pas stresser les genoux, évitez de poser les fesses sur les talons.

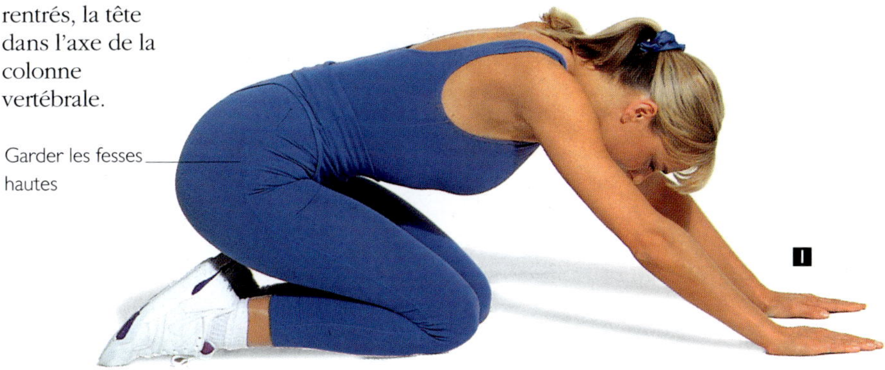


### PHASE 2

**3** Poussez lentement les aisselles vers le sol en tendant les bras en avant, le plus loin possible. Gardez la tête en bas.

**4** Lorsque vous sentez une légère tension dans les épaules tenez la position.

**Note :** cet étirement est plus facile en position debout en tendant les bras le plus haut possible.

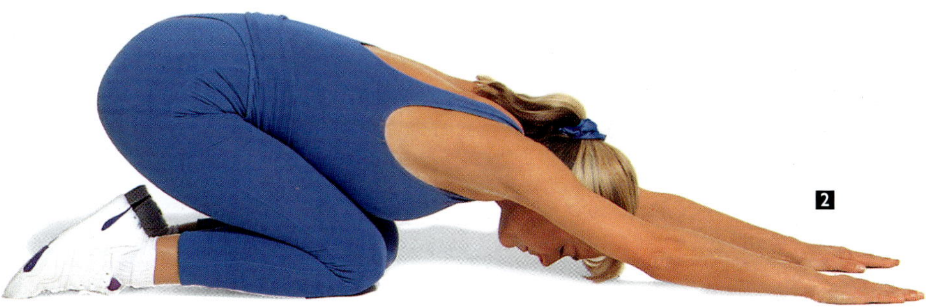

# SOUPLESSE • Les bras

## ÉTIREMENT DES TRICEPS DERRIÈRE LA NUQUE

**Parties du corps sollicitées :** arrière des bras
**Muscles sollicités :** triceps

### PHASE 1

**1** Position debout, dos droit, poitrine sortie, abdominaux rentrés. Basculez les hanches vers l'avant.

**2** Écartez les pieds dans l'alignement des hanches et fléchissez légèrement les genoux. Gardez la tête dans l'axe de la colonne vertébrale.

**3** Inspirez et tendez le bras gauche en pliant le coude. Abaissez la main en arrière entre les omoplates. Gardez la main près du corps.

### PHASE 2

**4** Pendant cette phase respirez normalement. Placez la main droite sur le coude gauche que vous dirigez vers le milieu du corps.

**5** Gardez la tête haute et tenez la position.

**6** Répétez en dirigeant le coude droit avec la main gauche.

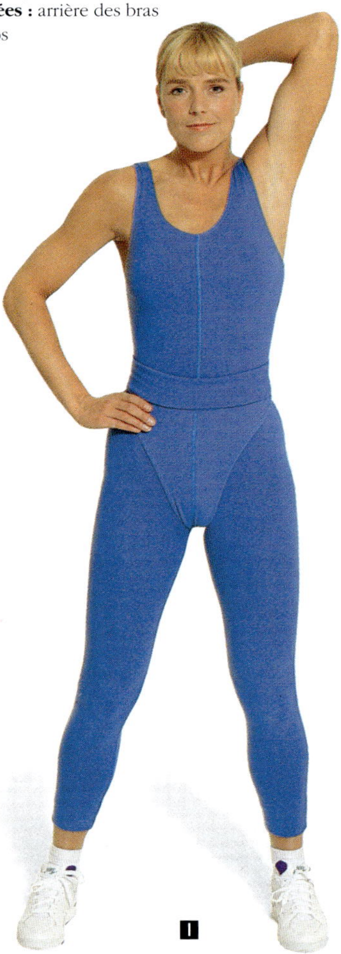

1

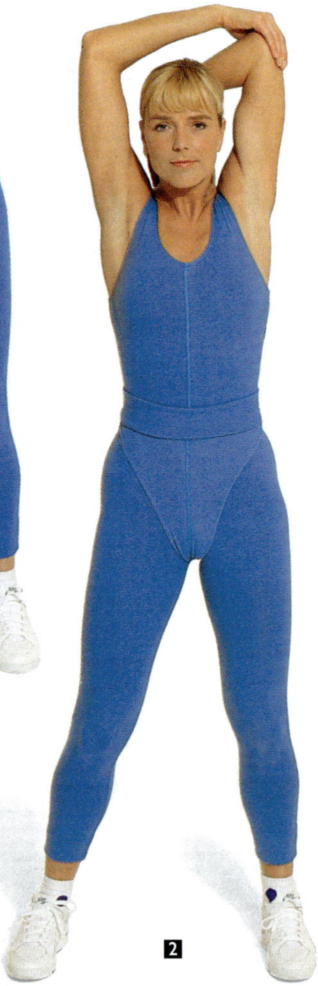

2

**CONSEIL DE L'ENTRAÎNEUR**

Une variante plus facile s'effectue en plaçant la main droite sur l'arrière du haut du bras en le poussant en arrière.

**Attention :**
Pour obtenir l'étirement du muscle tenez la position pendant 8-10 secondes, pour en augmenter la longueur, tenez jusqu'à 20-30 secondes.

## ÉTIREMENT DES AVANT-BRAS

**Parties du corps sollicitées :** avant-bras
**Muscles sollicités :** brachial

Respirez normalement pendant tout l'exercice.

**1** Position à quatre pattes (voir p. 163), le dos plat, les abdominaux rentrés, la tête dans l'axe de la colonne vertébrale.

**2** Placez les mains sur le sol, paumes des mains à plat, les doigts tournés vers l'intérieur et dans le prolongement des épaules.

**3** En gardant les paumes des mains au sol penchez-vous légèrement en arrière à partir des hanches.

**4** Lorsque vous sentez une légère tension dans les avant-bras, tenez la position un instant.

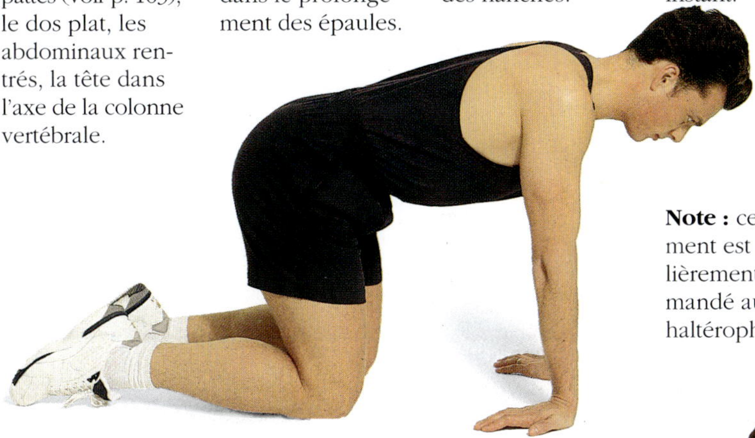

**Note :** cet étirement est particulièrement recommandé aux haltérophiles.

## ÉTIREMENT DES TRICEPS

**Parties du corps sollicitées :** arrière des bras, épaules **Muscles sollicités :** deltoïdes antérieurs, triceps

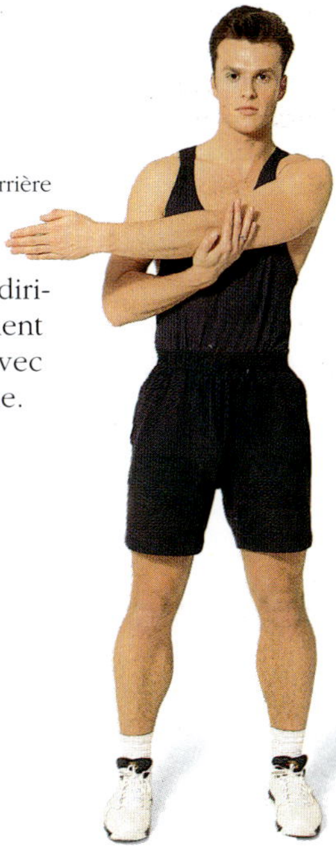

Respirez normalement pendant tout l'exercice.

**1** Position debout, dos droit, poitrine sortie, abdominaux rentrés.

**2** Relâchez les épaules et fléchissez légèrement les genoux. Basculez les hanches en avant.

**3** Tendez le bras gauche à travers le buste et placez la main droite sur l'extérieur du haut du bras.

**4** Dirigez doucement le bras gauche vers le buste. Tenez la position.

**5** Répétez en dirigeant doucement le bras droit avec la main gauche.

## ÉTIREMENT DU DOS DEBOUT

**Parties du corps sollicitées :** haut du dos, épaules, bras
**Muscles sollicités :** trapèze, deltoïdes postérieurs, triceps

Respirez normalement pendant tout l'exercice.

**1** Position debout, côté droit du corps vers un mur à env. 60 cm de distance.

**2** Le dos est droit, la poitrine sortie et les abdominaux rentrés.

**3** Assurez-vous que les hanches sont parallèles à l'avant, les pieds écartés dans l'alignement des hanches, les genoux légèrement fléchis et la tête dans l'axe de la colonne vertébrale.

**4** Posez la main droite à plat sur le mur, les doigts tournés vers l'avant, à la hauteur ou légèrement plus bas que l'épaule.

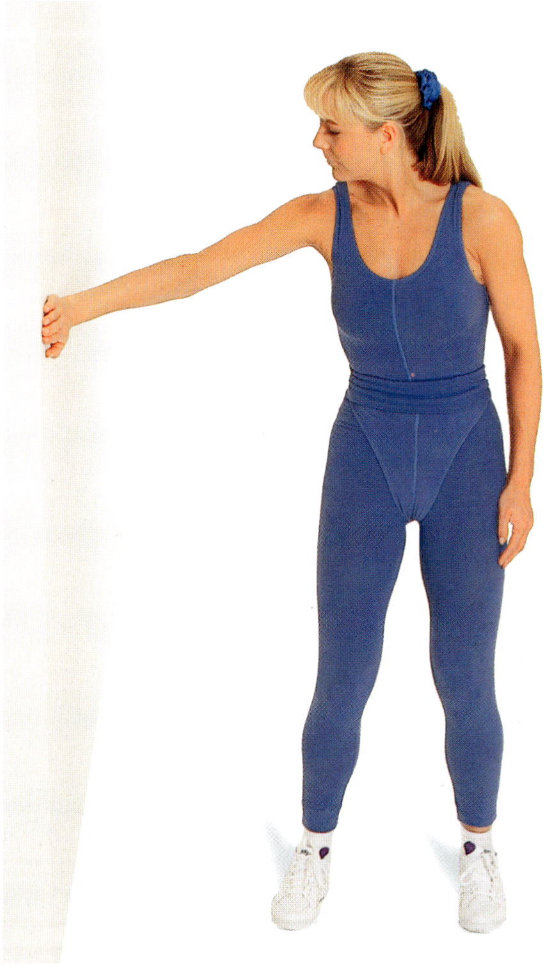

**5** Sans décoller la main du mur et conduisant avec l'épaule tirez doucement le bras vers vous.

**6** Tournez-vous du côté gauche et répétez.

**Attention :**
Pour obtenir l'étirement du muscle tenez la position pendant 8-10 secondes, pour en augmenter la longueur, tenez jusqu'à 20-30 secondes.

## ÉTIREMENT DU DOS ASSIS

**Parties du corps sollicitées :** dos, cou, fessiers
**Muscles sollicités :** erector spinal, grand et moyen fessiers, sterno-cléido-mastoïdien, abducteurs

Respirez normalement pendant tout l'exercice.

### PHASE 1

**1** Position assise, dos droit, poitrine sortie, abdominaux rentrés.

**2** Posez les mains de chaque côté sur le sol, pliez le genou droit et placez le pied droit à plat sur sol de l'autre côté de la jambe gauche.

### PHASE 2

**3** Posez l'avant bras gauche sur l'extérieur du genou droit.

**4** Posez la main droite derrière vous sur le sol, près du corps. Fléchissez légèrement le coude droit.

**5** Poussez lentement le genou droit vers le milieu du corps, puis dirigez le haut du corps vers le bras droit. La torsion s'effectue à partir de la taille.

**6** En gardant la tête dans le prolongement de la colonne vertébrale, regardez par dessus l'épaule.

**7** Lorsque vous ressentez une certaine gêne arrêtez et tenez la position.

**8** Répétez : croisez le genou gauche sur la jambe droite et tournez vers la gauche

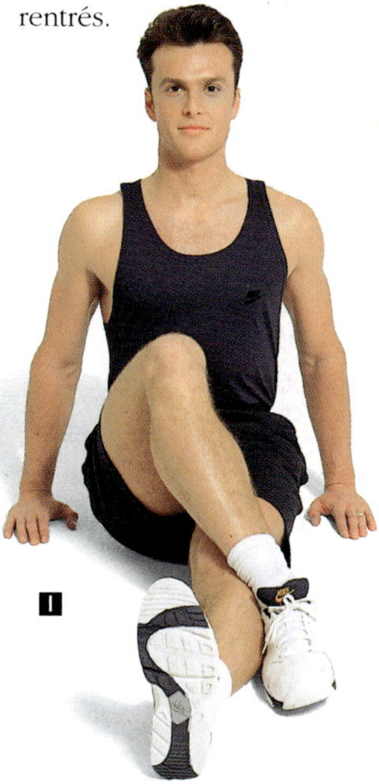

1

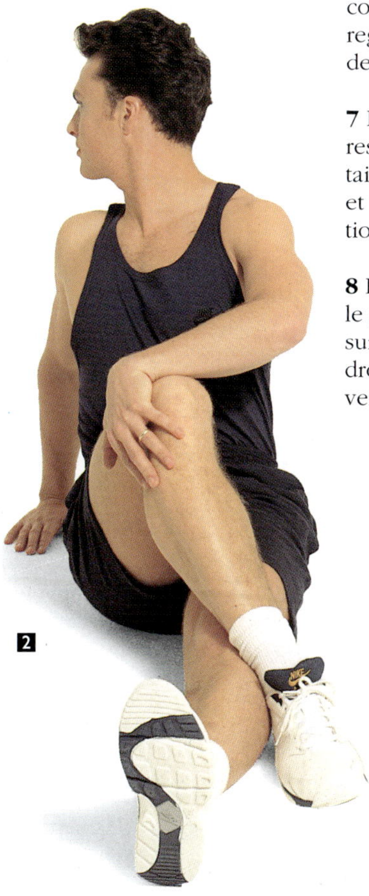

2

**CONSEIL DE L'ENTRAÎNEUR**

Cet étirement compliqué concerne plusieurs groupes musculaires. Si vous êtes débutant, il vous sera plus facile d'être assis en tailleur.

# SOUPLESSE • Le dos

## ÉTIREMENT DU DOS, BRAS DEVANT

**Parties du corps sollicitées :** haut du dos, arrière du bras
**Muscles sollicités :** trapèze, triceps, rhomboïdes

Respirez normalement pendant tout l'exercice.

**PHASE 1**

**1** Position debout, dos droit, poitrine sortie, abdominaux rentrés. Basculez les hanches vers l'avant.

**2** Écartez les pieds dans l'alignement des hanches et fléchissez légèrement les genoux.

**3** Tendez les bras devant vous à la hauteur du buste, les paumes des mains posées l'une contre l'autre. Pliez légèrement les coudes.

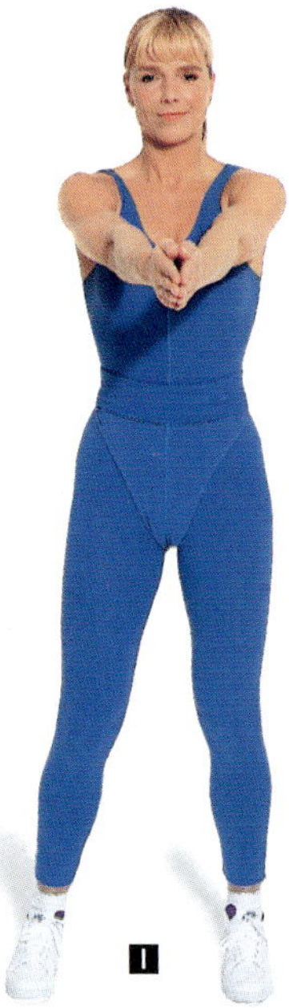

1

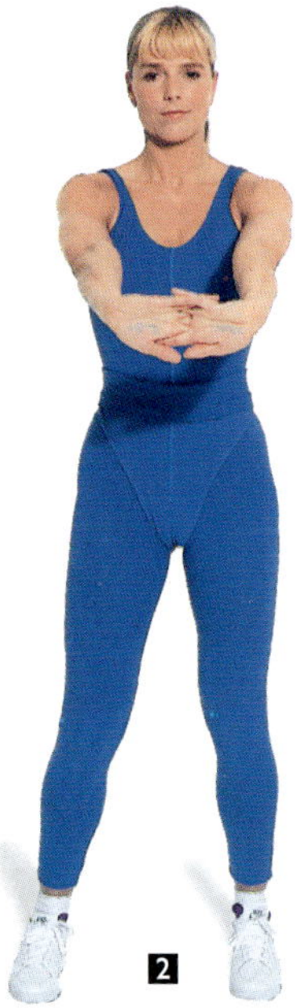

2

**PHASE 2**

**4** Croisez les doigts et tournez le dos des mains vers le corps.

**5** Tendez lentement les bras vers l'avant à partir des épaules pour provoquer l'écartement des muscles du haut du dos.

**6** Gardez les bras à la hauteur du buste sans verrouiller les coudes. Tenez la position.

## ÉTIREMENT DU DOS ENROULÉ

**Parties du corps sollicitées :** ensemble du dos
**Muscles sollicités :** erector spinal

Respirez normalement pendant tout l'exercice.

**1** En position couchée sur le côté. Tirez les genoux vers le buste et la tête en position enroulée.

**2** Assurez-vous que la tête est bien dans le prolongement de la colonne vertébrale sur le sol.

**4** Rentrez les abdominaux et relâchez les épaules, le cou et le dos. Tenez la position.

> **CONSEIL DE L'ENTRAÎNEUR**
>
> Pliez les genoux et enroulez-vous le plus serré possible. Plus le dos est rond plus cet étirement de la colonne vertébrale sera efficace.

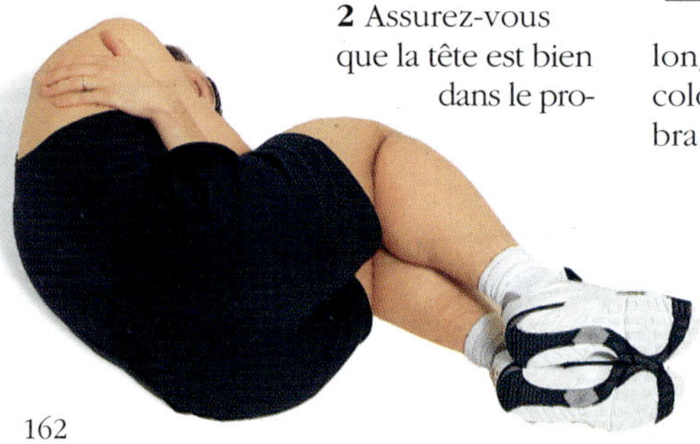

## ÉTIREMENT DU DOS À GENOUX

**Parties du corps sollicitées :** ensemble du dos
**Muscles sollicités :** erector spinal

### PHASE 1

**1** Position à quatre pattes : les genoux dans l'axe des hanches, les mains dans l'axe des épaules et la tête dans l'axe de la colonne vertébrale.

**2** Assurez-vous que le dos est plat et les abdominaux rentrés.

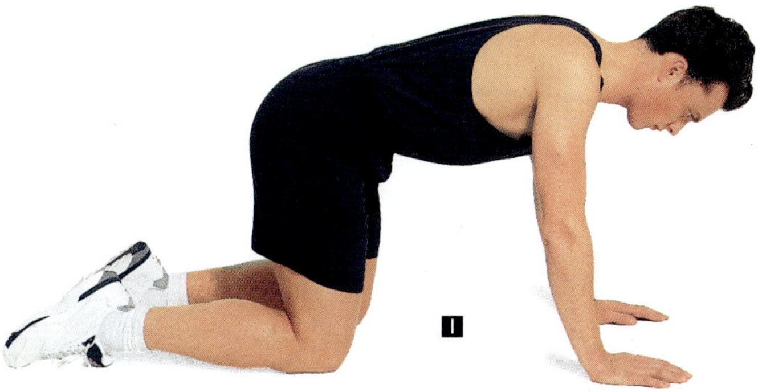

1

### PHASE 2

**3** Inspirez et arrondissez le dos lentement. Gardez les abdominaux rentrés et basculez le bassin vers l'avant.

**4** Arrêtez-vous, respirez normalement et tenez la position.

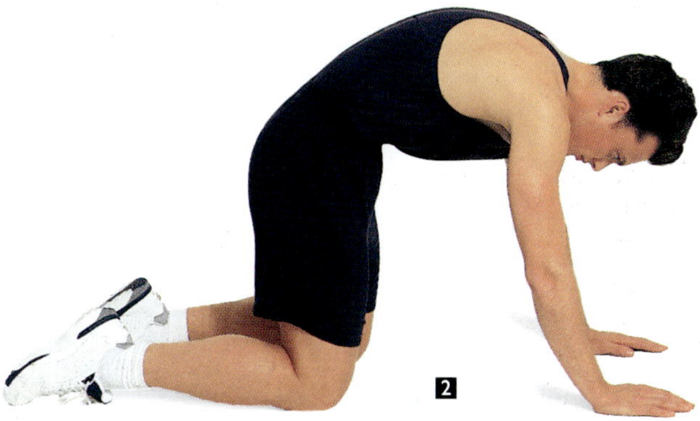

2

### PHASE 3

**5** Expirez et inversez la position. Tirez le buste vers le sol. Levez doucement la tête et poussez les fesses vers le haut. Ne creusez pas trop le dos.

**6** Respirez normalement et tenez la position.

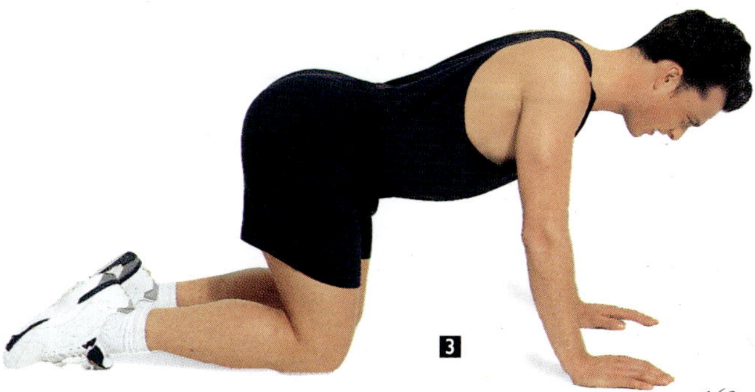

3

# SOUPLESSE • Le buste

## ÉTIREMENT DES PECTORAUX

**Parties du corps sollicitées :** buste
**Muscles sollicités :** pectoraux

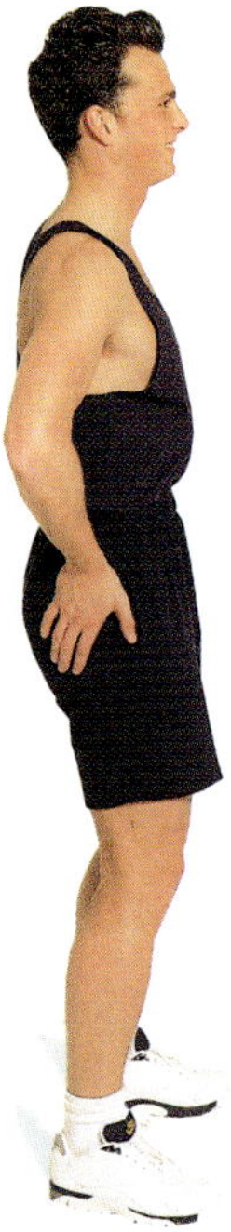

1

Respirez normalement pendant tout l'exercice.

**PHASE 1**

1 Position debout, dos droit, poitrine sortie, abdominaux rentrés. Basculez les hanches vers l'avant.

**2** Écartez les pieds dans l'alignement des hanches, posez les mains sur les hanches et fléchissez légèrement les genoux.

**3** La tête est dans l'axe de la colonne vertébrale, regardez devant vous.

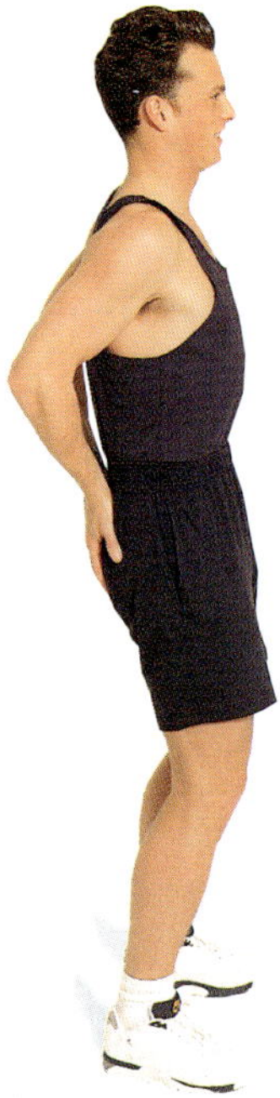

2

**PHASE 2**

**4** Serrez les omoplates en dirigeant les mains vers les fessiers. Gardez la tête et le tronc droits; relâchez le cou et les épaules.

**5** Lorsque vous sentez une légère tension dans la poitrine, tenez la position.

**Note :** Cet exercice s'effectue aussi bien en position assise avec les jambes en extension.

## ÉLÉVATION DU BUSTE

**Parties du corps sollicitées :** buste **Muscles sollicités :** pectoraux

Respirez normalement pendant tout l'exercice.

**PHASE 1**

**1** En position couchée sur le ventre, les hanches plaquées au sol, les abdominaux rentrés.

**2** Assurez-vous que la tête est dans l'axe de la colonne vertébrale et le menton appuyé sur la poitrine.

**3** Croisez les doigts et posez-les sur les fesses. Fléchissez légèrement les coudes.

**PHASE 2**

**4** Serrez doucement les omoplates et levez lentement les bras.

**5** Lorsque vous sentez une légère tension dans la poitrine tenez la position.

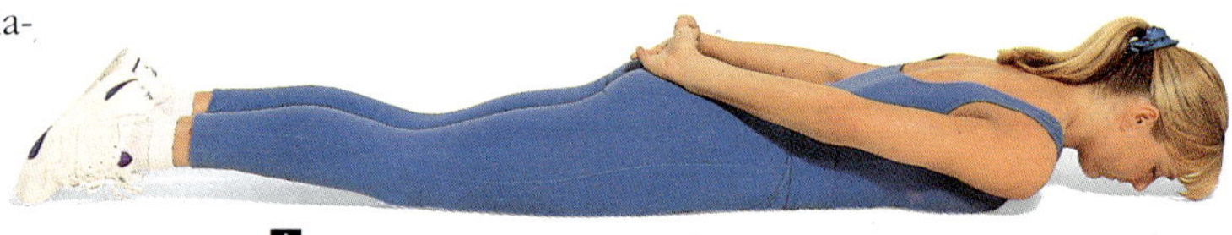

1

2

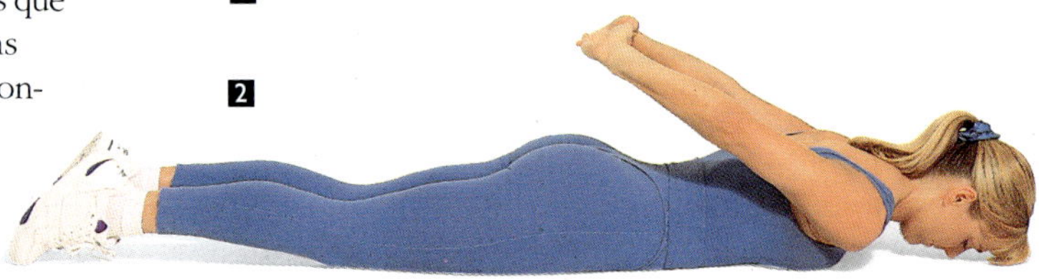

## ÉTIREMENT FACILE DES PECTORAUX

**Parties du corps sollicitées :** buste, épaules
**Muscles sollicités :** pectoraux, deltoïdes antérieurs

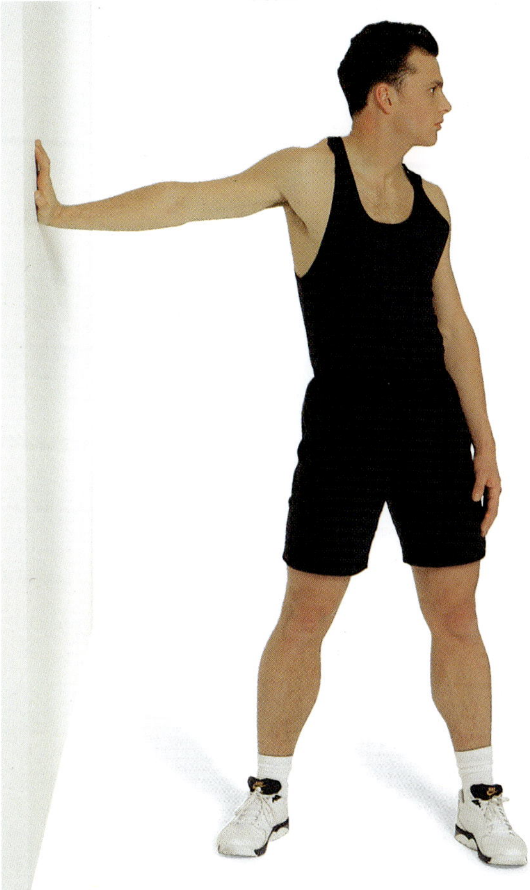

Respirez normalement pendant tout l'exercice.

**1** Position debout, côté droit du corps vers un mur à env. 60 cm de distance, les pieds écartés à la largeur des hanches, les genoux légèrement fléchis. Basculez les hanches en avant.

**2** Le dos est droit, la poitrine sortie et les abdominaux rentrés. Gardez la tête dans l'axe de la colonne vertébrale.

**3** La main gauche est posée sur le côté de la cuisse. Placez la paume de la main droite à plat sur le mur un peu en arrière, les doigts dirigés vers le haut. Cette main est à la hauteur de l'épaule.

**4** Lentement et en conduisant avec l'épaule gauche détournez-vous du mur. Les hanches sont parallèles à l'avant.

**5** Lorsque vous ressentez une légère tension dans l'épaule droite, tenez la position.

**6** Tournez le côté gauche vers le mur et répétez.

**Attention :** Pour obtenir l'étirement du muscle tenez la position pendant 8-10 secondes, pour en augmenter la longueur, tenez jusqu'à 20-30 secondes.

### CONSEIL DE L'ENTRAÎNEUR

C'est également un excellent exercice pour les épaules, qui peut être ajouté aux étirements des pp. 154-157.

# SOUPLESSE • Fessiers et hanches

## FLEXION DES GENOUX SUR LA POITRINE

**Parties du corps sollicitées :** fessiers
**Muscles sollicités :** grand fessier

Respirez normalement pendant tout l'exercice.

**PHASE 1**

**1** En position couchée sur le dos, les mains placées derrière les genoux, levez les genoux vers le buste.

**2** Assurez-vous que le bas du dos (lombaires) est plaqué au sol, et rentrez les abdominaux.

**3** Pendant tout l'exercice, les épaules et la nuque sont relâchées et la tête est dans l'axe de la colonne vertébrale.

1

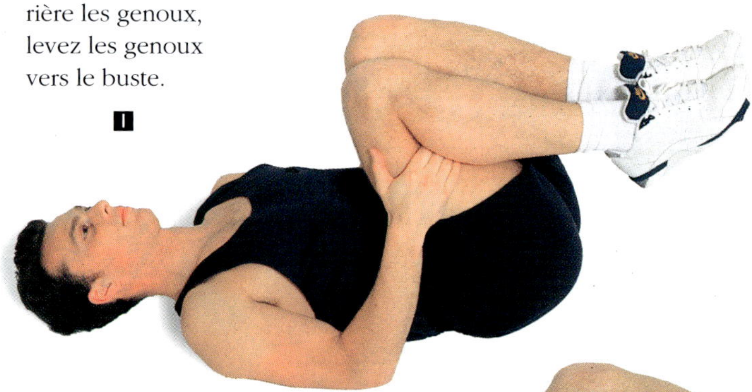

2

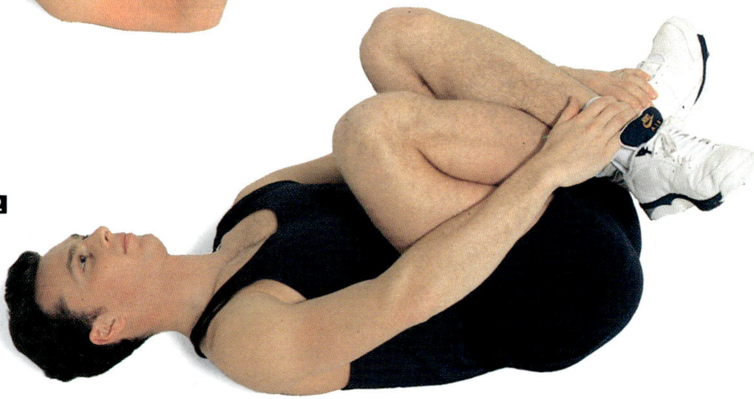

**CONSEIL DE L'ENTRAÎNEUR**

C'est un étirement pour confirmés. Pour le rendre plus facile, rester en position de départ et tirer les deux genoux vers la poitrine.

**PHASE 2**

**4** Croisez les chevilles et placez les mains en bas des tibias. Tirez lentement les genoux vers le buste.

**5** Lorsque vous ressentez une légère tension aux fesses et à l'extérieur des cuisses, tenez la position.

## ÉTIREMENT DES FESSIERS

**Parties du corps sollicitées :** fessiers
**Muscles sollicités :** grand et moyen fessiers

Respirez normalement .

### PHASE 1

**1** En position couchée dorsale, les genoux fléchis, les pieds posés à plat sur le sol.

**2** Le bas du dos est plaqué au sol et les abdo. sont rentrés.

**3** Les épaules et la nuque sont relâchées et la tête est dans l'axe de la colonne vertébrale. Croisez le pied droit sur le genou gauche.

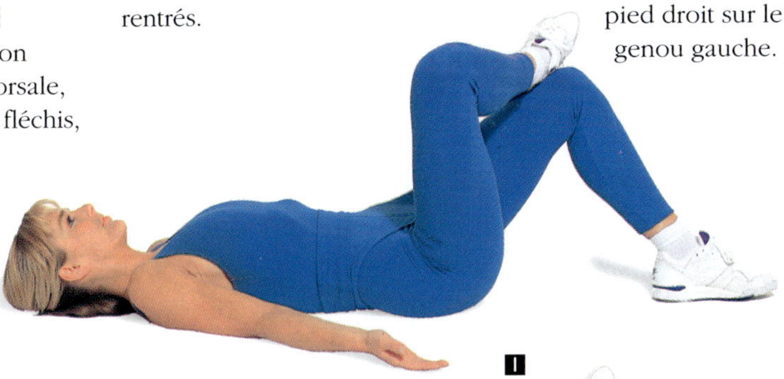

1

### PHASE 2

**4** Soulevez le pied gauche du sol et tirez les genoux vers la poitrine.

**5** Lorsque vous ressentez une légère tension, tenez la position.

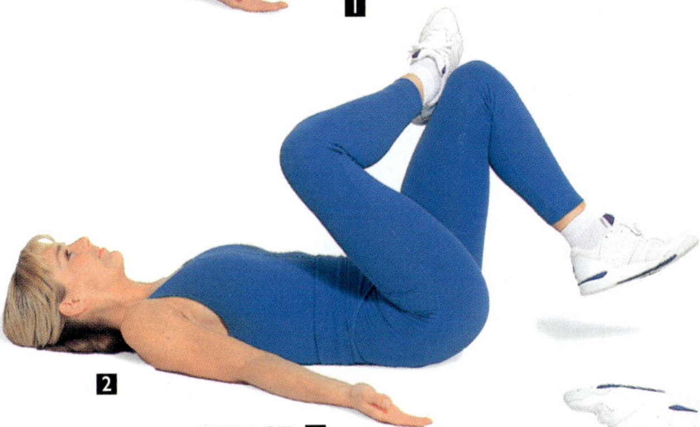

2

### PHASE 3

**6** Pour renforcer l'étirement, entourez la cuisse gauche des mains, mettez la jambe gauche en extension et tirez-la vers la poitrine.

**7** Répétez avec la jambe droite.

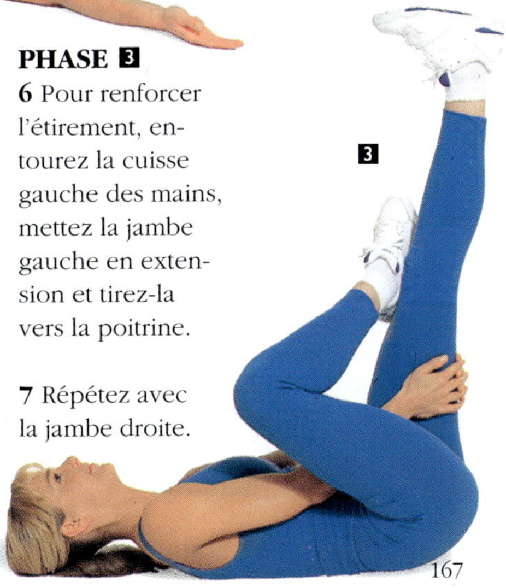

3

**CONSEIL DE L'ENTRAÎNEUR**

Il s'agit d'un étirement difficile. Si au début vous éprouvez des difficultés à garder les épaules au sol, essayez d'entourer une serviette autour de la cuisse : vous pouvez pousser les bras plus loin.

# SOUPLESSE • Fessiers et épaules

## ÉTIREMENT FACILE DES FESSIERS

**Parties du corps sollicitées :** fessiers
**Muscles sollicités :** grand fessier

Respirez normalement pendant tout l'exercice.

**PHASE 1**

**1** En position couchée sur le dos, le dos plaqué au sol, la tête dans l'axe de la colonne vertébrale.

**2** Fléchissez le genou droit et placez le pied à plat sur le sol. Rentrez les abdominaux.

**3** Les hanches doivent être parallèles. Faites glisser le bras droit en extension sur le sol jusqu' à la hauteur de l'épaule. Soulevez le pied droit du sol.

**PHASE 2**

**4** Posez la main gauche sur l'extérieur de la cuisse droite.

**5** Poussez lentement le genou droit en travers de la jambe gauche. Lorsque vous ressentez une tension dans les fessiers et les hanches, tenez la position.

2

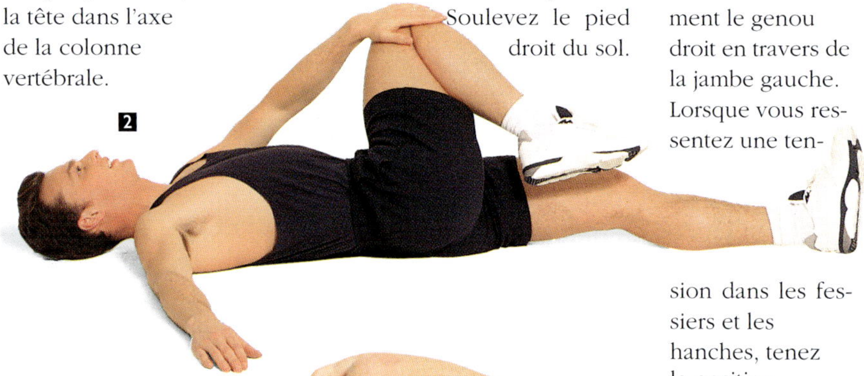

3

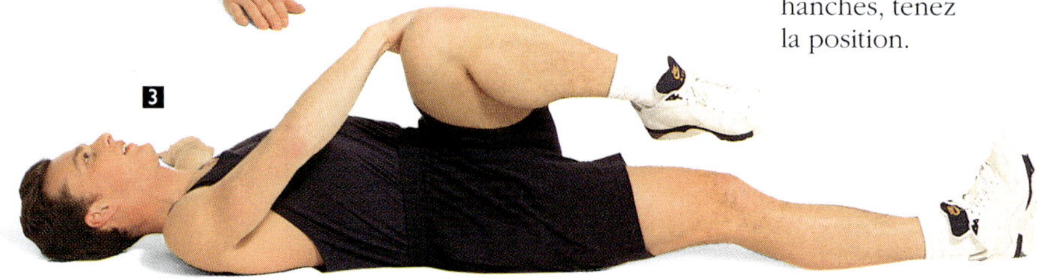

**PHASE 3**

**6** Répétez : tirez le genou gauche fléchi en travers de la jambe droite en extension et vers le sol. Les lombaires doivent rester plaquées au sol.

**Attention :**
Pour obtenir l'étirement du muscle tenez la position pendant 8-10 secondes, pour en augmenter la longueur, tenez jusqu'à 20-30 secondes.

### CONSEIL DE L'ENTRAÎNEUR

- Si vous êtes débutant, vous pouvez rendre cet exercice plus facile en fléchissant les deux genoux du même côté puis en étirant le genou extérieur par dessus le corps en direction du plancher.
- Pour étirer plutôt le dos que les fessiers, tirez le genou aussi près du sol que possible, le corps doit rester long et symétrique.

## ÉTIREMENT DES ADDUCTEURS

**Parties du corps sollicitées :** intérieur des cuisses
**Muscles sollicités :** adducteurs

Respirez normalement pendant tout l'exercice.

**PHASE 1**

**1** En position couchée dorsale, les genoux fléchis, les pieds posés à plat sur le sol.

**2** Le bas du dos (lombaires) est plaqué au sol et les abdominaux sont rentrés. Basculez le bassin vers l'avant.

**3** Les épaules et la nuque sont relâchées, et la tête est dans l'axe de la colonne vertébrale.

**4** Relâchez les bras et posez les paumes des mains à plat sur sol.

**PHASE 2**

**5** Serrez les talons et écartez les genoux en les faisant tomber de chaque côté.

**6** En gardant le dos à plat sur le sol, placez les mains sur l'intérieur des cuisses et appuyez. Poussez-les vers le sol.

**7** Lorsque vous ressentez une légère tension dans les cuisses, tenez la position.

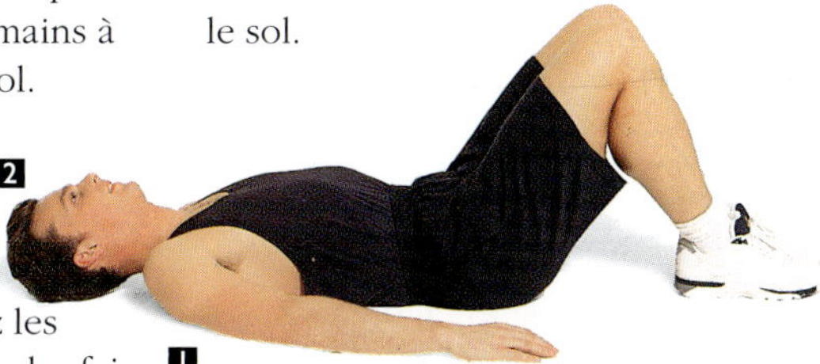

1

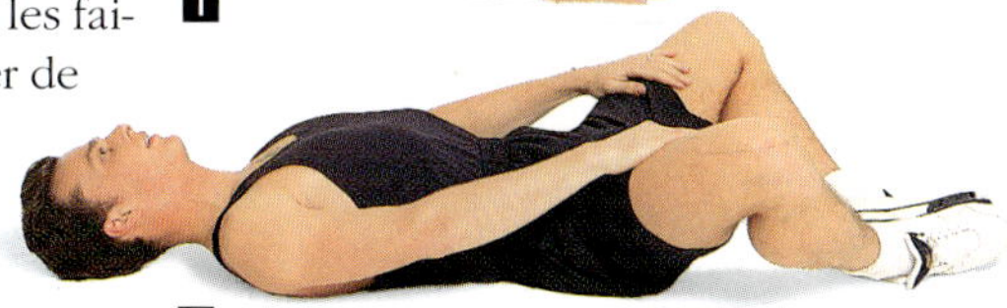

2

## ÉTIREMENT DES ADDUCTEURS DEBOUT

**Parties du corps sollicitées :** intérieur des cuisses
**Muscles sollicités :** quadriceps, sartorius (couturier)

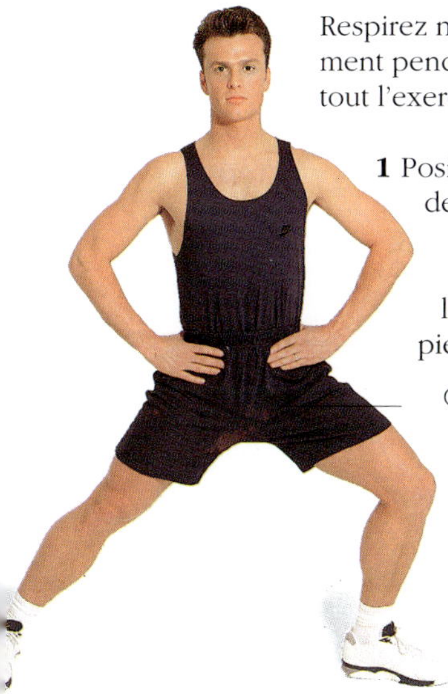

Garder le poids du corps sur les hanches

Respirez normalement pendant tout l'exercice.

**1** Position debout, le dos droit, les pieds écartés dans l'alignement des hanches

**2** En gardant la jambe droite tendue, faites un grand pas sur le côté avec la jambe gauche.

**3** Pliez le genou gauche et tournez les pieds à 45° vers l'extérieur. Le genou est dans l'axe des orteils.

**4** En gardant les hanches parallèles à l'avant et le poids du corps au milieu, appuyez sur les talons.

**5** Lorsque vous ressentez une légère tension dans l'aine, tenez la position.

**6** Répétez : tournez le pied droit vers l'extérieur et gardez la jambe gauche tendue.

# **SOUPLESSE** • Fessiers et hanches

## ÉTIREMENT DES FLÉCHISSEURS DES HANCHES (COUTURIERS)

**Parties du corps sollicitées :** avant des cuisses, dessus des cuisses
**Muscles sollicités :** sartorius (couturier), ilio-psoas, quadriceps

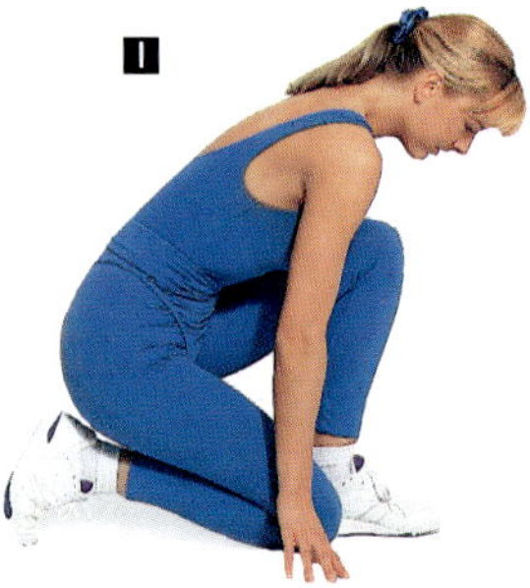

Respirez normalement pendant tout l'exercice.

**PHASE 1**
**1** Position à quatre pattes, les mains en avant.

**2** Soulevez le genou gauche et posez le pied à plat sur le sol. Le genou doit être devant la cheville. Les hanches sont parallèles à l'avant.

**3** Le dos est droit, la poitrine sortie et les abdominaux rentrés. La tête doit être dans l'axe de la colonne vertébrale.

**PHASE 2**
**4** Glissez la jambe droite en arrière aussi loin que possible. Elle reste dans l'axe de la hanche. Le genou est sur le sol et les orteils fléchis tendus.

**5** Poussez vers l'avant en bas avec les hanches : gardez les hanches vers l'avant.

**6** Posez la main gauche sur la cuisse gauche pour un soutien supplémentaire. Quand vous ressentez une tension légère, tenez la position.

**7** Répétez avec la jambe gauche en extension.

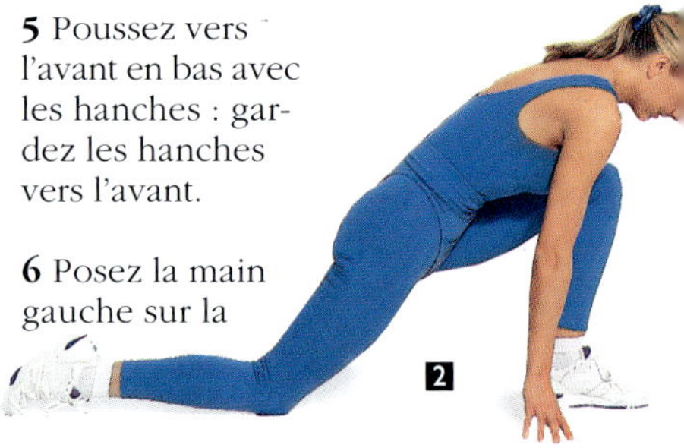

## ÉTIREMENT DES ADDUCTEURS ASSIS

**Parties du corps sollicitées :** intérieur des cuisses **Muscles sollicités :** adducteurs

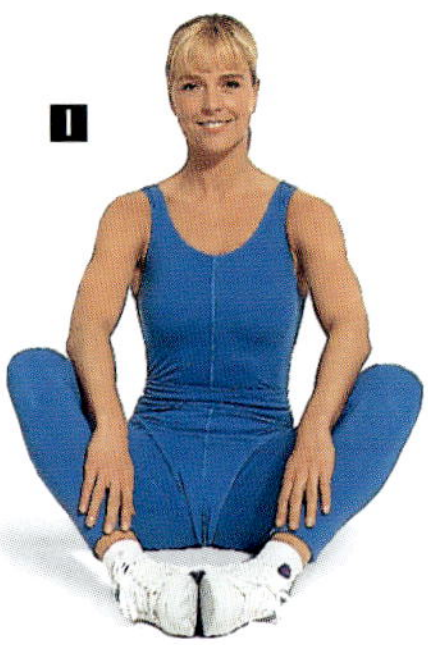

Respirez normalement pendant tout l'exercice.

**PHASE 1**
**1** Position assise, le dos droit, la poitrine sortie et les abdominaux rentrés.

**2** Gardez la tête dans l'axe de la colonne vertébrale et regardez vers l'avant.

**3** Les plantes de pieds sont placées l'une contre l'autre, les genoux écartés.

**PHASE 2**
**4** Posez les avant-bras sur l'intérieur des mollets et poussez doucement les genoux vers le sol. Tenez la position.

**Note :** cet exercice facile convient aux débutants.

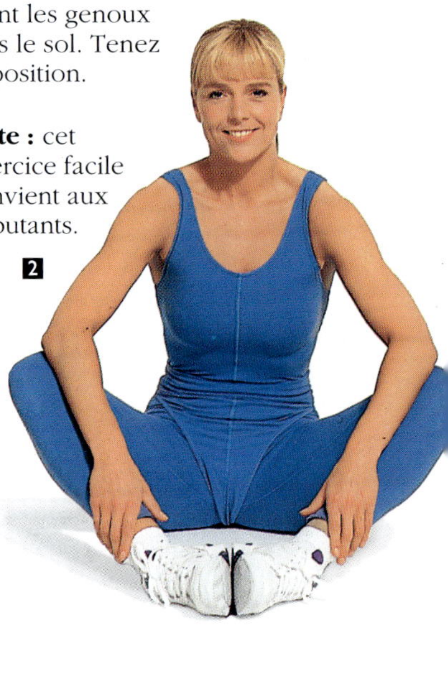

## ÉTIREMENT DES ADDUCTEURS

**Parties du corps sollicitées :** intérieur des cuisses, arrière des cuisses, bas du dos
**Muscles sollicités :** adducteurs, ischios-jambiers, erector spinal

Respirez normalement pendant tout l'exercice.

### PHASE 1

**1** Position assise, le dos droit, la poitrine sortie, les jambes écartées et les abdominaux fortement contractés.

**2** Gardez la tête dans l'axe de la colonne vertébrale.

**3** Posez les mains sur l'intérieur des cuisses.

**Attention :** Pour obtenir l'étirement du muscle tenez la position pendant 8-10 secondes, pour en augmenter la longueur, tenez jusqu'à 20-30 secondes

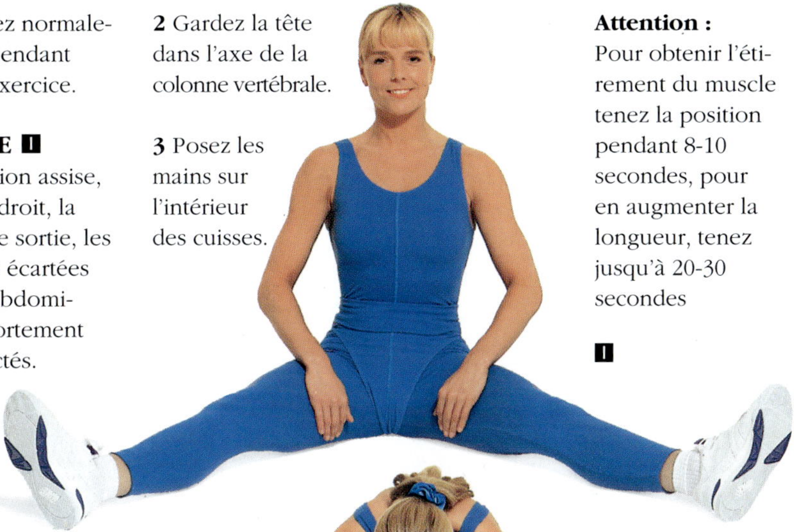

1

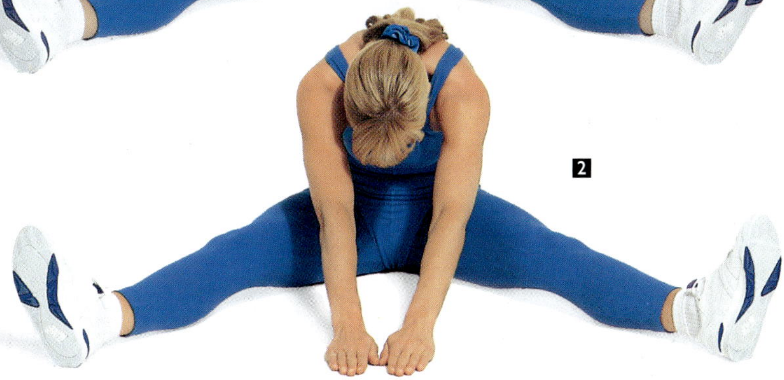

2

### PHASE 2

**4** En gardant le buste droit inclinez-vous en avant à partir des hanches. Posez les mains à plat sur le sol devant vous.

**5** Penchez-vous en avant en fléchissant à partir du bas du dos. Lorsque vous ressentez une légère tension dans l'aine, dans le bas du dos et à l'arrière des cuisses, tenez la position.

**CONSEIL DE L'ENTRAÎNEUR**

Cet étirement demande une bonne flexion des hanches. Relâchez la nuque et les épaules et gardez les genoux et orteils vers le plafond.

# SOUPLESSE • Les cuisses

## ÉTIREMENT FACILE DES QUADRICEPS

**Parties du corps sollicitées :** avant des cuisses
**Muscles sollicités :** quadriceps

Respirez normalement pendant tout l'exercice.

**1** En position allongée sur le ventre, les jambes serrées.

**2** Contractez fortement les abdominaux et plaquez les hanches au sol.

**3** Posez la tête sur l'avant bras gauche. Gardez la tête dans le prolongement de la colonne vertébrale et baissez le menton.

**4** Dirigez la main droite vers l'arrière. Le genou droit replié en arrière dirigez le pied droit vers les fesses. Les genoux sont joints.

**5** Attrapez la cheville avec la main droite et tirez le pied vers les fesses. Lorsque vous ressentez une tension dans l'avant de la cuisse tenez la position.

**6** Répétez avec la jambe gauche.

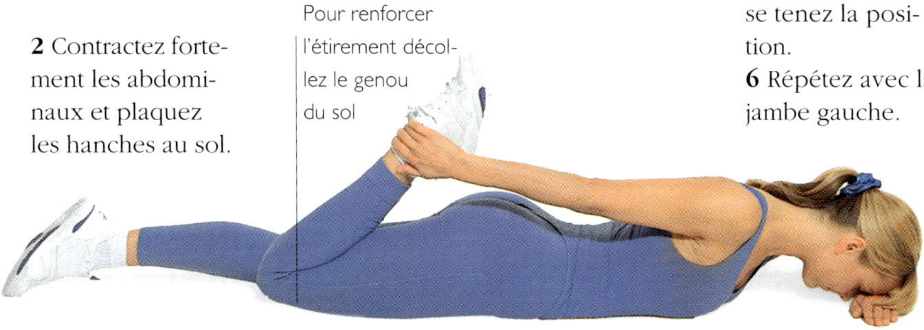


## ÉTIREMENT DES QUADRICEPS SUR LE CÔTÉ

**Parties du corps sollicitées :** avant des cuisses
**Muscles sollicités :** quadriceps

Respirez normalement pendant tout l'exercice.

**1** Position allongée sur le côté. Les abdominaux sont contractés, le dos est droit.

**2** Pliez le coude droit et posez la tête sur la main.

**3** La tête, les épaules et les hanches doivent être alignées. Fléchissez légèrement le genou droit pour un meilleur soutien. Les pieds et les genoux sont joints.

**4** Pliez lentement la jambe gauche et dirigez le talon vers les fesses. Attrapez la cheville avec la main gauche et tirez le pied plus près.

**5** Lorsque vous ressentez une légère tension dans la cuisse tenez la position.

**6** Répétez avec la jambe droite.

**Attention :**
Pour obtenir l'étirement du muscle tenez la position pendant 8-10 secondes, pour en augmenter la longueur, tenez jusqu'à 20-30 secondes.

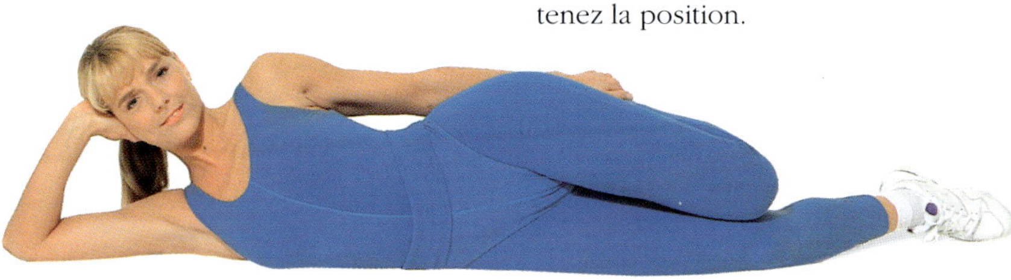

## ÉTIREMENT DES QUADRICEPS DEBOUT

**Parties du corps sollicitées :** avant des cuisses
**Muscles sollicités :** quadriceps

Respirez normalement pendant tout l'exercice.

**1** Position debout, le dos droit, la poitrine sortie, les abdominaux rentrés.

**2** Écartez les pieds dans l'alignement des hanches et pour le soutien, appuyez la main gauche sur le dos d'une chaise. Gardez la tête dans l'axe de la colonne vertébrale.

**3** Fléchissez légèrement le genou gauche et repliez la jambe droite.

**4** Attrapez la cheville droite avec la main droite et tirez le pied vers les fesses. Les genoux sont parallèles.

**5** Lorsque vous ressentez une légère tension dans l'avant de la cuisse, tenez la position.

**6** Répétez avec la jambe gauche.

### CONSEIL DE L'ENTRAÎNEUR

- Vous pouvez également utiliser un mur comme appui.
- Pour renforcer l'étirement serrez les abdominaux et basculez le bassin en avant quand vous tirez le pied vers les fesses.
- L'étirement du fléchisseur de la hanche sur la p. 170 fait aussi travailler les hanches.

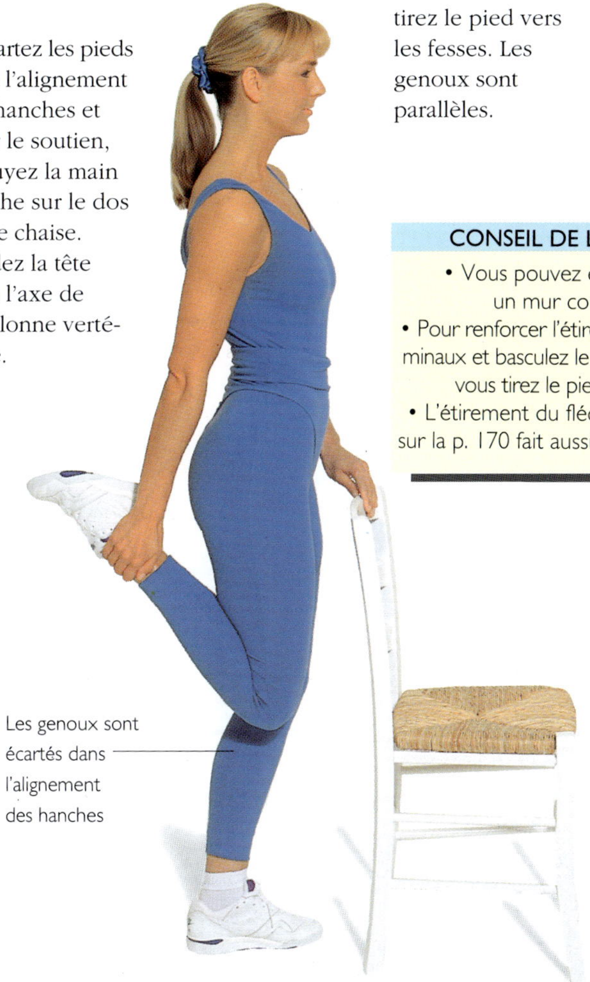


**Note :** ne creusez pas le dos. Pas de mouvements saccadés avec le pied. Ne tournez pas le genou vers l'extérieur, vous risqueriez de stresser les ligaments.

# SOUPLESSE • Les cuisses

## ÉTIREMENT FACILE DES ISCHIOS-JAMBIERS

**Parties du corps sollicitées :** arrière des cuisses **Muscles sollicités :** ischios-jambiers

**1**

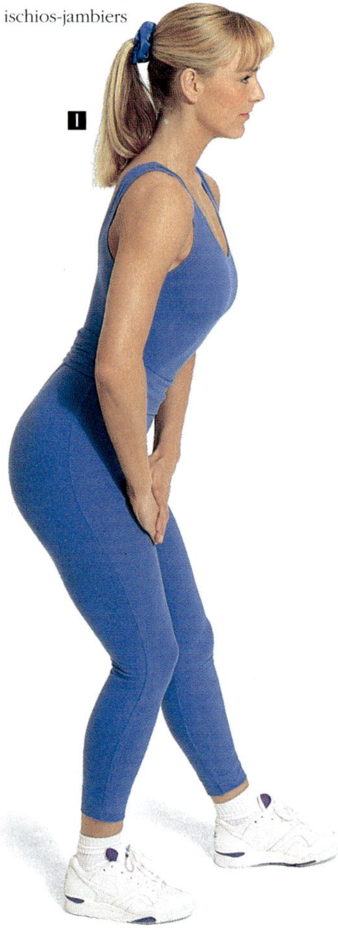

**CONSEIL DE L'ENTRAÎNEUR**

En mettant les orteils de la jambe tendue en flexion vers le buste, cet étirement profitera également aux mollets.

Respirez normalement pendant tout l'exercice.

**PHASE 1**

**1** Position debout, les pieds écartés à la largeur des hanches, les orteils en avant.

**2** La poitrine est sortie, les abdominaux rentrés.

**3** Faites un grand pas en avant avec la jambe gauche tendue. Fléchissez le genou droit et penchez-vous en avant à partir des hanches.

**2**

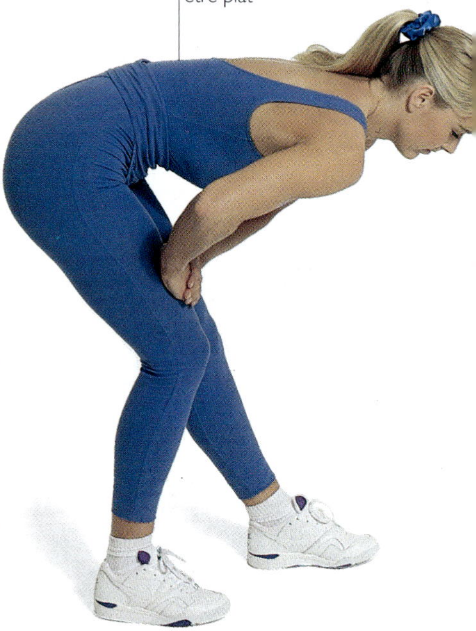


**PHASE 2**

**4** Gardez le dos plat et les fesses hautes et en conduisant avec le buste abaissez le haut du corps vers la cuisse gauche.

**5** Posez les mains au milieu de la cuisse droite. Tenez la position.

**6** Répétez en abaissant le buste vers la cuisse droite.

## ÉTIREMENT DES ISCHIOS DEBOUT

**Parties du corps sollicitées :** arrière des cuisses
**Muscles sollicités :** ischios-jambiers

Respirez normalement pendant tout l'exercice.

1

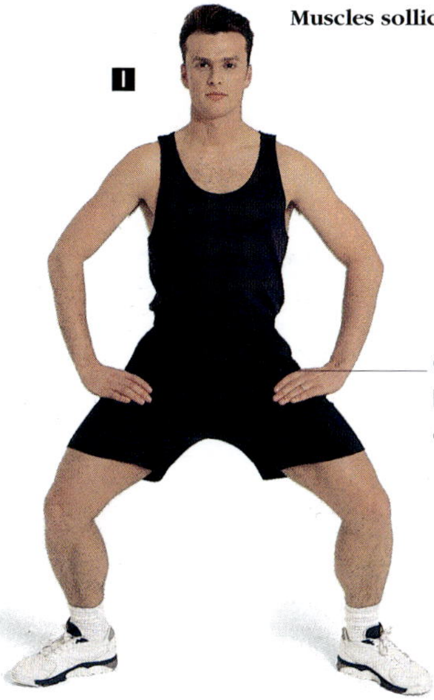

Garder tout le temps les hanches bien droites pendant tout l'exercice

### PHASE 1

**1** Position debout, le dos droit, les abdominaux rentrés.

**2** Écartez les pieds un peu plus que la largeur des épaules et pliez les genoux. Tournez les orteils à 45° vers l'extérieur.

**3** Les genoux sont dans l'axe des orteils. Posez les mains en haut des cuisses.

2

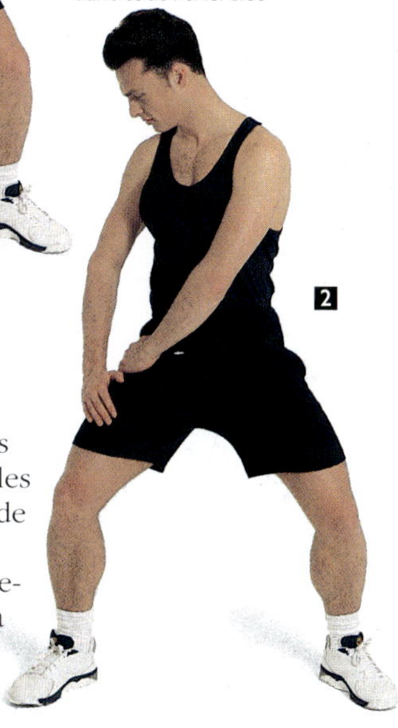

### PHASE 2

**4** Levez le buste à partir de la taille et faites une rotation vers la jambe droite. Abaissez le buste vers le genou droit.

**5** Gardez le dos droit et placez les mains en haut de la cuisse droite pour vous soutenir. Regardez la cuisse.

3

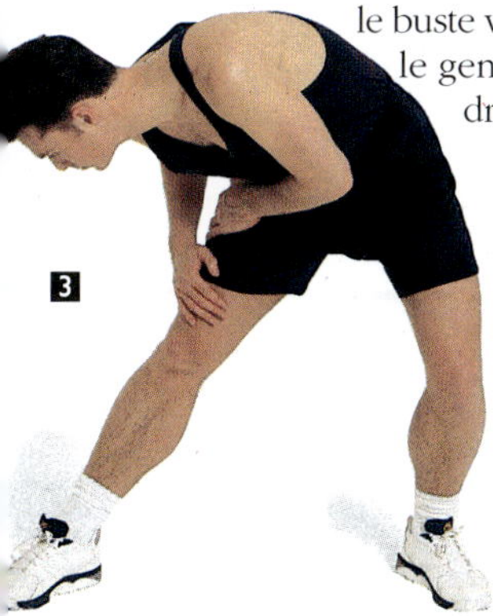

### PHASE 3

**6**.Tendez la jambe droite et abaissez le buste vers la cuisse droite. Tenez la position.

**7** Répétez en abaissant le buste vers la cuisse gauche.

> **CONSEIL DE SÉCURITÉ**
> Si vous sentez que les muscles ont tendance à trembler pendant cet étirement, diminuez l'effort, fléchissez légèrement les genoux, et recommencez.

# SOUPLESSE • Les cuisses

## ÉTIREMENT DES ISCHIOS ASSIS

**Parties du corps sollicitées :** arrière des cuisses
**Muscles sollicités :** ischios-jambiers

### PHASE 1

**1** Position assise, le dos droit, la poitrine sortie, les abdominaux rentrés. La tête est dans l'axe de la colonne vertébrale.

**2** La jambe droite est en extension à plat sur le sol. Pliez le genou gauche et appuyez la plante du pied gauche contre la cuisse droite près du genou.

**3** Levez les bras au-dessus de la tête.

**4** Levez le buste à partir de la taille et faites une rotation vers la jambe droite.

**CONSEIL DE L'ENTRAÎNEUR**

Pour renforcer cet étirement asseyez-vous, les cuisses largement écartées. Fléchissez légèrement les genoux les orteils en flexion. Penchez le buste vers un pied puis vers l'autre.

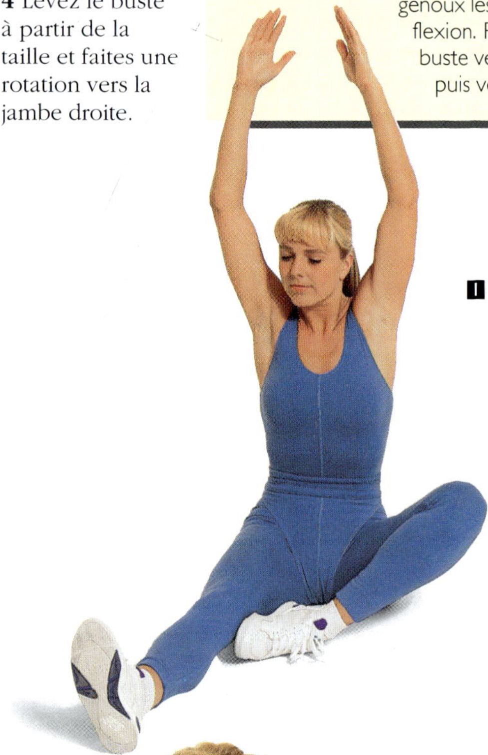

1

### PHASE 2

**5** Levez le buste lentement et penchez-le vers le pied droit, tenez la position.

**6** Lorsque vous ressentez une légère tension à l'arrière de la cuisse droite, tenez la position.

**7** Répétez : pliez la jambe droite et penchez le buste vers le pied gauche.

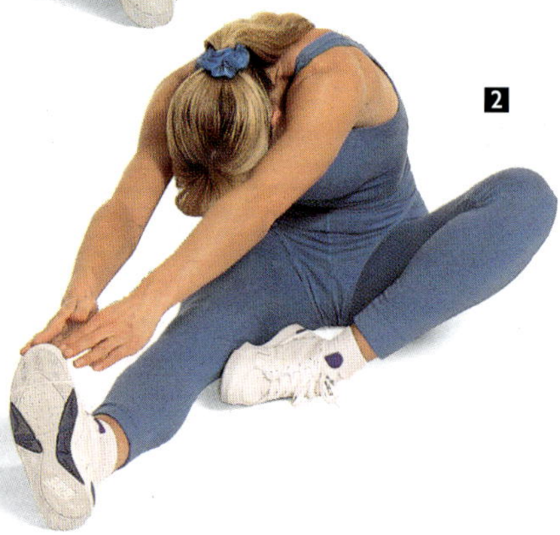

2

## ÉTIREMENT DES ISCHIOS ALLONGÉS

**Parties du corps sollicitées :** arrière des cuisses
**Muscles sollicités :** ischios-jambiers

Respirez normalement pendant tout l'exercice.

### PHASE 1

**1** Position allongée sur le dos, le bas du dos plaqué au sol.

**2** Les abdominaux sont rentrés et la tête dans l'axe de la colonne vertébrale.

**3** Les épaules et la nuque sont relâchées.

**4** Fléchissez les genoux et posez les pieds, écartés dans l'alignement des hanches, à plat sur le sol.

**5** En gardant les fessiers au sol, tirez la jambe gauche vers le buste. Posez les mains sur l'arrière de la cuisse pour plus de soutien.

**Attention :** Pour obtenir l'étirement du muscle, tenez la position pendant 8-10 secondes, pour en augmenter la longueur, tenez jusqu'à 20-30 secondes.

1

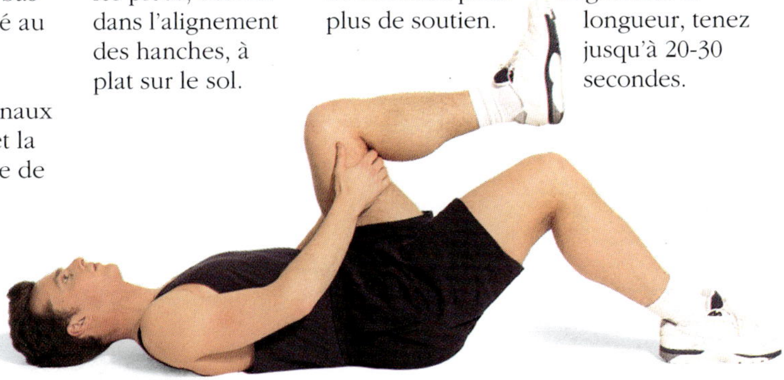

### CONSEIL DE L'ENTRAÎNEUR

- Pour augmenter l'effet de levier des bras, entourez une serviette autour de la cheville et tirez la jambe vers le buste.
- Pour renforcer cet étirement, tirez le genou plus près vers la tête.

### PHASE 2

**6** Tendez la jambe gauche et tirez-la lentement plus près du buste. Pendant ce mouvement faites glisser les mains plus près des genoux.

**7** Si la jambe tremble, posez une main sur le mollet et l'autre sur la cuisse. Tenez la position avec la jambe tendue le plus possible.

**8** Répétez, la jambe droite en extension.

**Note :** en mettant les orteils en flexion, vous étirerez également les muscles des mollets.

2

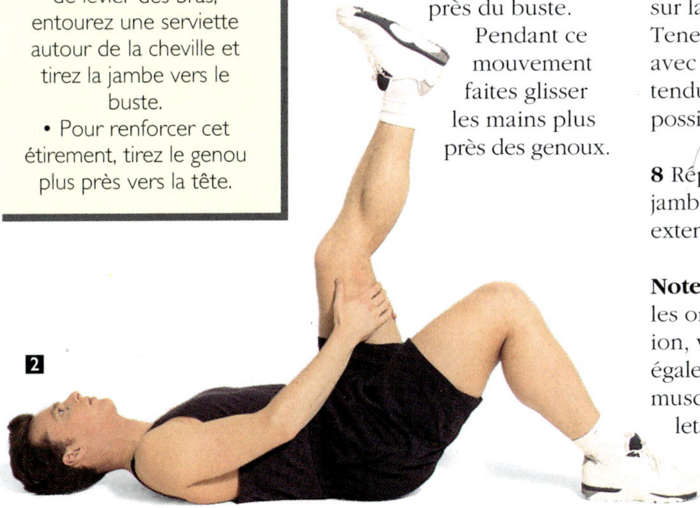

# SOUPLESSE • Les mollets

## ÉTIREMENT DU MOLLET (PARTIE HAUTE)

**Parties du corps sollicitées :** haut des mollets – **Muscles sollicités :** jumeaux

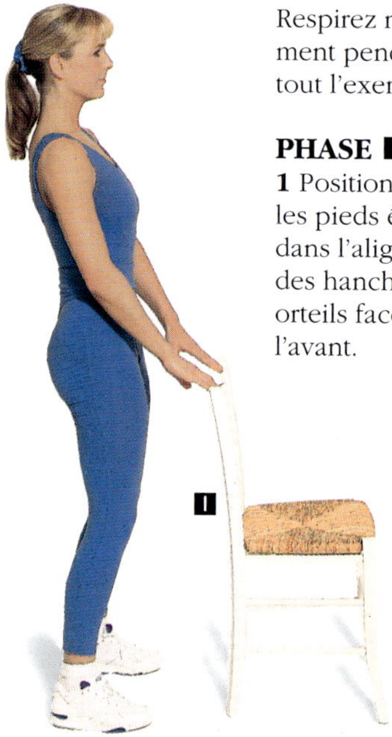

1

Respirez normalement pendant tout l'exercice.

**PHASE 1**

**1** Position debout, les pieds écartés dans l'alignement des hanches, les orteils face à l'avant.

**2** Le dos est droit, les abdominaux rentrés. Basculez le bassin vers l'avant.

**3** La tête est dans l'axe de la colonne vertébrale. Posez les mains sur le dos d'une chaise.

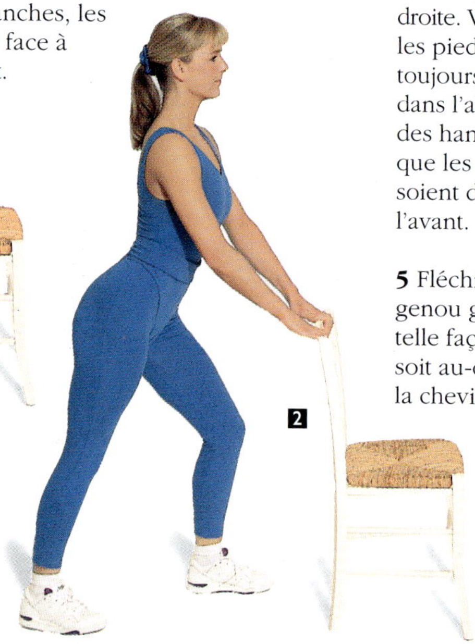

2

**PHASE 2**

**4** Faites un grand pas en arrière avec la jambe droite. Vérifiez que les pieds soient toujours écartés dans l'alignement des hanches et que les orteils soient dirigés vers l'avant.

**5** Fléchissez le genou gauche de telle façon qu'il soit au-dessus de la cheville.

**6** Déplacez le poids du corps vers l'avant et appuyez le talon droit sur le sol. Tenez la position.

**7** Répétez avec la jambe gauche. Plus le pas est grand, plus l'étirement est ample.

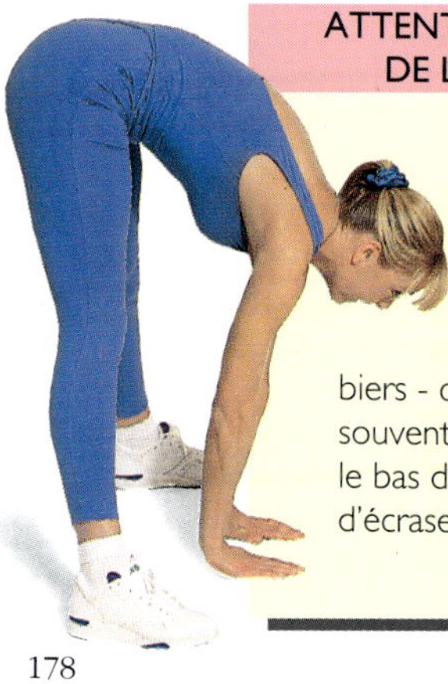

### ATTENTION : UN ÉTIREMENT DE LA JAMBE À ÉVITER

✕ N'essayez pas de toucher les orteils en verrouillant les genoux. Vous n'étirez pas les ischios-jambiers - comme on le pense souvent - mais vous stressez le bas du dos. Vous risquez d'écraser les vertèbres.

## ÉTIREMENT DU MOLLET (PARTIE BASSE ET HAUTE)

**Parties du corps sollicitées :** mollets **Muscles sollicités :** jumeaux, soléaire

Respirez normalement pendant tout l'exercice.

**PHASE 1**

**1** Position debout, le dos droit, la poitrine sortie, les abdominaux rentrés. Basculez le bassin vers l'avant.

**2** Les pieds sont écartés dans l'alignement des hanches, la tête est dans l'axe de la colonne vertébrale.

**3** Posez les mains sur la taille et le pied droit parallèle au pied gauche et légèrement derrière.

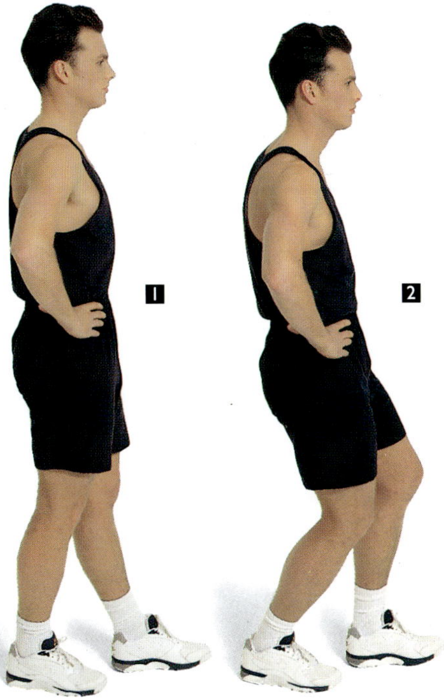


**PHASE 2**

**4** En gardant le bassin vers l'avant, fléchissez les genoux au-dessus des orteils. Le poids du corps doit être sur les orteils.

**5** Lorsque vous ressentez une tension dans le bas du mollet, tenez la position.

**6** Répétez avec le pied droit devant.

**Note :** la phase 3 de «élévation des mollets» p. 101 est aussi un étirement efficace pour les muscles du mollet.

## ÉTIREMENT DU MOLLET ASSIS

**Parties du corps sollicitées :** mollets **Muscles sollicités :** jumeaux, soléaire

Respirez normalement pendant tout l'exercice.

**PHASE 1**

**1** Position assise, le dos droit, la poitrine sortie, les abdominaux rentrés. La tête est dans l'axe de la colonne vertébrale.

**2** Posez la jambe gauche en extension sur le sol. Les orteils sont en flexion.

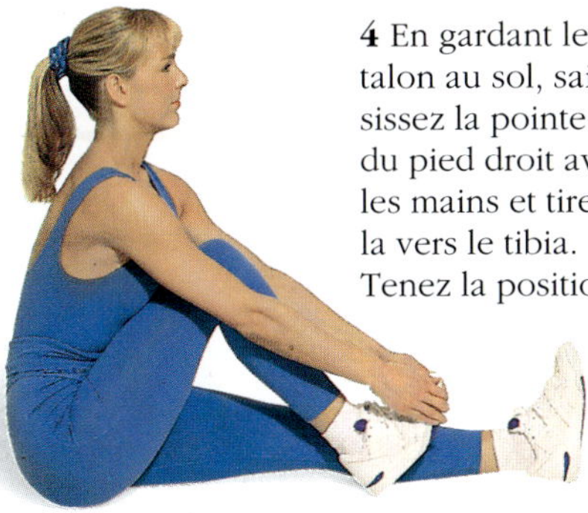

**3** Pliez le genou droit et amenez-le contre le buste.

**4** En gardant le talon au sol, saisissez la pointe du pied droit avec les mains et tirez-la vers le tibia. Tenez la position.

**5** Répétez en fléchissant le genou gauche.

**Attention :** Pour obtenir l'étirement du muscle, tenez la position pendant 8-10 secondes, pour en augmenter la longueur, tenez jusqu'à 20-30 secondes.

# SOUPLESSE • Les abdominaux

## ÉTIREMENT DU CORPS

**Parties du corps sollicitées :** dessus de l'abdomen, flancs, dos, jambes, bras
**Muscles sollicités :** grand droit, obliques, trapèze, quadriceps, triceps

**1** Position couchée sur le dos, les jambes serrées, extension des bras derrière la tête, dans l'axe des épaules.

**2** La tête est dans l'axe de la colonne vertébrale. Les abdominaux sont rentrés et le bas du dos est plaqué au sol.

**3** Respirez profondément, et en expirant étendez les bras et les jambes le plus loin possible du corps.

**4** Respirez normalement et tenez la position.

**Note :** vous pouvez effectuer ce mouvement également en position debout.

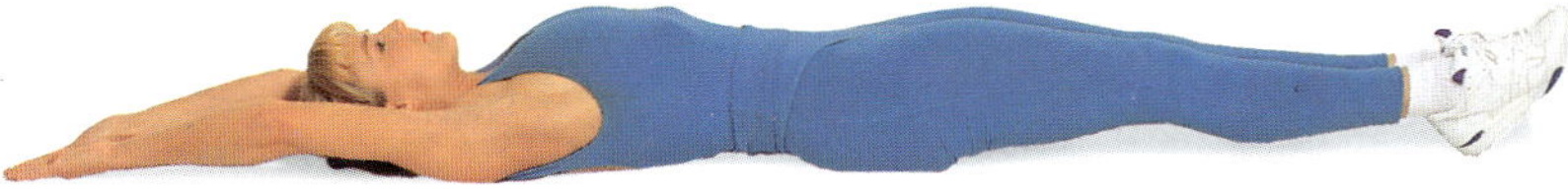

## ÉTIREMENT LATÉRAL DU BUSTE

**Parties du corps sollicitées :** flancs
**Muscles sollicités :** obliques externes

**1** Position les jambes écartées, genoux fléchis (voir p. 84), les pieds tournés vers l'extérieur et dans l'axe des genoux.

**2** Le dos est droit, les abdominaux rentrés. Basculez les hanches vers l'avant, elles doivent être parallèles à l'avant.

**3** Soulevez la cage thoracique et posez la main gauche sur la cuisse gauche (ou pour plus de confort sur le côté).

**4** Les épaules sont parallèles à l'avant et vous ne devez ni pencher en avant ni en arrière.

**5** Inspirez et amenez la main droite au-dessus de la tête.

**6** En gardant la cage thoracique soulevée à partir de la taille, penchez le haut du corps vers le côté gauche. La tête est dans l'axe de la colonne vertébrale.

**7** Lorsque vous ressentez une légère tension à la taille et sur les flancs, respirez normalement et tenez la position.

**8** Répétez avec le bras gauche en extension.

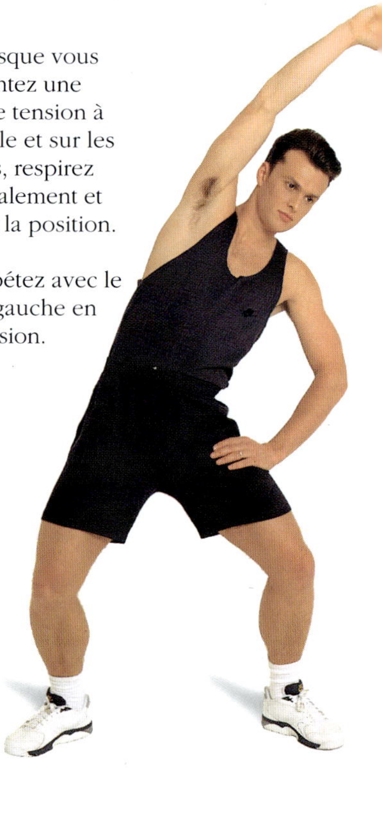

## ÉTIREMENT DU CORPS (COBRA)

**Parties du corps sollicitées :** dessus de l'abdomen

**Muscles sollicités :** grand droit

### PHASE 1

**1** En position couchée ventrale, les jambes serrées et relâchées, les hanches enfoncées dans le sol.

**2** Les abdominaux sont rentrés, la tête est dans l'axe de la colonne vertébrale.

**3** Posez les avant-bras sur le sol, écartés dans l'alignement des épaules. Pliez les coudes et posez les paumes des mains à plat sur le sol. Inspirez.

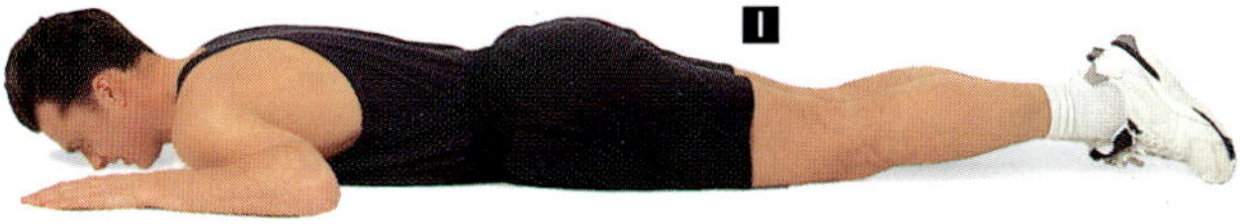

### PHASE 2

**4** Expirez en soulevant lentement le haut du corps. Les avant-bras restent à plat sur le sol ainsi que les hanches.

**5** Tirez vers l'avant et vers le haut en partant du bas de l'abdomen au sternum. Le menton est baissé (vers la poitrine) et la nuque relâchée.

**6** Respirez normalement et tenez la position.

**Note :** pour renforcer cet étirement étendez les bras plus vers l'avant.

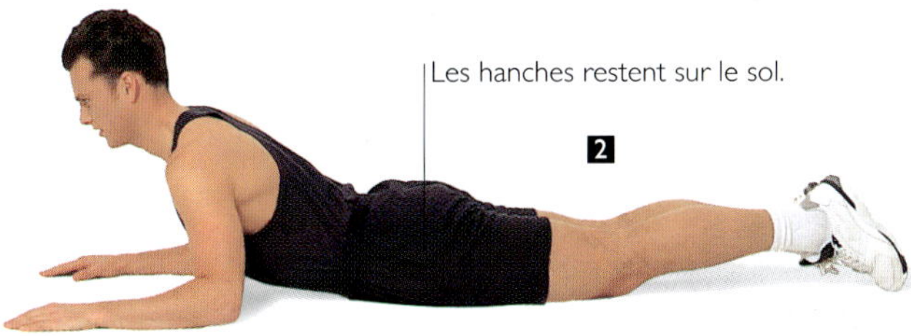


## ÉTIREMENT DES OBLIQUES ASSIS

**Parties du corps sollicitées :** côtés du tronc

**Muscles sollicités :** obliques externes

### PHASE 1

**1** En position assise, les jambes croisées, le dos droit.

**2** Posez la main droite sur le sol près du corps. Fléchissez le coude.

**3** Tendez le bras gauche au-dessus de la tête.

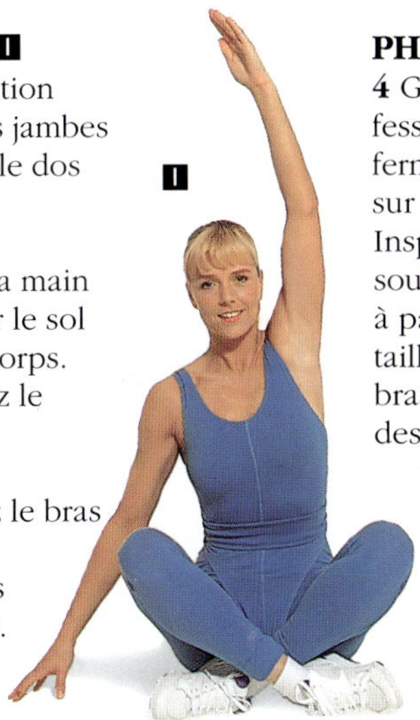

### PHASE 2

**4** Gardez les fessiers fermement sur le sol. Inspirez et, en soulevant le buste à partir de la taille, étendez le bras gauche au-dessus de la tête.

**5** Respirez normalement et tenez la position.

**6** Répétez, le bras droit en extension.

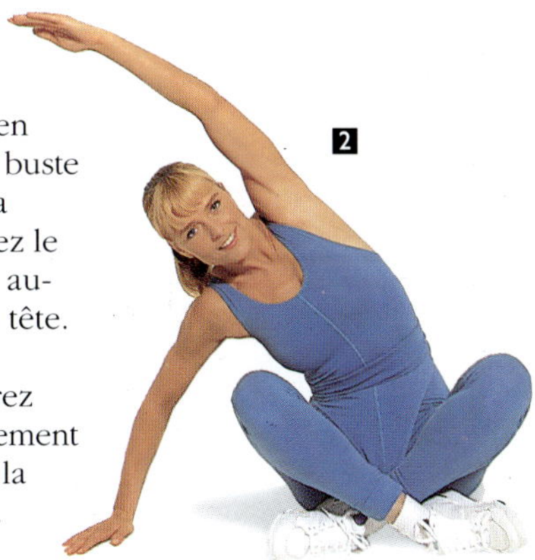

# SOUPLESSE • Étirements avec partenaire

Les étirements avec la collaboration d'un partenaire permettent de contrôler le degré d'étirement ou d'allongement ainsi que sa durée. Ils sont utiles pour augmenter l'ampleur des mouvements de l'articulation mais ils font perdre une partie du contrôle des muscles. Il faut donc être prudent.

Pour profiter pleinement de la méthode, il faut avoir une confiance totale dans le partenaire, sinon, vous serez contracté et vos muscles ne pourront pas s'allonger. Avec cette méthode il est encore plus important de ne pas forcer et de ne progresser que très lentement. Arrêtez dès que vous sentez la moindre douleur, brûlure ou sensation d'inconfort.

Conseil : si vous pensez être amené à assister plusieurs personnes de façon régulière, n'hésitez pas à prendre une assurance individuelle. On n'est jamais trop prudent.

## ÉTIREMENT DES ÉPAULES

**Parties du corps sollicitées :** buste, épaules
**Muscles sollicités :** pectoraux, deltoïdes antérieurs

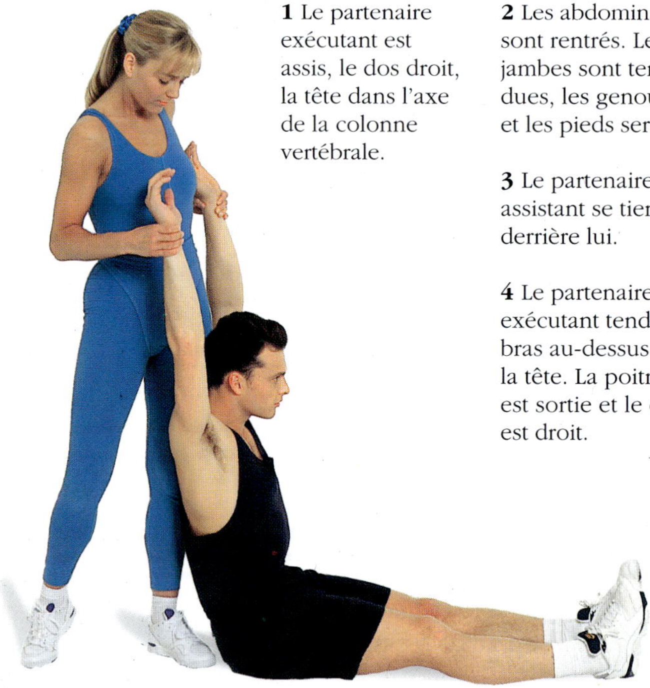

**1** Le partenaire exécutant est assis, le dos droit, la tête dans l'axe de la colonne vertébrale.

**2** Les abdominaux sont rentrés. Les jambes sont tendues, les genoux et les pieds serrés.

**3** Le partenaire assistant se tient derrière lui.

**4** Le partenaire exécutant tend les bras au-dessus de la tête. La poitrine est sortie et le dos est droit.

**5** La jambe de l'assistant appuie légèrement dans dos de l'exécutant pour le redresser.

**6** L'assistant prend doucement les bras de l'exécutant et les tire lentement vers le haut et vers l'arrière. Tenez la position.

**Note :** pour ne pas fatiguer le bas du dos, fléchissez les genoux.

## ÉTIREMENT DE L'AINE

**Parties du corps sollicitées :** intérieur des cuisses
**Muscles sollicités :** adducteurs

**1** Le partenaire exécutant est assis, le dos droit, les abdominaux rentrés et la poitrine sortie.

**2** Les épaules sont relâchées, la tête est dans l'axe de la colonne vertébrale.

**3** Les plantes de pieds l'une contre l'autre, relâchez les genoux et écartez-les.

**4** L'assistant se met à genoux derrière l'exécutant et pose les mains sur l'intérieur de ses cuisses.

**5** Quand l'exécutant est prêt, appuyez doucement les cuisses vers le bas.

**6** Lorsqu'une légère tension est ressentie, l'exécutant tient la position.

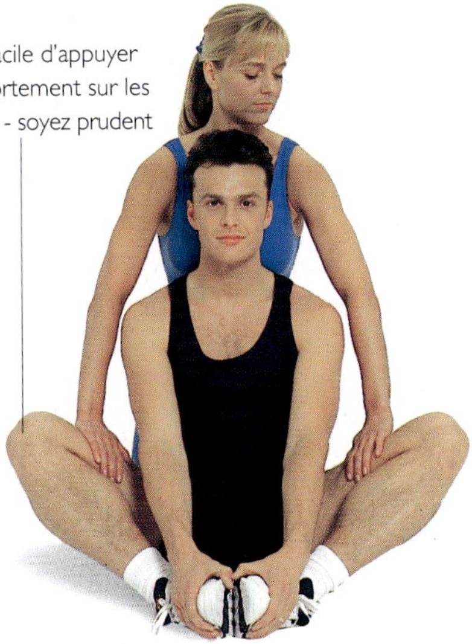

Il est facile d'appuyer trop fortement sur les cuisses - soyez prudent

## ÉTIREMENT DES ISCHIOS-JAMBIERS

**Parties du corps sollicitées :** arrière des cuisses
**Muscles sollicités :** ischios-jambiers

**1** Le partenaire exécutant est allongé sur le dos, le bas du dos plaqué au sol les abdominaux rentrés.

**2** La jambe droite est tendue devant. Soulevez la jambe gauche est à la verticale en la gardant le plus droit possible.

**3** L'assistant est à genoux et se met à cheval sur la jambe droite de l'exécutant.

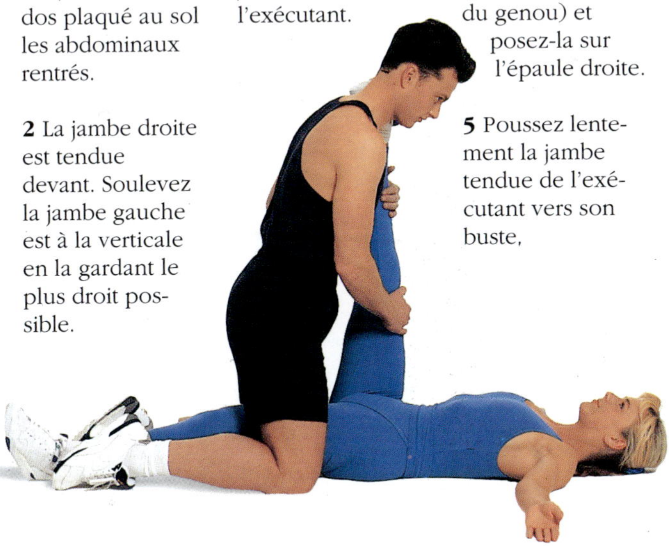

**4** Saisissez la jambe gauche tendue de l'exécutant (au-dessus du genou) et posez-la sur l'épaule droite.

**5** Poussez lentement la jambe tendue de l'exécutant vers son buste,

**6** Lorsqu'une légère tension est ressentie, l'exécutant tient la position.

**7** Répétez en levant et étirant la jambe droite.

**Attention :** Pour obtenir l'étirement du muscle, tenez la position pendant 8-10 secondes, pour en augmenter la longueur, tenez jusqu'à 20-30 secondes.

# PARCOURS D'ENTRAÎNEMENT

Quelle que soit votre motivation, il y aura probablement un moment où maintenir votre programme d'entraînement sera plutôt une corvée qu'un plaisir. Le Parcours d'entraînement est une façon d'apporter un peu de variété dans votre programme qui vous aidera à continuer. Il possède l'avantage supplémentaire de ne prendre que 45 minutes de l'échauffement jusqu'au retour au calme. (La moyenne est d'environ une heure).

De nombreuses zones de loisirs sont équipées et il n'est pas nécessaire d'être encadré pour y avoir accès. Le but d'un circuit est d'installer un certain nombre de «haltes» où vous devez exécuter différents exercices de force ou d'aérobie. En se déplaçant rapidement entre les stations vous augmentez à la fois votre force, votre endurance, et dans une moindre mesure, votre souplesse.

## CIRCUITS POUR LA CONDITION PHYSIQUE GÉNÉRALE

Si vous organisez vous-même votre propre circuit de mise en condition physique, veillez à respecter l'équilibre entre exercices de force et exercices aérobie, ainsi qu'à faire travailler toutes les parties du corps et les muscles par paires : biceps et triceps, quadriceps et ischios-jambiers etc.

Servez-vous de 4 à 20 stations, en fonction de votre niveau, et n'oubliez pas d'inclure une séance d'échauffement (p. 36-37) ainsi que quelques étirements rapides au début (8-10 secondes), et un retour au calme (p. 38-39) accompagné de quelques étirements longs (20-30 secondes) pour terminer. Vous pouvez augmenter la variété en incluant d'autres équipements tels que bicyclette ou machine à ramer, mais ce n'est pas indispensable. Si vous ajoutez des haltères, ne mettez que 40 à 50 % du poids que vous utilisez pendant les autres séances d'entraînement, mais augmentez les répétitions. Ceci veut dire qu'avec un bon entraînement vous pouvez faire facilement 10 à 15 répétitions en 30 secondes.

De même, en fonction de votre niveau, vous pouvez passer d'une halte à l'autre sans période de récupération ou inclure des activités aérobiques entre les haltes «fixes».

Voir les exemples d'exercices de force pp. 78-149 et d'activités aérobiques pp. 58-73 ou 186-189.

| CIRCUIT DE MISE EN FORME GÉNÉRALE | | | |
|---|---|---|---|
| DÉB. | 4-6 | stations | 1-2 circuits |
| | 15-20 | secondes par station | |
| | 20 | secondes de repos entre les stations | |
| MOY. | 8-10 | stations | 2-3 circuits |
| | 20-30 | secondes par station | |
| | 15-20 | secondes d'activité douce | |
| CONF. | 12-15 | stations | 3 circuits |
| | 30-40 | secondes par station | |
| | 15-20 | secondes d'activité aérobique | |
| ENTR. | 15-20 | stations | 3-4 circuits |
| | 40-50 | secondes par station | |
| | 10-15 | secondes d'activité aérobique | |

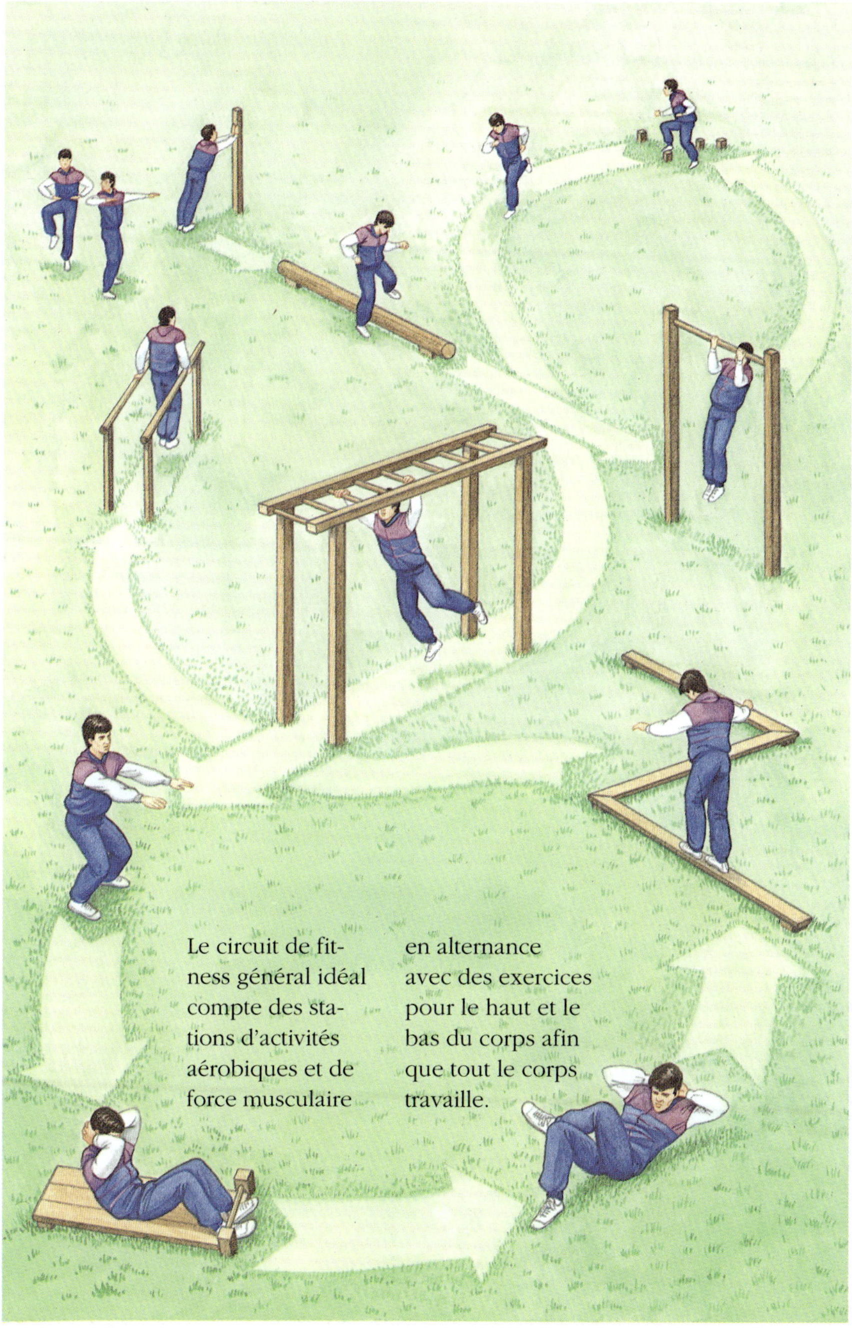

Le circuit de fitness général idéal compte des stations d'activités aérobiques et de force musculaire en alternance avec des exercices pour le haut et le bas du corps afin que tout le corps travaille.

# CIRCUIT DE MISE EN FORME

## CIRCUIT D'ENTRAÎNEMENT DE LA FORCE MUSCULAIRE

Après un minimum de 10 à 12 semaines de circuit d'entraînement général vous pouvez avoir envie de vous axer spécialement sur l'entraînement de la force.

Choisissez des exercices qui font travailler tout le corps. Les poids, si vous vous en servez, doivent être suffisamment lourds pour limiter les répétitions à 8-10 (confirmés) et 6-8 (entraînés).

Un repos de 30 secondes entre les haltes est très important. Si vous n'aimez pas attendre, faites un peu de course sur place. Faites travailler alternativement les différentes parties du corps à chaque station pour éviter de stresser toujours tel ou tel muscle. Vous pouvez ainsi réduire le temps de repos de 10 secondes.

## CIRCUIT POUR UN SPORT SPÉCIFIQUE

Si vous travaillez en vue d'un sport bien particulier (voir aussi pp. 192-197) choisissez les muscles qui sont concernés, et intégrez dans le circuit des exercices s'y rapportant. Vous pouvez, par exemple, choisir de ne faire travailler que la partie supérieure ou la partie inférieure de votre corps ou les épaules etc. Si vous faites travailler uniquement un groupe musculaire bien particulier, vous devez vous reposer entre les stations pour ne pas le surmener. Si vous vous servez de poids, vous devez rester près de votre maximum et pratiquer un grand nombre de répétitions pour exercer la force et l'endurance.

| CIRCUIT DE FORCE MUSCULAIRE | | | |
|---|---|---|---|
| CONF. | 12-15 | stations | 2-3 circuits |
| | 30-40 | secondes par station | |
| | 30 | secondes de repos | |
| ENTR. | 15-20 | stations | 3 circuits |
| | 40-50 | secondes par station | |
| | 30-40 | secondes de repos | |

Ci-après un choix d'exercices aérobiques :

## MOUVEMENT D'ÉCHAUFFEMENT I (CISEAUX)

Respirez normalement pendant tout l'exercice.

**1** Debout, dos droit, poitrine sortie, abdos. rentrés. Regardez devant vous.

**2** Les jambes sont écartées dans l'alignement des hanches, les pieds vers l'avant.

**3** Placez le pied gauche devant le droit. Levez le bras gauche au-dessus de la tête près du corps.

**4** Sautez et changez la position des jambes. En même temps abaissez le bras gauche et levez le droit.

**5** Répétez aussi vite que possible.

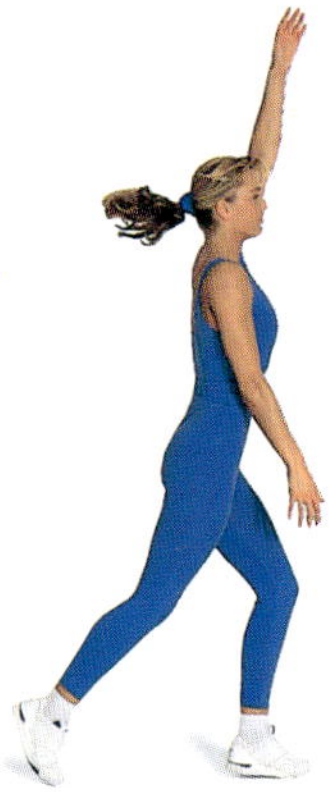

3

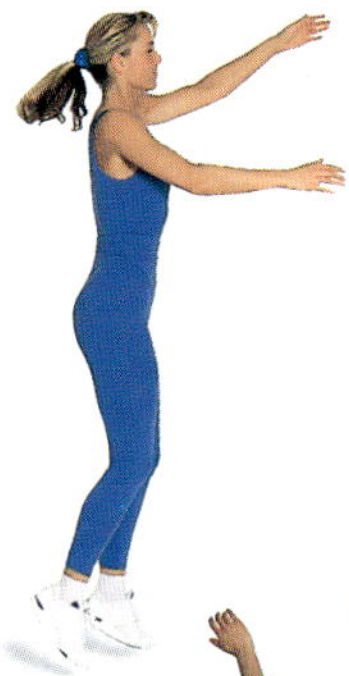

4

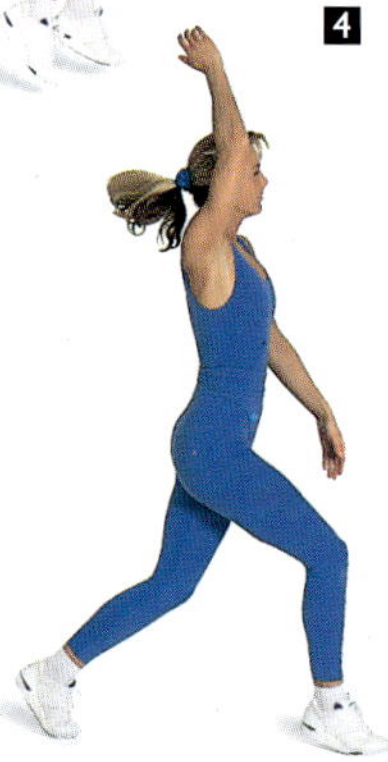

## MOUVEMENT D'ÉCHAUFFEMENT II (PANTIN)

Respirez normalement pendant tout l'exercice.

**1** Position debout, dos droit, poitrine sortie, abdominaux rentrés. Regardez devant vous.

**2** Posez les pieds à plat sur le sol, les bras le long du corps. Inspirez.

**3** Expirez et sautez en l'air, écartez les bras de chaque côté puis montez-les en demi-cercle.

**4** Atterrissez en pliant les genoux, les pieds tournés à 45° vers l'extérieur, les bras au-dessus de la tête.

**5** Les genoux doivent être dans l'axe des pieds et ne pas dépasser des orteils.

**6** Appuyez les talons au sol.

**7** Inspirez et sautez dans la position initiale en abaissant les bras.

**8** Répétez aussi rapidement que possible.

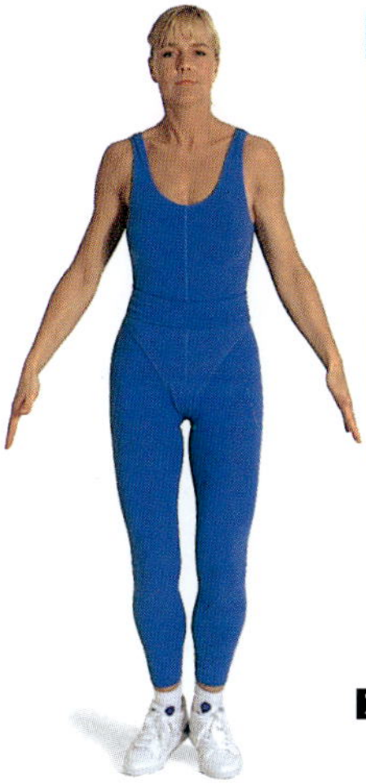

2 7

### CONSEIL DE L'ENTRAÎNEUR

Pour un exercice plus facile ayant le même effet, posez les mains sur les hanches et faites un pas sur le côté. Ramenez le pied au milieu, puis faites un pas de l'autre côté. Les hanches sont parallèles, les genoux dans l'axe des orteils et les pieds vers l'avant. Les genoux ne doivent pas tourner vers l'extérieur.

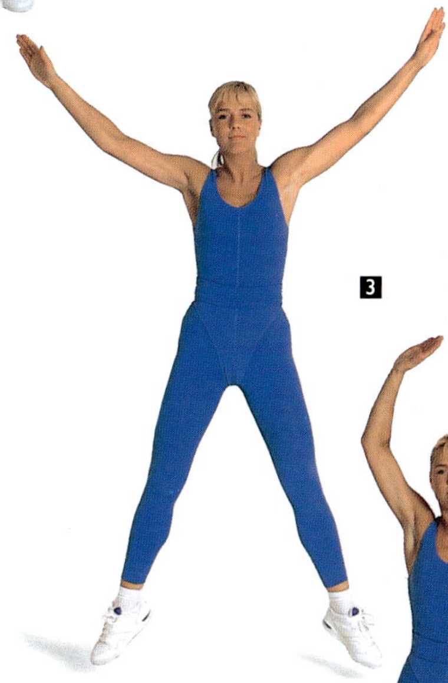

3

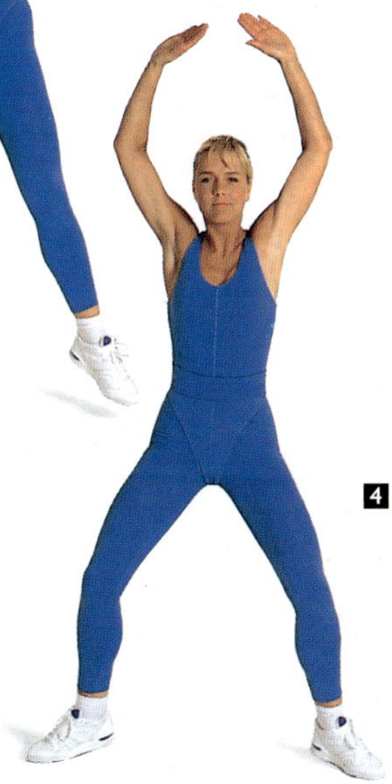

4

# CIRCUIT DE MISE EN FORME

## MOUVEMENT D'ÉCHAUFFE-MENT III (FLEXIONS ACCROUPI)

Respirez normalement pendant tout l'exercice.

**1** Position accroupie, mains écartées un peu plus que la largeur des épaules, mettez-vous sur les pointes des pieds.

**2** Les abdos. sont rentrés, la tête dans l'axe de la colonne vertébrale, regardez vers le bas.

**3** Les fesses pointent vers le haut. La jambe gauche est près du buste, la droite en extension vers l'arrière.

**4** Changez de jambe. Ne creusez pas le dos.

**5** La jambe gauche est en extension vers l'arrière et la jambe près du buste.

**6** Répétez aussi rapidement que possible en gardant le mouvement régulier.

**Note :** cet exercice convient aux confirmés.

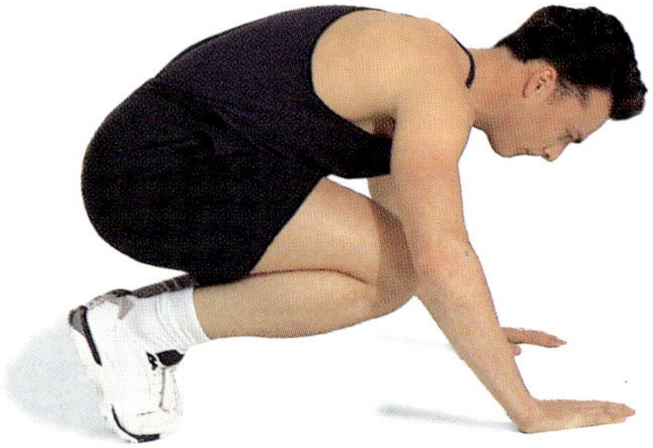

1

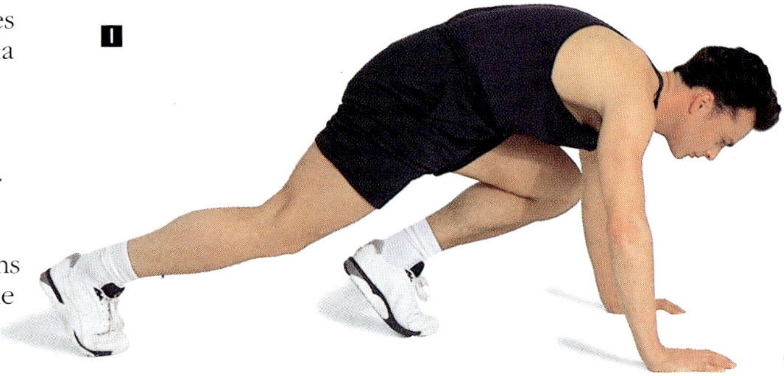

2

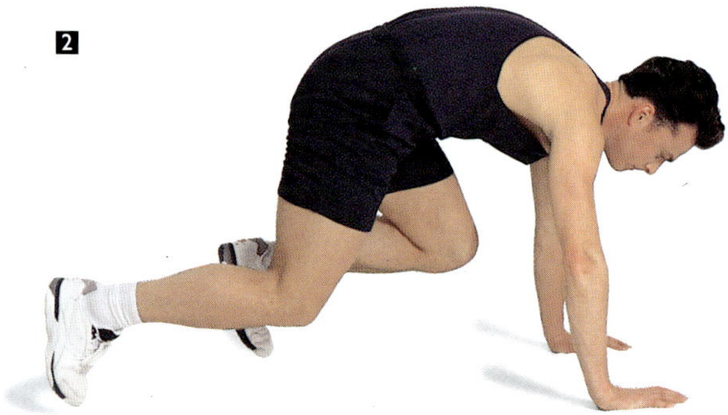

3

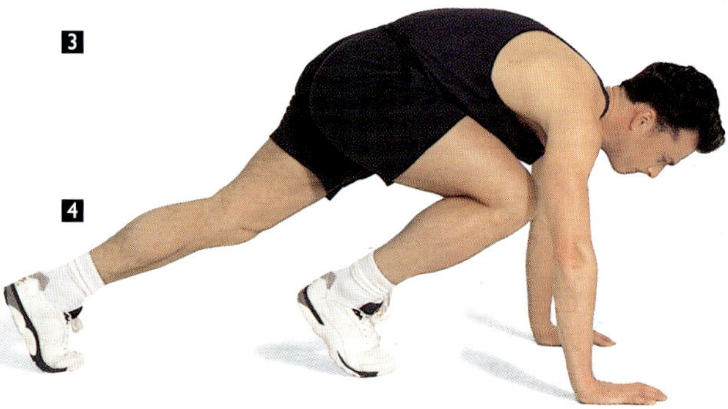

4

## MOUVEMENT D'ÉCHAUFFEMENT IV (FLEXIONS ACCROUPI II)

Respirez normalement pendant tout l'exercice.

**1** Position accroupie, les mains posées sur le sol devant vous, écartées un peu plus que la largeur des épaules.

**2** Les abdominaux sont rentrés, la tête dans l'axe de la colonne vertébrale.

**3** Sautez en l'air en étendant les bras au-dessus de la tête. Atterrissez, les pieds écartés dans l'alignement des hanches.

**4** Revenez dans la position accroupie initiale.

**5** Projetez les deux jambes vers l'arrière, atterrissant sur la pointe des pieds.

**6** Projetez les deux jambes vers l'avant, amenez-les vers le buste.

**7** Sautez dans la position initiale et répétez.

**Note :** cet exercice convient uniquement aux entraînés.

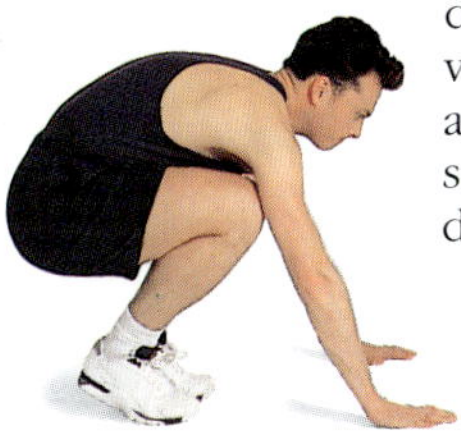

1

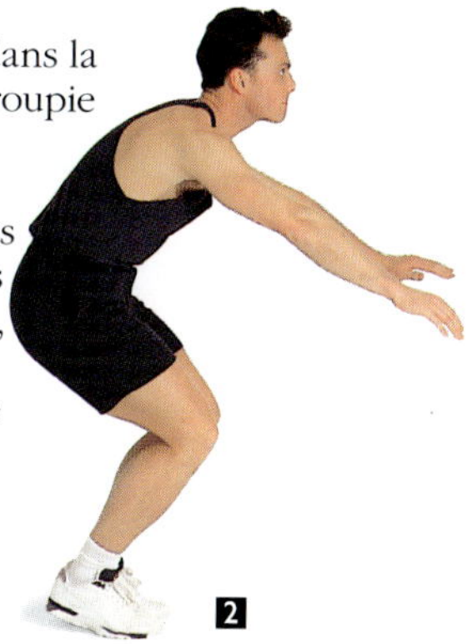

2

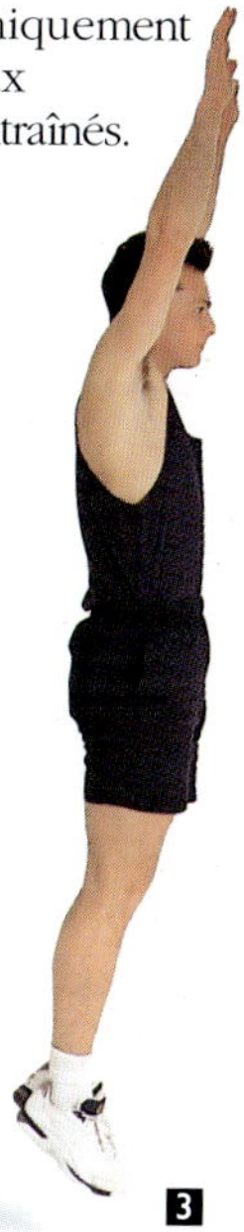

3

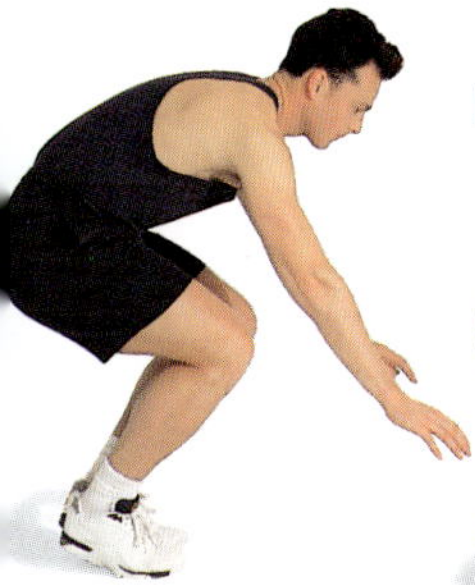

4

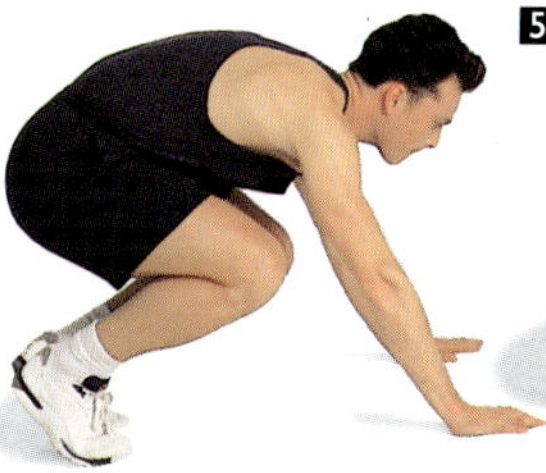

5

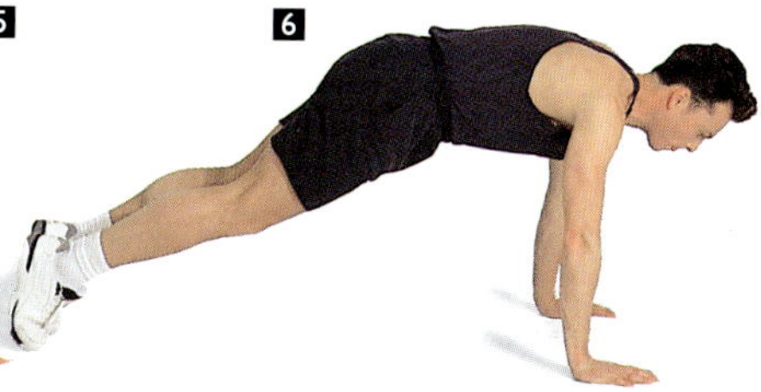

6

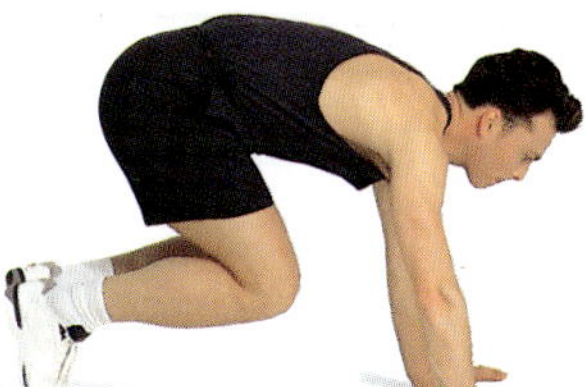

7

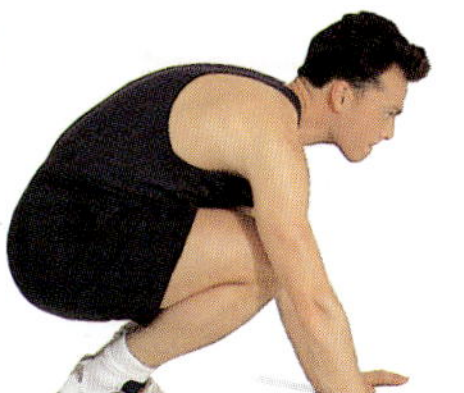

8

# ENTRAÎNEMENT MULTISPORT

Les principaux avantages de l'entraînement multisport - associant différentes activités pour créer un programme d'entraînement logique et équilibré - sont la variété et l'adaptation à vos besoins et vos objectifs personnels. Et comme chaque activité ne fait pas travailler les principaux groupes musculaires de la même façon, vous n'êtes pas obligé de consacrer le même laps de temps à chaque sport choisi. Enfin, en créant un programme varié vous réduisez le risque de blessure par fatigue.

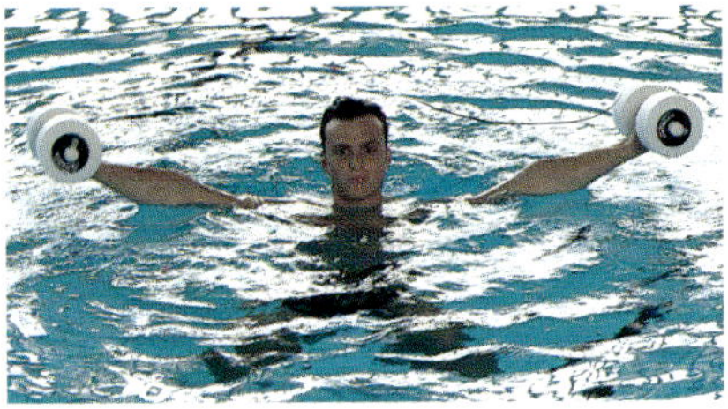

**COMPOSER UN PROGRAMME**

Le meilleur moyen de commencer la composition d'un programme multisport consiste à faire la liste de toutes les activités que vous aimez ou que aimeriez essayer. Si vous avez besoin d'un partenaire pour certaines, contactez un club local et demandez s'il n'y a pas quelqu'un dans votre cas. Si vous tombez sur un partenaire plus entraîné que vous, tant mieux. Choisissez des activités qui, prises ensemble, font travailler tous les groupes musculaires principaux ainsi que toutes les parties du corps. Essayez aussi de donner une place importante à votre activité favorite.

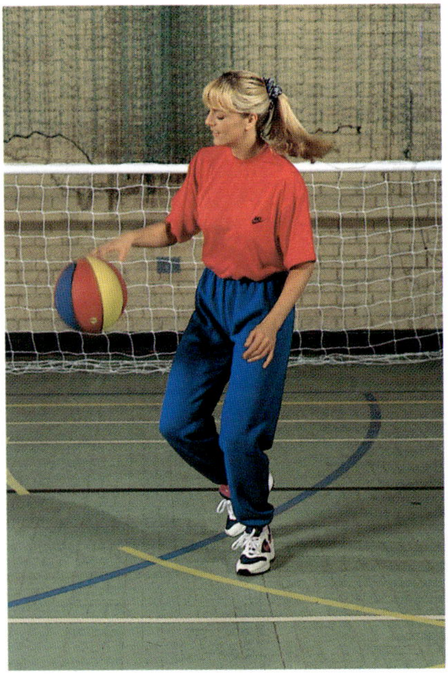

Si le but de votre programme est de développer la force ou d'accroître vos capacités aérobies, travaillez alternativement un jour sur deux, afin de permettre à vos muscles de se développer. Ceci réduit également le risque de claquage, de fatigue ou de blessure.

Le choix des activités est vaste. Le tableau p. 191 ne donne que quelques possibilités. Souvenez-vous que vous n'êtes pas obligé de faire toujours le même programme. De toute façon, vous risquez moins de vous lasser avec un programme multisport qu'avec tout autre programme. Si après une période de dix semaines, votre enthousiasme décroît, faites un test (pp. 22-27) et choisissez à nouveau un programme auquel vous pourrez vous tenir.

| ACTIVITÉ | Temps min. requis pour résultat constant aérobie | Évaluation de la force | Évaluation de l'aptitude aérobie |
|---|---|---|---|
| SKI DE FOND | 20 min | moyenne | élevée |
| COURSE (12 km/h) | 20 min | basse | élevée |
| JUDO/ARTS MARTIAUX | 25 min | moyenne | basse |
| AÉROBIC | 30 min | basse/moy. | élevée |
| AQUAGYM | 30 min | basse/moy. | élevée |
| BADMINTON | 30 min | moyenne | élevée |
| SQUASH | 30 min | moyenne | élevée |
| VOLLEY-BALL | 30 min | moyenne | élevée |
| COURSE (9.5 km/h) | 30 min | basse | élevée |
| AVIRON | 40 min | moyenne | élevée |
| MONTER UN ESCALIER | 40 min | moyenne | moyenne |
| NATATION | 40 min | basse | moyenne |
| MARCHE (8 km/h) | 40 min | basse | moyenne |
| ESCALADE | 45 min | moyenne | moyenne |
| CYCLISME | 45 min | moyenne | moy./élevée |
| TENNIS | 45 min | basse/moy | moyenne |
| ÉVEIL MUSCULAIRE | 60 min | moyenne | moyenne |
| RANDONNÉE (terrain difficile) | 60 min | moyenne | moyenne |
| ENTRAÎNEMENT AVEC POIDS | 60 min | élevée | basse/moy. |

**FITNESS AÉROBIE**
**Lun :** Step aérobic
**Mer :** Course
**Ven :** Cyclisme
**Dim :** Marche athlétique

**FORCE MUSCULAIRE**
**Lun :** Entraînement avec poids
**Mer :** Parcours d'entraînement
**Ven :** Entraînement avec poids
**Dim :** Arts martiaux

**FITNESS GÉNÉRAL**
**Lun :** Course
**Mer :** Parcours d'entraînement
**Ven :** Natation
**Dim :** Marche

**ENDURANCE MUSCULAIRE**
**Lun :** Aviron
**Mer :** Éveil musculaire
**Ven :** Parcours d'entraînement
**Dim :** Escalade

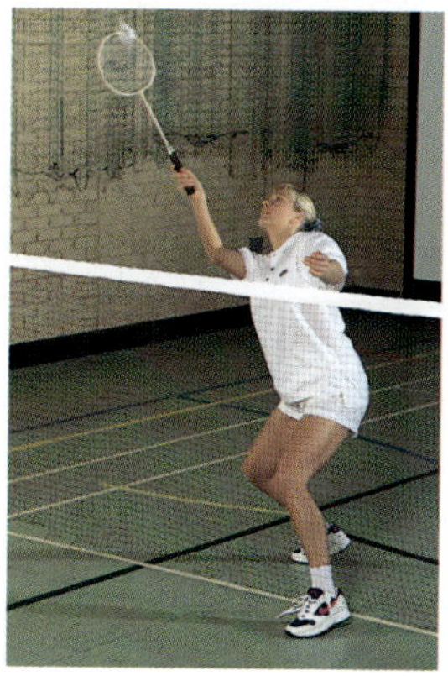

# MENU SPÉCIAL • Ski

Si la principale motivation de votre programme d'entraînement est de devenir meilleur dans un sport particulier, il vous est possible de composer un menu qui donne la priorité aux principaux groupes musculaires et aux parties de votre corps concernées par ce sport. Si vous mettez en application l'un des menus proposés ici, ou si vous composez le vôtre propre pour un sport différent, vous devez toujours respecter votre niveau et exécuter les cadences qui vous sont indiquées dans les tableaux qui concernent les exercices de force (pp. 184-189). Servez-vous également de poids légers pour pouvoir insister sur la technique.

Pour améliorer vos qualités de skieur, tant pour le ski de fond que pour le ski alpin, votre menu spécial devra toujours inclure des exercices pour développer la force des jambes. Insistez sur les genoux, qui sont soumis dans ce sport à un stress important. Pour bien skier il faut également beaucoup de souplesse des jambes et des hanches. Insistez sur ces endroits.

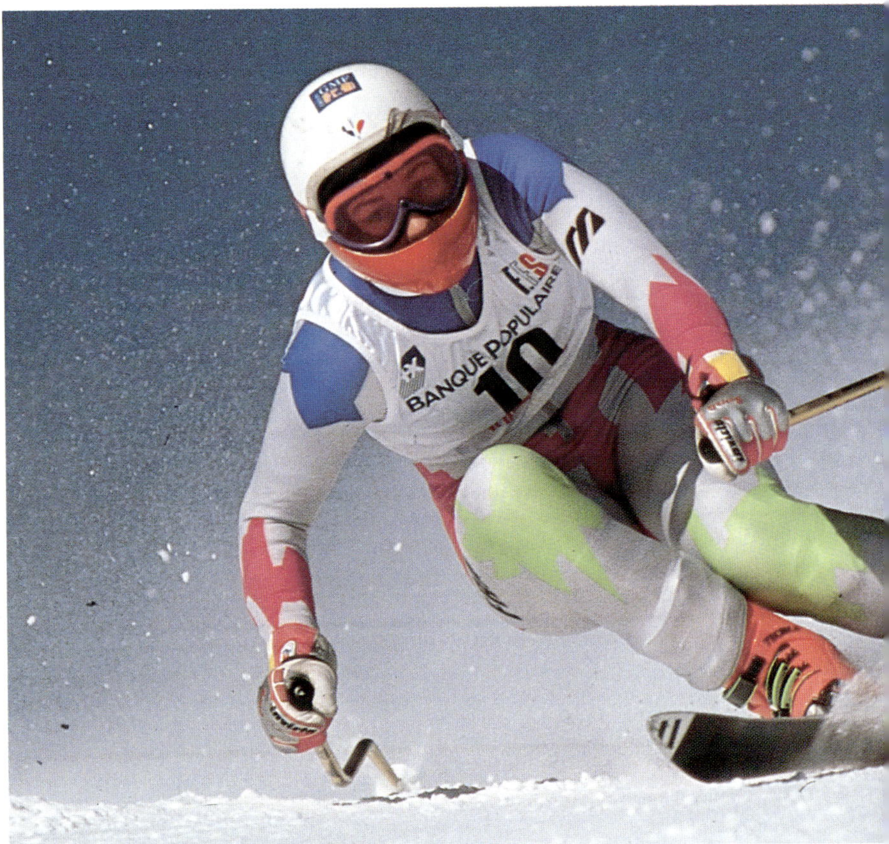

Relevés latéraux

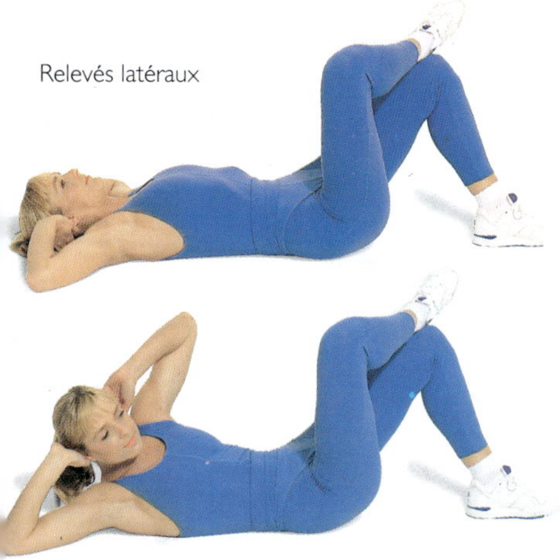

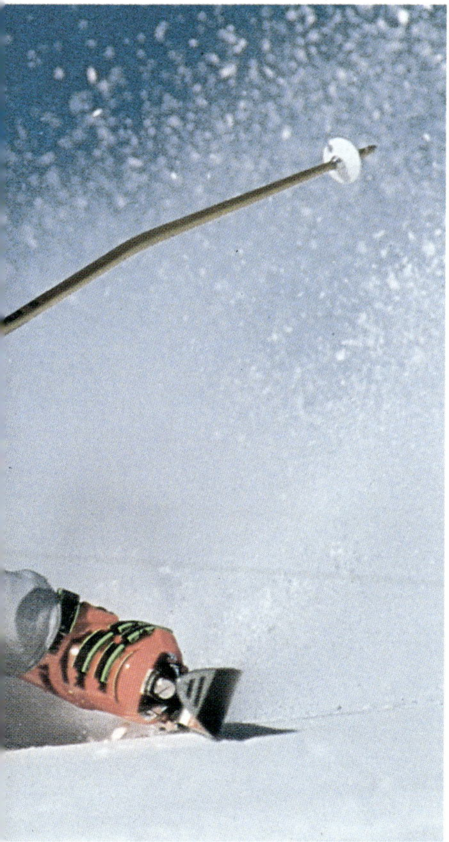

## MENU SKI

**Force du bas du corps**
Step aérobic (voir step test, p. 23)
Fentes, pp. 78-79
Flexion des genoux, pp. 80-83
Flexion des genoux-pieds vers l'extérieur, pp. 84-85
Élévation des grands fessiers, pp. 98-99
Élévation des mollets, pp. 100-101

**Force du haut du corps**
Tirage vertical au menton, pp. 110
Élévation du tronc, pp. 114-115
Tirages nuque, machine, pp. 117
Tirages horizontaux, machine, p. 119
Développé couché, pp. 124-125
Flexion des bras à la barre, p. 134
Triceps derrière la nuque, p. 136

**Parcours d'entraînement : ski**
Dos au mur, p. 25
Élévation des genoux, p. 38
Fentes, pp. 78-79
Flexion des genoux, pp. 80-83
Pompes, pp. 102-4
Dips au banc, p. 138
Crunches, pp. 140-41
Relevés latéraux, p. 147
Bicyclette, p. 148
Mouvement Échauffement III, p. 188
Sauts sur place
Sauts en hexagone (sauter d'un point de départ aux six coins d'un hexagone imaginaire et retour)

**Entre les haltes**
Choisir des activités aérobies telles que la course à pied, le step-aérobic ou les activités décrites pp. 186-189

**La souplesse**
Étirement de tout le corps en insistant particulièrement sur les jambes (pp. 172-179) et les hanches (pp. 166-171)

# MENU SPECIAL • Planche à voile

La planche à voile est une activité qui exige de la force dans le haut du corps et dans les jambes ainsi qu'un bon équilibre. Sans ces capacités il vous sera difficile de tirer efficacement sur la baume et même de vous relever. Les muscles qui travaillent le plus en planche à voile sont le grand droit du dos et l'erector spinal au bas du dos. Une bonne mobilité du haut du corps est aussi indispensable pour vous permettre d'amener facilement la voile au vent.

Comme pour tous les menus spécifiques à un sport, vous devez toujours travailler à votre niveau et respecter les cadences qui vous sont indiquées dans les tableaux des exercices concernés (voir pp. 184-189). Utilisez des poids légers pour pouvoir augmenter les répétitions et travailler votre endurance musculaire.

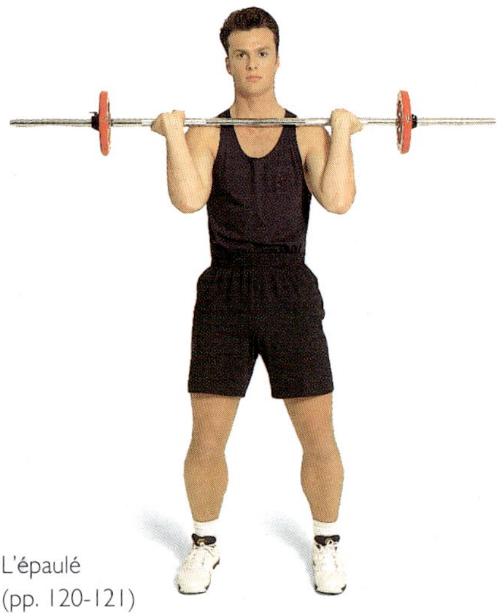

L'épaulé (pp. 120-121)

### MENU PLANCHE À VOILE

**Force du bas du corps**
Flexion des genoux, pp. 80-83
Extension des jambes, pp. 86-88
Travail des ischios, pp. 89-91
Élévation des mollets, pp. 100-101

**Force du haut du corps**
Élévations latérales aux haltères, p. 105
Tirage vertical au menton, p. 110
Élévations antérieures aux haltères, p. 111
Élévation du tronc, pp. 114-115
Tirage d'un bras avec haltères, p. 116
Tirages horizontaux à la machine, p. 119
L'Épaulé, pp. 120-121
Flexion des bras à la barre, p. 134
Triceps derrière la nuque, p. 136
Dips au banc, p. 138

**Parcours d'entraînement : Planche à voile**
Flexion des genoux, p. 80-83
Élévation des mollets, pp. 100-101
Pompes, pp. 102-104
Élévation du tronc, pp. 114-115
Dips au banc, p. 138
Crunches, p. 140-141
Relevés latéraux, p. 147
Bicyclette, p. 148

**Entre les haltes**
Choisir des activités aérobies telles que la course à pied, le step-aérobic ou les activités décrites pp. 186-189

**La souplesse**
Étirement de tout le corps en insistant particulièrement sur les épaules (pp. 154-155), le dos (pp. 160-163) et les bras (pp. 158-159)

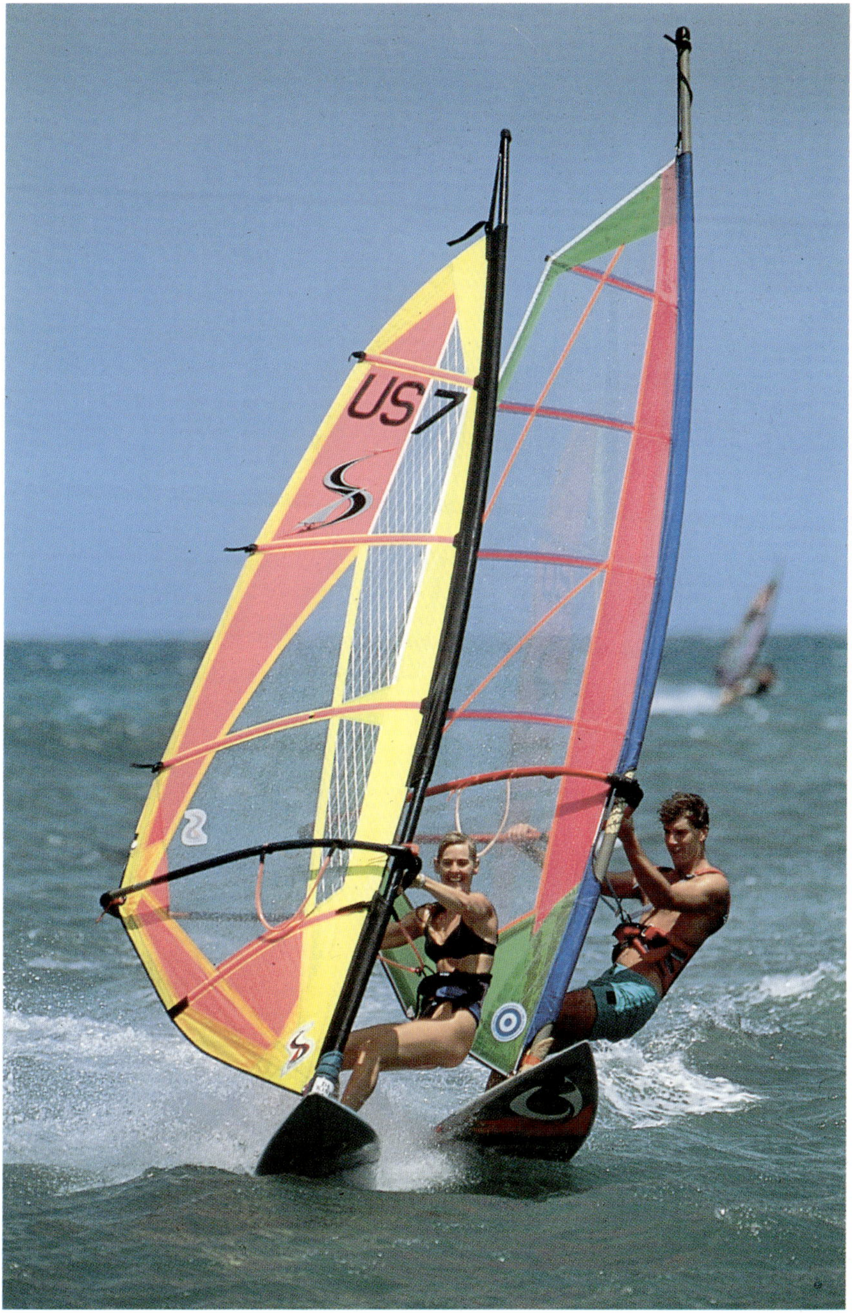
US7

# MENU SPÉCIAL • Tennis

Si votre programme de mise en forme a pour but de faire de vous un meilleur joueur de tennis, votre menu spécial doit comporter le plus possible de mouvements de bras au-dessus de la tête pour pousser ou attraper. Vous devez aussi vous concentrer sur la force des épaules et du haut du dos. De même, faire des étirements pour augmenter l'ampleur des articulations des épaules.

Si vous voulez composer un menu pour un sport différent de ceux qui sont décrits ici, basez-vous sur les exemples de ce guide. Commencez par définir les parties du corps que vous faites travailler pendant votre sport favori (en prenant éventuellement conseil auprès d'un professeur de gymnastique). Choisissez des exercices de force sans oublier l'importance de la souplesse.

Fentes
(pp. 78-79)

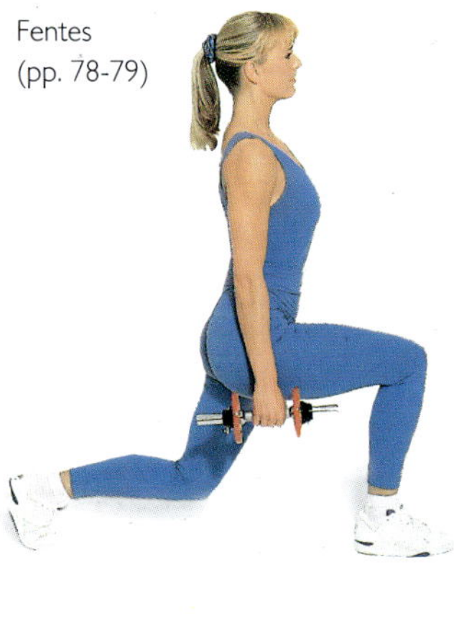

## MENU TENNIS

**Force du bas du corps**
Fentes, pp. 78-79
Flexion des genoux, pp. 80-82
Extension des jambes, pp. 86-87
Travail des ischios, pp. 89-91
Travail des adducteurs, pp. 92-94
Travail des abducteurs, pp. 95-97
Élévation des mollets, pp. 100-101

**Force du haut du corps**
Développé nuque, p. 108
Développé des épaules, p. 107
Élévation latérale penché avant, p. 109
Tirage vertical au menton, p. 110
Élévations ant. aux haltères, p. 111
Tirages horizontaux, p. 119
Pullovers, p. 129
Flexion des poignets, p. 132
Flexion des bras à la barre, p. 134
Triceps derrière la nuque, p. 136

**Parcours d'entraînement : Tennis**
Fentes, pp. 78-79
Flexion des genoux, p. 80-83
Pompes, pp. 102-4
Dips au banc, p. 138
Crunches, p. 140-141
Doubles crunches, p. 144
Relevés latéraux, p. 147
Déplacez vous latéralement en faisant pivoter vos pieds (talons, pointes) sur un cours de tennis, courir autour en diagonale

**Entre les haltes**
Choisir des activités aérobies (course à pied, step-aérobic ou activités décrites pp. 186-189)

**La souplesse**
Étirement de tout le corps (pp. 152-65 et pp. 180-181).

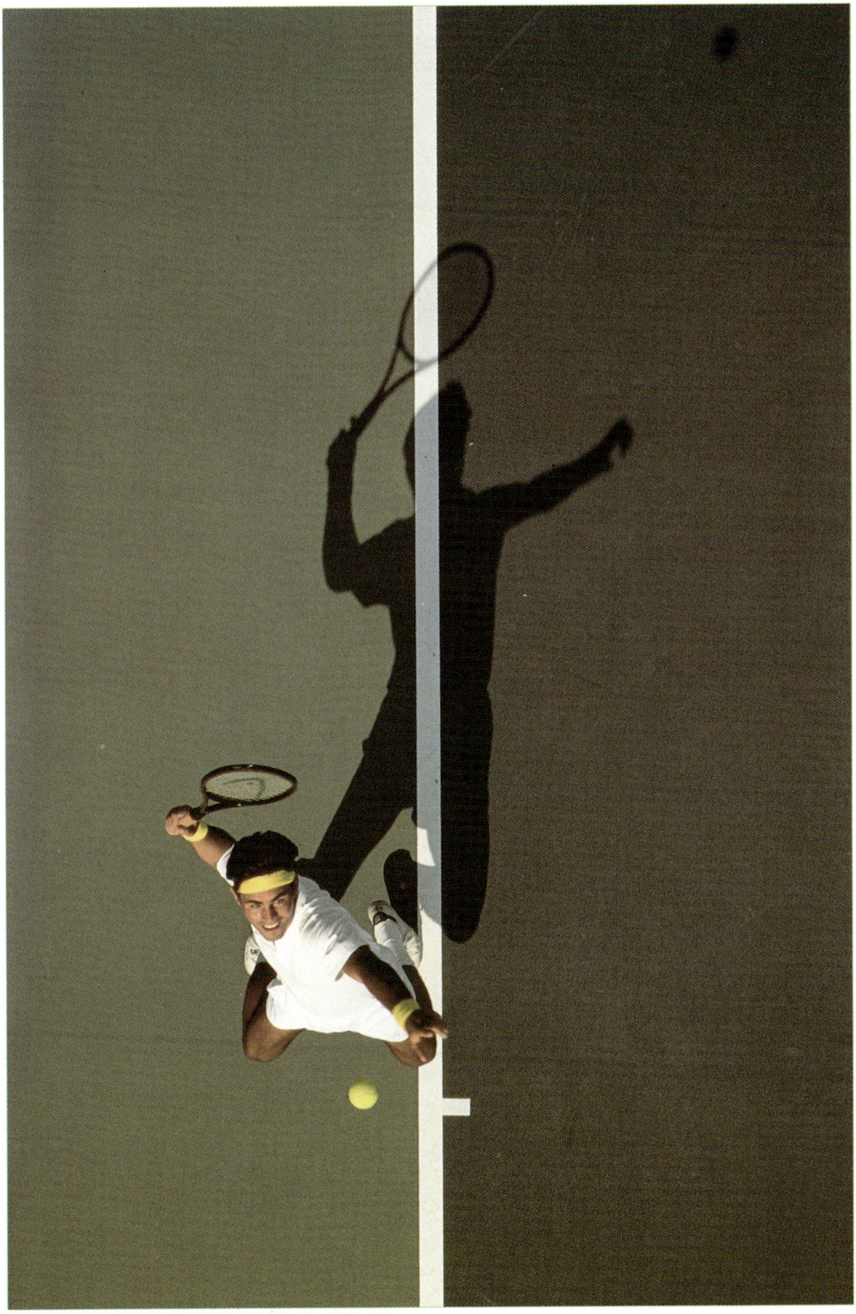

# S'INSCRIRE DANS UN CLUB DE GYM

Un bon club de gym peut vous apporter beaucoup en termes d'équipement, de confort, de conseils et d'encadrement. Nombreux sont ceux qui pensent qu'ils ont besoin d'un cadre et de la présence d'autres personnes ayant les mêmes buts pour se motiver. Faites une liste de vos objectifs et de toutes les activités qui peuvent vous intéresser, puis visitez tous les clubs et gymnases situés près de votre domicile ou de votre lieu de travail, parlez aux moniteurs et au personnel et posez des questions. Si l'un des clubs ou des gymnases semble vous convenir, faites une deuxième visite aux heures de pointe et/ou à l'heure à laquelle vous irez, avant de vous engager financièrement.

**SITUATION**

Puisque cet endroit va devenir indispensable à votre programme de fitness il doit être d'accès commode. La distance ne doit pas être un frein à l'entraînement. Vérifier s'il y a un parking.

**ÉQUIPEMENT**

Il existe de nombreuses marques et un choix très large de machines. Demandez à quoi sert chacune et vérifiez qu'il y a toutes celles dont vous avez besoin. Si vous êtes intéressé par la forme aérobie, vérifiez que toutes les machines sont disponibles : entraîneur cardio-vasculaire, tapis roulant, marches, machines à ramer, bicyclettes.

Si vous êtes intéressé par l'aérobic, vérifiez que le club a un parquet pour amortir les chocs. En effet, les sols en béton sont très mauvais pour le dos et les jambes.

**CONFORT, STANDING**

Si vous voulez nager, allez voir la piscine; dans certains clubs, elle n'est pas plus grande qu'un Jacuzzi. Pour faire de l'aquagym, celle-ci doit mesurer au moins 25 m de long.
Si il y a une crèche, vérifiez qu'elle sera ouverte quand vous en aurez besoin.

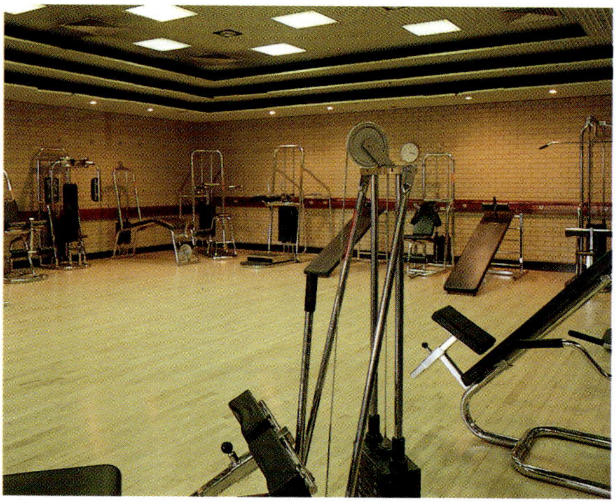

Un bon club de gym doit être équipé de machines adaptables, biens entretenues et qui sont en excellent état de marche. Avant de vous inscrire, vérifiez si toutes les machines que vous voudrez utiliser existent et qu'elles sont en quantité suffisante. Rien n'est plus désagréable que d'être obligé d'attendre qu'une machine se libère.

Assurez-vous de la propreté des douches et de la fermeture des vestiaires. Peut-on louer des serviettes éponge ? Y-a-t-il des serviettes en papier pour essuyer les machines ? Y-a-t-il une fontaine pour boire ?

**AMBIANCE**

L'ambiance générale d'un club ou d'un gymnase est très importante. Le personnel est-il attentif, sympathique, souriant ? Les autres membres donnent-ils l'impression de s'amuser ? Souhaiteriez-vous faire leur connaissance ? Si vous voulez faire partie d'un groupe de niveau, demandez le maximum de renseignements. Ne sont-ils pas trop nombreux ?

La plupart des clubs passent de la musique pendant les exercices, cela peut être très motivant. Cela vous gêne-t-il? Les choix du club vous satisfont-ils ? Pouvez-vous utiliser votre propre walkman ?

**EMPLOYÉS - MONITEURS**

Pendant votre visite observez l'attitude du personnel. Les moniteurs sont-ils en train de bavarder ensemble ou au contraire sont-ils à la disposition des membres du club ? Comment répondent-ils aux questions ? Sont-ils bien encadrés ?

Demandez quelles sont les qualifications des moniteurs. Si vous n'êtes pas au courant des diplômes requis, renseignez-vous (brevet d'État d'éducateur sportif, etc.).

**CONSIDÉRATIONS FINANCIÈRES**

En principe le niveau de prix correspond au niveau de service, mais il existe différents moyens de limiter ses dépenses. Recherchez les offres saisonnières ou les promotions. Vous pourrez peut-être obtenir des prix à plusieurs, en famille, par votre société ou votre comité d'entreprise.

Certains gymnases font des prix en dehors des heures de pointe. C'est souvent très intéressant.

**SÉCURITÉ**

Les clubs sérieux demandent un certificat médical d'aptitude et vous font passer des tests d'aptitude au cours desquels on vous enseigne le but et la manière d'utiliser les appareils en respectant les procédures de sécurité.

Il peut être utile de vérifier s'il y a un équipement de sécurité comme de l'oxygène, matériel de premier secours, et quelles sont les compétences du personnel en matière de réanimation (secouriste).

**AUTRES SERVICES**

Dans certains clubs, il existe aussi d'autres services tels que : conseils alimentaires, conférences ou ateliers de réflexion (pour le stress par exemple), salon de massage, institut de beauté, thalasso, bronzage. Ne soyez pas intimidé, il s'agit de votre corps.

# FAIRE FACE AUX LÉSIONS

Dès que l'on exerce son corps d'une façon nouvelle, on augmente les risques d'accident. On ne peut complètement les éviter, mais on peut les minimiser. Si vous comprenez comment fonctionne votre corps et si vous l'entraînez bien, vous risquerez moins les courbatures, les douleurs, les tensions et les foulures.

Par exemple, vous pouvez choisir des sports qui conviennent à votre type physique (voir pp. 18-19), ou vous souvenir que, bien qu'hommes et femmes soient tout aussi vulnérables, la nature des blessures reflète le fait que les hommes sont plus forts dans la partie supérieure de leur corps, et que les femmes sont généralement plus souples. Comprendre ces caractéristiques ainsi que les forces et les faiblesses de votre propre corps, constitue le premier pas pour éviter les blessures.

## TYPES DE LÉSIONS

La douleur musculaire (courbature) est due à l'insuffisance d'un muscle par rapport au travail demandé. L'endroit est enflammé et les terminaisons nerveuses sont irritées par la formation d'acide lactique, principal sous-produit de la fatigue musculaire.

Celle-ci affecte tout à la fois le corps du muscle et les points d'attache ou d'insertion et généralement 24 à 48 h après un exercice intense. Elle est provoquée par de minuscules déchirements des fibres musculaires ou des tissus connectifs. Plus vous avancez dans votre programme plus cette sensation doit diminuer.

La tension musculaire (contracture) est plus grave que la douleur musculaire; elle a lieu lorsqu'il y a suffisamment de déchirures dans les tissus pour provoquer des dysfonctions dans le champ, la vitesse et la force du mouvement. Les tensions sont souvent localisées et provoquent une douleur plus aiguë que celles dues à la douleur musculaire.

Les tensions peuvent mettre d'une semaine à deux mois pour guérir. Consultez votre médecin ou une clinique de sport.

La lésion aiguë est une perte de puissance ou une douleur soudaine invalidante. Toute douleur qui empêche de faire certains mouvements pendant 24 à 48 h est une lésion aiguë. Consultez votre médecin ou une clinique de sport si la douleur persiste.

La lésion chronique est celle qui persiste pendant des jours, des semaines et même des mois en dépit du traitement et du repos. Elle peut également réapparaître par intervalles (principalement parce que les muscles voisins ont tendance à masquer le problème).

## SI VOUS ÊTES ACCIDENTÉ

Les premières 24 heures sont les plus critiques puisqu'elles permettent de déterminer l'étendue de la lésion et le temps qu'il faudra pour guérir. Immédiatement après l'accident, l'endroit touché sera enflammé : rouge, chaud, douloureux et enflé.

L'intensité de l'inflammation varie selon la blessure. C'est en fait le début du processus de guérison.

## LÉSIONS LES PLUS COMMUNES

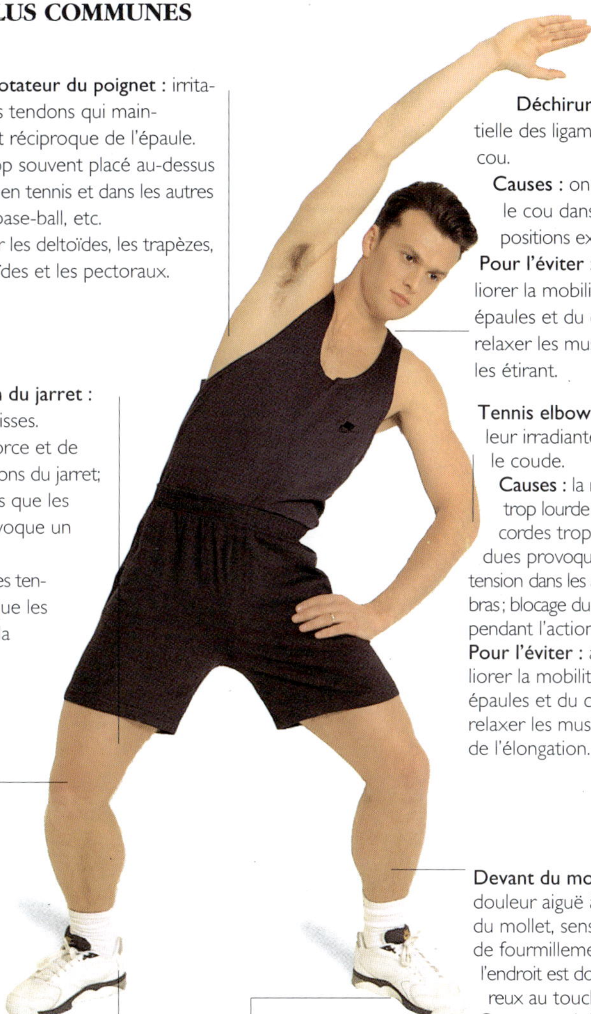

**Tendinite du muscle rotateur du poignet :** irritation des muscles et des tendons qui maintiennent l'emboîtement réciproque de l'épaule.
**Causes :** le bras est trop souvent placé au-dessus de la tête, par exemple en tennis et dans les autres sports de raquette, le base-ball, etc.
**Pour l'éviter :** renforcer les deltoïdes, les trapèzes, les triceps, les rhomboïdes et les pectoraux.

**Déchirure** partielle des ligaments du cou.
**Causes :** on a forcé le cou dans des positions extrêmes.
**Pour l'éviter :** améliorer la mobilité des épaules et du cou ; relaxer les muscles en les étirant.

**Élancement du tendon du jarret :** douleur derrière les cuisses.
**Causes :** manque de force et de souplesse dans les tendons du jarret; ceux-ci sont plus faibles que les quadriceps, ce qui provoque un déséquilibre.
**Pour l'éviter :** travailler les tendons du jarret autant que les quadriceps ; améliorer la souplesse générale.

**Tennis elbow :** douleur irradiante sous le coude.
**Causes :** la raquette trop lourde ou aux cordes trop tendues provoque de la tension dans les avant-bras ; blocage du coude pendant l'action.
**Pour l'éviter :** améliorer la mobilité des épaules et du cou; relaxer les muscles par de l'élongation.

**Tendon rotulien douloureux :** douleur dans le genou.
**Causes :** accroupissements trop bas et/ou trop nombreux; mauvaise technique d'extension de jambe ; chaussures non appropriées ; échauffement trop faible; manque de tonus dans les muscles voisins.
**Pour l'éviter :** renforcer le quadriceps, les tendons du jarret et le gastrocnémien.

**Tendon d'Achille douloureux :** inflammation.
**Causes :** chaussures inadéquates, terrain trop dur, échauffement insuffisant.
**Pour l'éviter :** bien s'échauffer; porter des chaussures correctes (pp. 34-35) adaptées au revêtement de la surface de travail.

**Voûte plantaire :** douleur dans la voûte plantaire lorsqu'on se lève après un repos.
**Cause :** chaussures inadéquates.
**Pour l'éviter :** s'étirer; porter des chaussures rembourrées ; élever le talon avec un rembourrage.

**Devant du mollet :** douleur aiguë à l'avant du mollet, sensation de fourmillement; l'endroit est douloureux au toucher.
**Causes :** voir Tendon d'Achille douloureux.
**Pour l'éviter :** bien s'échauffer ; porter des chaussures correctes (pp. 34-35) adaptées au revêtement de la surface de travail.

# FAIRE FACE AUX BLESSURES

La première chose à faire est de freiner le processus d'inflammation. Le moyen le plus simple comporte quatre temps : mettre de la glace, comprimer l'endroit atteint, le mettre en position haute et le faire reposer.

**Mettre de la glace** Pour freiner le métabolisme des tissus de la région affectée, de l'eau froide, un sac de glace ou un paquet de légumes congelés (enveloppés dans un tissu afin de ne pas vous brûler) peuvent faire l'affaire.

Ne laissez pas la glace plus de 15 minutes et réappliquez-la toutes les deux ou trois heures le premier jour.

**Compression** la propagation de liquides qui s'accumulent à cause de l'enflure et du saignement peut être limitée par compression. Le plus simple pour comprimer une blessure est d'y appliquer un bandage élastique confortable et pas trop serré afin de ne pas empêcher la circulation du sang.

**Surélévation** Il est recommandé de garder l'endroit blessé surélevé et bien soutenu afin que les sécrétions produites par le saignement et l'enflure puissent être drainées. En particulier pour une blessure à la jambe, il est essentiel de garder la jambe surélevée afin que les liquides ne descendent pas dans le pied.

**Repos** Il ne faut pas occulter une blessure (ce qui aggrave la situation), car bien que la douleur disparaisse, les dégâts aux tissus s'amplifient. Il faut se reposer au moins 24 à 48 h et protéger la blessure; une attelle peut être nécessaire.

Beaucoup de gens continuent à s'entraîner lorsqu'ils sont blessés en pensant qu'une ceinture ou un bandage protège la lésion, mais ils ont tort. Si vous avez une blessure longue à guérir, une ceinture peut isoler le muscle touché et vous permettre de continuer à faire travailler les muscles voisins, mais en général, il vaut mieux se reposer (voir aussi p. 77).

En cas de blessure, ayez toujours un sac de glace, des sparadraps et des bandages sous la main. Enfin, si vous vous blessez, consultez un médecin. Si vous continuez à travailler avec une blessure, l'enflure et le saignement vont se répandre et vous créer encore plus de problèmes.

### SE RÉTABLIR D'UNE BLESSURE

Après la période de repos, vous sentirez probablement toujours un certain inconfort ou une raideur; c'est normal. Avec des exercices légers, votre corps va former une cicatrice souple au travers des tissus blessés et ainsi rendre moins probables des dommages ultérieurs.

Il est important de faire suffisamment d'exercices légers pour faire bouger l'endroit et pour recréer des tissus sains et robustes, mais pas trop pour ne pas les déchirer à nouveau.

Si la douleur persiste, arrêtez les exercices; ainsi la légère raideur va disparaître. Faites faire beaucoup d'exercices de mobilité et d'élongation à cet endroit.

La guérison prend en général trois semaines; ensuite votre corps sera prêt pour des exercices plus sérieux, mais soyez patient, si vous ne voulez pas rechuter.

## ÉVITER LES BLESSURES

Les petites douleurs apparemment sans importance (autres que les raideurs locales) sont souvent les signes précurseurs d'une lésion plus grave en profondeur. Consultez pour toute douleur suspecte avant qu'elle n'empire.

Souvenez-vous qu'une semaine d'arrêt n'aura pas de répercussion sur votre forme générale : accordez-vous un répit et analysez votre programme : il vous faudra peut-être penser à un exercice de remplacement pour cette partie du corps.

**Un repos suffisant** est essentiel entre les exercices, surtout si vous utilisez des haltères. En fait les muscles ne se développent pas pendant le travail, mais durant les heures qui suivent, qui sont aussi la période pendant laquelle le corps refait le plein d'énergie avec le glycogène et la graisse (voir pp. 210-211).

Plus les exercices sont longs et les haltères lourds, plus il faut de temps aux muscles pour récupérer. Avec l'amélioration de votre niveau de forme, vous aurez besoin de moins de repos entre les exercices; mais ne prenez jamais moins de 24 h, particulièrement lorsque vous travaillez les groupes de muscles les plus grands.

**La fatigue chronique** s'installe si vous continuez à entraîner un corps qui n'en peut plus, et qui de plus est susceptible de se blesser. Les signes de surentraînement comprennent une baisse de la performance alors que vous avez l'impression de peiner; des douleurs dans les articulations, les tendons ou les muscles; une force amoindrie; des picotements ou des brûlures dans les membres; une fatigue générale; des problèmes de sommeil; une toux constante; des rhumes et autres petits ennuis.

Ecoutez ce que votre corps vous dit : il vaut mieux prévenir que guérir.

**CAUSES HABITUELLES DE BLESSURES**

- manque d'échauffement
- détente insuffisante
- manque d'étirements avant et après l'exercice
- surentraînement
- manque de repos
- chaussures inadéquates
- équipement inapproprié
- travail à l'encontre de votre morphologie
- ne pas être à l'écoute de votre corps
- mauvaise technique, surtout pour les exercices de force
- enseignement inadéquat
- trop de participants dans la classe
- non respect des consignes de sécurité
- alimentation insuffisante ou mauvaise
- mauvaises habitudes : cigarette, alcool, médicaments et dopage.

# VOS HABITUDES ALIMENTAIRES

La forme ne dépend pas uniquement de ce que vous faites, mais aussi de ce que vous mangez. Il est impossible de suivre un programme d'entraînement à la mise en forme si vous ne vous alimentez pas correctement : vous n'aurez pas l'énergie requise pour continuer.

Si vous trouvez que suivre un programme d'exercice est difficile, ou si vous soupçonnez que vous ne mangez pas sainement, essayez de répondre par oui ou par non aux questions suivantes :

• Buvez-vous moins de quatre grands verres d'eau par jour ?
• Mangez-vous de la viande rouge plus de trois fois par semaine ?
• Mangez-vous lorsque vous vous ennuyez, lorsque vous êtes déprimé ou pour vous consoler ?
• Ajoutez-vous du sel, du sucre, des sauces et autres crèmes à vos aliments ?
• Finissez-vous l'assiette de vos enfants ?
• Buvez-vous de l'alcool plus de trois à cinq fois par semaine ?
• Suivez-vous un régime basses calories ?
• Êtes-vous conscient de la proportion de graisse, de protéines et de glucides que vous mangez (voir aussi pp. 206-209) ?
• Faites-vous un gros repas le soir, puis grignotez-vous ensuite devant la télé ou avant d'aller au lit?
• Buvez-vous régulièrement des boissons pétillantes et/ou plus de cinq tasses de thé ou de café par jour?
• Faites-vous moins de trois repas par jour ?

Si la réponse à une de ces questions est oui, votre alimentation n'est pas très saine. Si elle est oui à trois questions ou plus, il faut essayer de changer graduellement vos habitudes alimentaires.

La première chose à faire est de bannir de votre vocabulaire le mot «régime» (voir pp. 212-213). Ensuite, pendant une semaine, faites une liste de tout ce que vous mangez et buvez afin de savoir exactement ce que vous consommez. N'essayez pas de changer vos habitudes du jour au lendemain, mais commencez plutôt par le pire : substituez la volaille à la viande rouge, à au moins un repas, puis un autre; puis remplacez l'un des repas de volaille par des légumineuses et ainsi de suite. De même, commencez à utiliser des produits sans matière grasse pour remplacer le beurre, jusqu'à éliminer complètement les tartines. Réduisez aussi votre consommation d'alcool, ou mieux encore, arrêtez totalement.

Mangez régulièrement et essayez de ne pas prendre votre repas principal le soir; n'avalez plus rien après 20h si possible. Augmenter la taille de ses repas pendant la journée fournit l'énergie dont on a besoin, tandis que ce que l'on mange le soir est stocké, trop souvent sous forme de graisse.

Chaque repas doit comporter au moins l'un des aliments suivants : petits pois, haricots, noix, pommes, poires, raisins secs (ou autres fruits secs), maïs, riz brun, thon, Edam ou autre fromage faible en matières grasses, tomates, panais, carottes, céréales entières, pain complet, pommes de terre non épluchées, légumes verts, bananes, haricots cuits

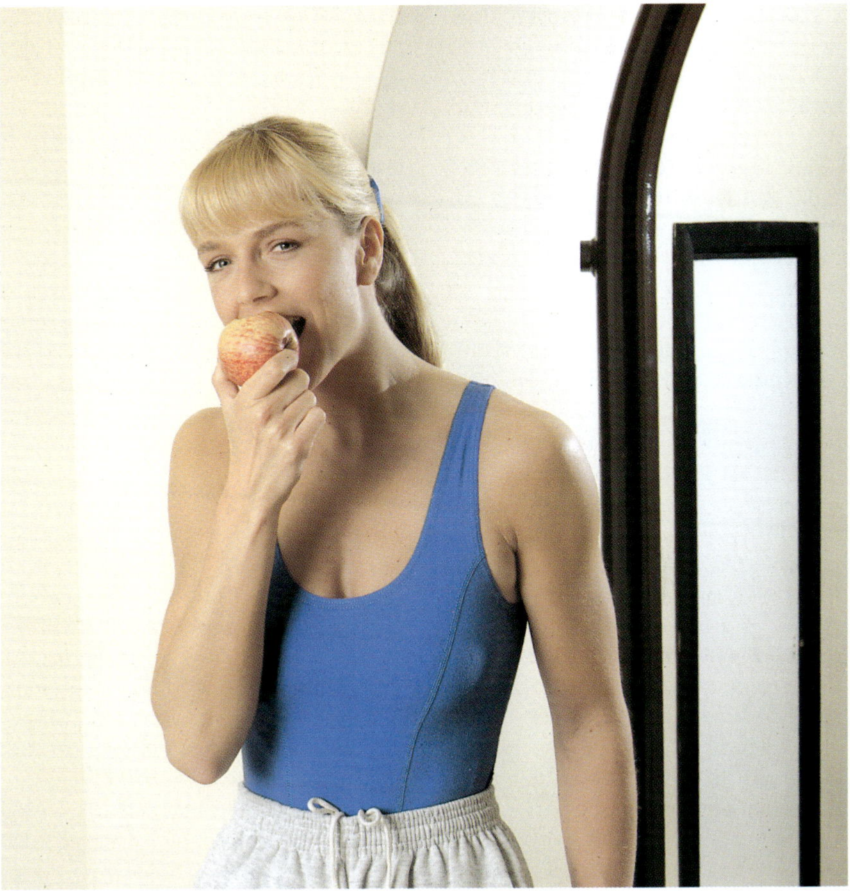

Une alimentation saine se voit à votre apparence : peau nette, cheveux et yeux brillants.

Les fruits frais sont les meilleurs remontants après l'effort et une bonne source de glucides et d'eau.

au four (peu de sucre), poulet, tofu (pâté de soja).

Les en-cas ne sont pas mauvais en soi (il vaut mieux manger un peu que de se sentir faible par manque de nourriture). Le problème est que la plupart d'entre nous mangent des en-cas qui ne leur font aucun bien : biscuits, chocolat (voir p. 206), chips etc. Si vous allez à une séance d'entraînement, ayez au moins l'un des produits suivants dans votre sac : fruit frais, fruits secs. Mais pas trop, et buvez beaucoup, gâteau de riz, barres céréalières (vérifiez le taux de sucre et de graisse), mendiant, pain complet ou pain pitta.

# ALIMENTS

Nous sommes ce que nous mangeons : les composants de notre corps sont fournis par ce que nous absorbons. Lorsque la croissance est terminée le corps s'use et ils doivent être entretenu et réparé, et les matériaux utilisés proviennent des aliments. Toutes les substances qui forment notre corps sont renouvelées environ tous les sept ans.

Les nombreux processus de la vie - se mouvoir, garder une température moyenne, etc. - demandent aussi de l'énergie qui provient des aliments que nous mangeons et dont la plupart sont un mélange de protéines, de graisses, de glucides, de vitamines, de minéraux et d'eau. Les aliments au contenu nutritif similaire sont regroupés ci-dessous.

## FÉCULENTS ET FARINEUX

Ce groupe comprend la plupart des produits de base dans pratiquement toutes les cultures : farine, riz, céréales, pommes de terre et ignames, et les aliments composés à partir de ces produits comme les pâtes ou les tortillas. Tous ces aliments sont riches en hydrates de carbone, produit brut que le corps brûle pour fabriquer de l'énergie (voir aussi pp. 210-211).

Les hydrates de carbone simples sont composés de seulement une ou deux molécules de glucose; ils sont broyés, digérés et absorbés rapidement. Ils n'existent pas à l'état naturel, mais résultent d'un processus de raffinage. Gâteaux, biscuits, chocolat et sodas contiennent tous des hydrates de carbone simples. Ils ne sont donc pas bon pour la santé.

Par ailleurs, les hydrates de carbone complexes devraient former une part plus importante dans la plupart des régimes alimentaires. Ces aliments, composés de longues chaînes de molécules qui sont broyées puis absorbées lentement, fournissent l'énergie de soutien. On les trouve dans le riz, la farine et les céréales.

Les féculents et farineux fournissent aussi des substances de lest sans lesquelles les intestins ne travaillent pas efficacement. Si vous mangez suffisamment d'aliments riches en hydrates de carbone complexes vous n'avez pas besoin de fibres supplémentaires.

## FRUITS ET LÉGUMES

Ils sont composés d'hydrates de carbone complexes et d'eau, et représentent une importante source de fibres et de vitamines A, C et E qui jouent un rôle important d'antioxydant dans le corps. Le processus de transformation des aliments en énergie produit des radicaux d'oxygène qui endommagent les cellules du corps et les rendent vulnérables à la maladie. Les vitamines A, C et E voyagent dans le corps et «éliminent» les radicaux d'oxygène destructeurs.

## LAIT ET PRODUITS LAITIERS

Les produits laitiers, dont le lait, sont une importante source de calcium et de protéines. Le calcium (un minéral, voir ci-dessous), durcit et renforce les os et les dents. Les protéines sont les matériaux de construction principaux des tissus corporels. Les muscles, la peau, les os, les cheveux et le sang sont tous «échafaudés» avec des protéines.

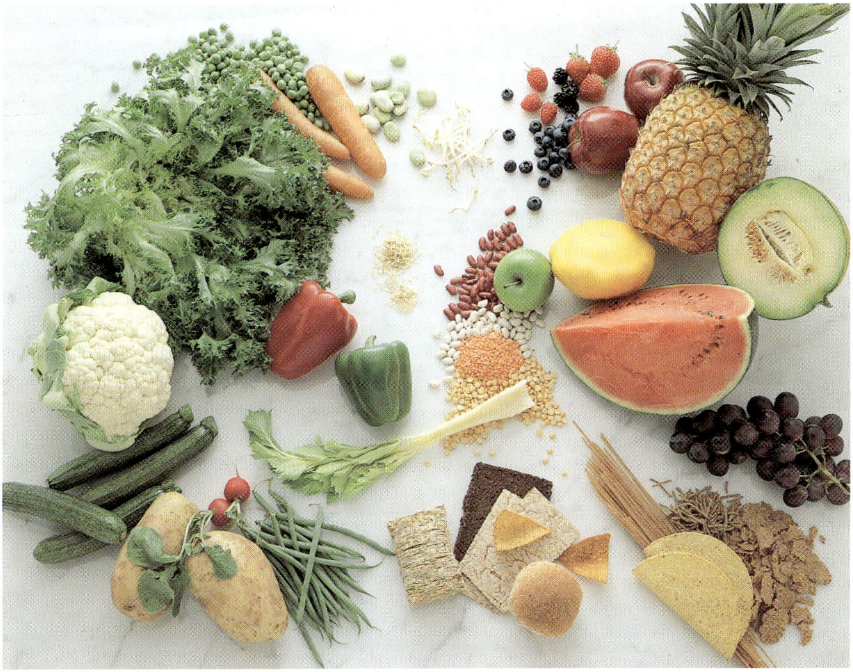

Fruits et légumes, le plus possible, apportent autre chose que de la couleur à votre régime. Essayez d'en consommer davantage. Ils contiennent fibres et hydrates de carbone, compléments idéal des céréales.

Un fort pourcentage des graisses animales que nous mangeons provient du lait et des produits laitiers. On considère que les graisses animales contribuent pour beaucoup aux problèmes cardiaques et aux infarctus. Le lait écrémé et les «à tartiner», les yaourts (vérifiez leur teneur en sucre) et les fromages à 0 %, contiennent la même proportion de calcium et de protéines que les produits au lait entier, ils sont donc meilleurs pour la santé.

**VIANDE, POISSON ET ŒUFS**

Ces aliments fournissent des protéines, du fer et des vitamines B. Les poissons gras comme les maquereaux et les sardines sont également de bonnes sources de vitamines A et D. La viande contient aussi de la graisse. Dans les pays riches, environ 40 % de notre énergie provient de la graisse, riche source de calories (c'est pourquoi beaucoup d'Occidentaux sont obèses).

Les diététiciens trouvent aujourd'hui que ce pourcentage est beaucoup trop élevé, et que cette énergie devrait provenir davantage des hydrates de carbone.

# ALIMENTS

En général les viandes rouges contiennent plus de graisse que les blanches, qui elles-mêmes en contiennent plus que les poissons blancs. Si vous ne voulez pas cesser de manger de la viande, choisissez des viandes blanches ou de la volaille (sans peau), mais essayez d'en réduire la consommation.

Beaucoup des substances nutritives fournies par la viande, le poisson et les œufs se trouvent dans les végétaux. Mais si vous êtes végétarien, il est important d'avoir un régime varié, car la plupart des protéines végétales ne sont pas aussi concentrées que celles des aliments d'origine animale. Les sources les plus riches de protéines végétales sont dans les légumineuses : petits pois, haricots, lentilles, pois chiches, haricots, soja et noix. Des céréales comme la farine de riz, le pain, le riz et le blé fournissent aussi des protéines : 90 g de pain en contiennent autant qu'un œuf.

**VITAMINES**

Ce sont des produits chimiques dont le corps a besoin pour transformer les autres aliments, aider à réguler le système nerveux et à former les matériaux génétiques, hormones et protéines. Les meilleures sources de vitamines sont les produits frais; le stockage, surtout à la lumière du jour, détruit certaines de ces vitamines, de même que la cuisson; il ne faut donc pas faire bouillir les légumes trop longtemps (il vaut mieux les faire cuire à la vapeur).

Si vous avez un régime bien équilibré, vous n'avez pas besoin de suppléments vitaminés (voir aussi fruits et légumes ci-dessus).

**MINÉRAUX**

Votre corps a besoin de minéraux - substances inorganiques - pour former les os, les dents et les cellules sanguines afin de réguler les liquides corporels (voir aussi pp. 214-215). Les minéraux entrent dans deux catégories de base, ceux dont vous avez besoin en quantité relative (bien que faible) comme le calcium, le phosphore et le magnésium, et ceux dont un soupçon suffit. Dans les deux cas vous aurez tous les minéraux qu'il vous faut si votre alimentation est saine.

**LA PYRAMIDE ALIMENTAIRE**

L'une des façons les plus efficaces de déterminer si vous mangez sainement est de vous représenter votre régime alimentaire sous forme d'une pyramide constituée de quatre parties horizontales égales. La base représente les hydrates de carbone complexes : les farineux et les féculents doivent constituer la plus grande partie de votre régime. La partie suivante comporte les fruits et les légumes, également en proportion importante.

La troisième partie contient la viande, le poisson, les œufs, les produits laitiers, les légumineuses et les noix (imaginez comme il faudrait peu de chaque si on mangeait de tout). Le sommet représente les aliments qu'il faut manger avec parcimonie : les graisses et les hydrates de carbone simples.

| ALIMENTS ESSENTIELS | | |
|---|---|---|
| **Substance nutritive** | **Meilleure source** | **Rôle** |
| Protéines | Volaille, viandes blanches, poisson blancs, légumineuses, noix | Élaboration des tissus croissance, réparation |
| Hydrates de carbone | Pain, farine, riz, pâtes, fruits et légumes frais | Donne de l'énergie |
| Graisse | Huiles végétales et de noix | Constitue une partie de la structure des cellules, aide le métabolisme |
| Calcium | Lait écrémé, fromage maigre, yogourt, légumes verts, eau minérale | Durcit et renforce les os et les dents, aide à la coagulation du sang |
| Fer | Foie, céréales, chocolat | Indispensable pour la formation d'hémoglobine, composé qui transporte l'oxygène dans le sang |
| Sodium | Sel | Equilibre liquide, aide à la contraction des muscles et à la réaction nerveuse |
| Vitamine A | Foie, poissons gras, fruits et légumes | Antioxydant, protège contre les maladies cardiaques et le cancer |
| Vitamine C | Agrumes, tomates, pommes de terre | Antioxydant |
| Vitamine E | Huiles végétales | Antioxydant |
| Vitamine D | Poissons gras, foie, margarine | Aide à l'absorption du calcium |

# NOURRITURE ET EXERCICE

Pour rester en forme, nul besoin de comprendre tous les processus compliqués qui convertissent les aliments en énergie. Il est important cependant de se souvenir que toute l'énergie dont vous avez besoin provient de votre alimentation.

Les molécules complexes des matières grasses, des hydrates de carbone et des protéines provenant des aliments et des boissons que vous consommez sont transformées dans l'appareil digestif en molécules constitutives plus petits. Tous ceux que le corps peut utiliser sont absorbés, puis entrent dans le système sanguin pour être distribués dans tout le corps. Tout excès de substances utilisables est stocké, et tout ce que le corps ne peut utiliser est éliminé.

Finalement, les cellules stockent l'énergie des aliments dans l'ATP (adénosine triphosphate). Lorsque les cellules déchargent leur énergie sous forme d'ATP, elles peuvent domestiquer l'énergie rejetée et l'utiliser soit pour créer de la chaleur ou (dans le cas de certaines cellules spécialisées comme celles des muscles) pour le travail mécanique, comme dans la course, la marche, le cyclisme ou la natation.

Le glucose est le combustible chimique de base le plus employé par les cellules. La plus grande partie du glucose utilisé par le corps est un dérivé des hydrates de carbone du régime alimentaire. S'il n'y a pas assez d'hydrates de carbone dans le corps, le glucose peut être fabriqué à partir de la graisse, puis des protéines (mais ceci peut avoir des conséquences dangereuses, car le corps a besoin de protéines pour les réparations et l'entretien).

Lorsque vous commencez à exercer un muscle, celui-ci utilise d'abord son énergie stockée qui s'épuise très rapidement. Puis il transforme les hydrates de carbone en utilisant l'oxygène du sang. L'eau et l'acide carbonique (CO2) sont les déchets de ce processus. Plus l'exercice est vigoureux, plus le corps a besoin d'énergie.

**RÉGIME ET MÉTABOLISME**

Beaucoup de gens s'embarquent dans des programmes d'exercices dans le seul but de perdre du poids. Ceci est faisable puisque l'exercice, particulièrement l'exercice aérobie comme les activités décrites pp. 56-73, amplifie votre métabolisme (taux auquel vous convertissez les aliments en énergie

Pour faire face à ses besoins d'énergie, le corps transforme les hydrates de carbone des aliments que vous mangez, en glucose qui est relâché dans le flux sanguin et transporté dans les muscles. Là, il se décompose pour donner de l'énergie, de l'eau (vous transpirez) et de l'acide carbonique (transporté jusqu'aux poumons pour être exhalé).

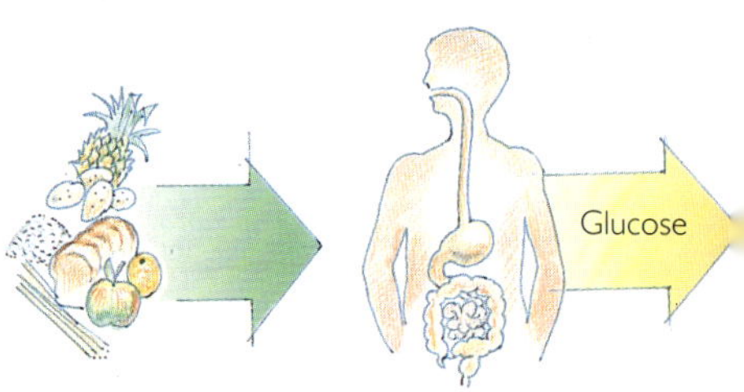


Aliments ingérés

La digestion transforme les hydrates de carbone en glucose

et qui le brûle).

Il est prouvé que le taux de métabolisme diminue avec l'âge. Ainsi en vieillissant vous allez stocker de l'énergie alimentaire dont votre corps n'aura plus besoin pour effectuer ses fonctions de base (graisse) à moins que vous n'augmentiez vos exercices.

Augmenter son métabolisme est l'unique moyen efficace et sans danger pour perdre du poids. Faire un régime - réduction ou modification de sa prise alimentaire du jour au lendemain - n'est pas recommandé. Si vous réduisez votre alimentation la réponse de votre corps au manque de nourriture est de se cramponner à ses réserves le plus longtemps possible. Ainsi, si vous ne trichez pas, vous perdez vraiment du poids. Au début ce sera grâce à la perte de liquide, mais il est nocif d'épuiser ses liquides.

Votre corps, essayant toujours de garder ses réserves d'énergie intactes, commence alors à transformer le tissu musculaire en énergie, processus qui peut aussi être nuisible, et qui n'élimine pas la graisse dont vous voulez vous débarrasser. Enfin, votre corps ne peut plus s'accrocher à ses réserves plus longtemps et vous commencez à perdre votre graisse. Pour atteindre ce point, il faut avoir complètement réorganisé le travail de votre corps, épuisé ses stocks de vitamines et de minéraux, et presque certainement détérioré votre système immunitaire, ce qui vous rend vulnérable à tous les maux.

L'exercice augmente favorablement votre métabolisme et permet à votre corps de continuer à fonctionner normalement tandis qu'il épuise ses réserves de graisse. Il peut aussi supprimer votre désir pour beaucoup de produits qui créaient votre surcharge pondérale au départ : l'alcool, le chocolat et autres sucreries ou les aliments «grossissants» de confort qui ne sont pas bons pour la santé.

## GRAISSE ET MUSCLE

Lorsque vous vous embarquez dans un programme d'exercice, il faut savoir que les muscles sont plus lourds que la graisse. Si vous suivez un programme d'élaboration de force ou de remise en forme complet, comme celui détaillé dans les menus de forme pp. 40-55, vous risquez de prendre du poids qui sera cependant du muscle tonique plutôt que de la graisse.

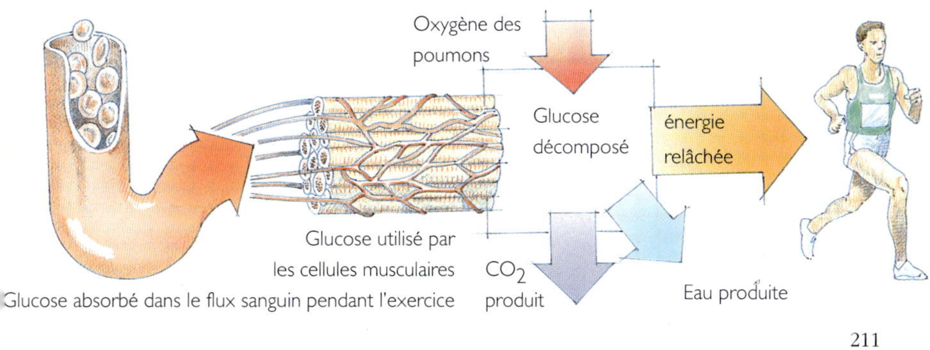

Si vous vous pesez régulièrement (mais en fait il n'y a aucun besoin de le faire), ne soyez pas surpris : le changement de forme de votre corps devrait suffire à vous convaincre que tout va bien.

**PETIT DÉJEUNER**

Commencer la journée par des hydrates de carbone (pain, céréales) est l'une des façons les plus efficaces de s'assurer que l'on ne va pas succomber aux hydrates de carbone simples (chocolat, biscuits) en milieu de matinée. Ils vous aideront aussi à augmenter votre métabolisme et vous donneront assez d'énergie pour commencer la journée.

La pratique commune qui consiste à sauter le petit déjeuner, à avaler vite fait un sandwich à midi et à dévorer un gros repas le soir peut abaisser votre taux de métabolisme. Si vous mangez tard le soir, votre corps qui n'a pas assez de temps pour brûler l'énergie produite par l'alimentation, la stocke (en général sous forme de graisse). Si vous voulez «brûler» plutôt que «stocker», il faut «petit déjeuner comme un roi, déjeuner comme un prince et dîner comme un pauvre», ce qui vous permettra d'avoir de l'énergie tout au long de la journée.

Nombreux sont ceux qui déclarent ne jamais prendre de petit déjeuner pour des raisons allant du manque de temps, au «n'en avoir pas envie». C'est une tendance qu'il faut éviter à tout prix, et une fois que vous avez entrepris un programme de mise en forme, il est essentiel de prendre un vrai petit déjeuner.

Il est inutile de prendre plusieurs plats : une demi-banane ou quelques cuillerées de bouillie de flocons d'avoine suffisent au début. L'important est d'entraîner son corps à réclamer un repas au lever. Une fois habitué à cette petite quantité, augmentez-la graduellement jusqu'à ce que le petit déjeuner soit votre principal repas de la journée.

Soyez audacieux. Le petit déjeuner ne se résume pas à un bol de corn flakes. Selon la saison choisissez des fruits frais et des jus de fruits fraîchement pressés, préparez vos propres céréales avec des flocons d'avoine ou de blé, des fruits secs et des noix. Le jus de deux pommes, deux poires et deux fraises sur un bol de porridge avec une demi-banane est délicieux.

**CHARGE EN HYDRATES DE CARBONE**

Une fois le programme de mise en forme commencé, vous serez rapidement fatigué si vous ne faites pas régulièrement le plein d'énergie. Un en-cas composé d'une banane, de quelques légumes frais, d'une pomme de terre en robe de chambre, de quelques fruits secs ou de gâteaux de riz vous donnera du tonus pour l'entraînement.

Après, faites un repas riche en hydrates de carbone complexes. Prenez autant que possible des produits non raffinés : pain et pâtes complets, riz brun et autres céréales complètes, légumineuses et noix, fruits et légumes frais, et là encore, soyez aventureux. La plupart des supermarchés proposent aujourd'hui toute une gamme de produits que l'on ne trouvait il y a dix ans que dans les boutiques de diététique.

La croyance selon laquelle un régime très protéiné est essentiel pour ceux qui suivent un programme de mise en forme, particulièrement pour avoir du muscle, a longtemps été à la mode. En fait manger beaucoup de protéines ne donne pas plus de muscles, puisque l'excédent est simplement stocké dans le corps. Cela a même tendance à vous laisser peu d'appétit pour les aliments glucidiques dont vous avez besoin.

Certains professionnels manipulent leur régime et la quantité d'exercice afin d'augmenter l'énergie stockée dans les muscles. Ils espèrent ainsi prolonger leur capacité à l'exercice continuel. (Prolonger signifie dans ce cas plus de 90 minutes). On pense qu'une charge en hydrates de carbone est utile si on court, on pédale ou on nage sur une longue distance. Mangez moins d'hydrates de carbone que d'habitude pendant plusieurs jours, puis pendant les deux ou trois jours qui précèdent l'événement, mangez beaucoup plus que d'habitude.

Dans des circonstances normales, le chargement en hydrates de carbone n'est pas nécessaire, même lorsque vous vous entraînez pour la forme. En en mangeant beaucoup (environ 60 % de votre prise totale de calories) pour satisfaire à l'augmentation de votre demande d'énergie vous augmentez déjà suffisamment vos réserves.

Fruits et légumes frais, céréales entières, légumineuses et pâtes sont la base d'un régime sain et une source abondante d'hydrates de carbone complexes, essentiels pour tous ceux qui suivent un programme de mise en forme.

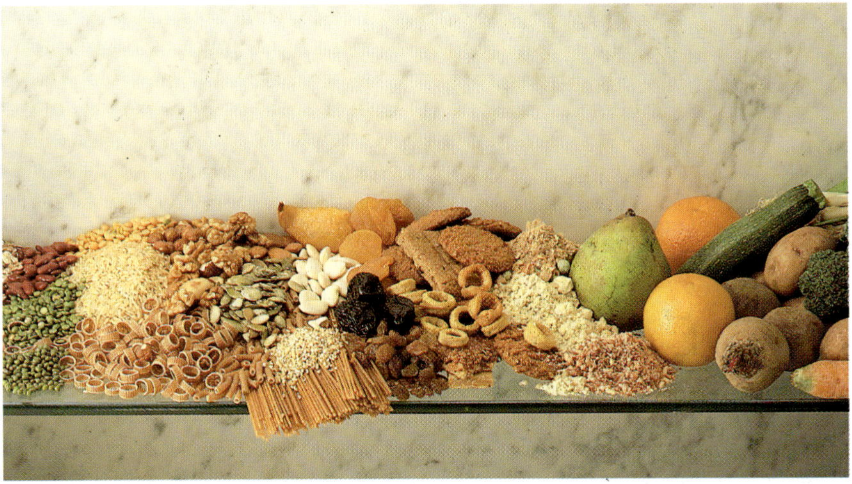

Pendant l'exercice vos muscles produisent une chaleur supplémentaire qui doit être expulsée pour que votre corps continue à travailler correctement. La transpiration en est une preuve évidente. Pour chaque 2 400 kj (600 calories) d'énergie de chaleur consommée par votre corps, vous perdez environ un litre de sueur et plus si vous portez des vêtements qui ne respirent pas mais qui laissent évaporer la transpiration. Votre corps surchauffé transpire encore plus.

Vous perdez également du liquide sous forme de vapeur d'eau avec l'air que vous rejetez. Plus les exercices que vous faites durent longtemps et sont difficiles, et plus l'environnement est chaud et humide, plus vous perdez de liquide. Pendant une heure d'exercice vous pouvez espérer perdre un litre d'eau - plus s'il fait humide ou chaud. Si vous faites de la course ou du cyclisme pendant la même durée, vous pouvez en perdre le double.

Si vous continuez à faire de l'exercice sans remplacer le liquide perdu, vous allez vous déshydrater, ce qui a un effet défavorable sur les performances et la santé. En effet avec la déshydratation il devient difficile de faire de l'exercice et on se fatigue plus vite.

En général l'eau représente 80 % de notre poids. Une perte de 2 % de la masse pondérale (facile si on sue beaucoup et si on ne boit pas) affecte votre capacité à utiliser vos muscles; une perte de 4 % peut provoquer des nausées et des vomissements; une perte de 8 % vous donne des vertiges et vous affaiblit, affecte votre respiration et peut vous désorienter.

La transpiration, composée principalement d'eau, contient aussi de faibles quantités de potassium, de sodium et de magnésium qui doivent aussi être remplacés. Ces minéraux, collectivement appelés sels, jouent un rôle important dans le fonctionnement correct des muscles et des nerfs.

## PROCESSUS DE RÉHYDRATATION

Pour une bonne assimilation, les liquides doivent passer de l'estomac à la paroi intestinale. S'ils sont moins concentrés (hypotoniques) que les liquides déjà dans l'intestin ils passeront facilement au travers de la paroi intestinale et seront rapidement absorbés.

Une solution diluée de glucose (moins de 4,233 g de glucose par 100 ml d'eau) avec quelques sels (pour remplacer la perte en minéraux) est hypotonique. Un jus de fruit non sucré dilué dans de l'eau avec une pincée de sel marin est la boisson idéale de réhydratation après l'exercice.

Si les liquides que vous buvez sont plus concentrés (hypertoniques) que ceux de votre corps, ils doivent être dilués avant d'être absorbés. (Une boisson adaptée aux liquides naturels de votre corps est appelée isotonique, et même si elle est plaisante à boire, elle ne vous réhydratera pas autant après un exercice qu'une boisson hypotonique).

## POUR ÉVITER LES PROBLÈMES

Comme toujours, il vaut mieux prévenir que guérir. N'essayez pas de faire de l'exercice si vous n'êtes pas complètement hydraté (s'entraîner avec seulement une légère «gueule de bois» est dangereux). Si vous vous entraînez le matin, buvez dès le lever. Buvez beaucoup avant le déjeuner et toute la journée si vous vous entraînez le soir.

Emportez toujours de l'eau pour les séances de gymnastique ou d'aérobic, la course ou le cyclisme. Si vous vous entraînez chez vous, ayez une bouteille d'eau à portée de main. Buvez beaucoup après l'entraînement.

Pour des séances normales, l'eau est la meilleure boisson avant et pendant. Après, prenez un quart de jus de fruit non sucré pour trois quarts d'eau. Si la séance a été particulièrement dure ou s'il fait chaud, choisissez une boisson avec des électrolytes ajoutés. Après l'exercice mangez des hydrates de carbone : une banane ou un autre fruit, un gâteau de riz.

**BOISSONS POUR SPORTIFS**

Elles sont relativement récentes, créées pour toucher un marché de plus en plus important. La grande majorité d'entre elles a bon goût et ne fait pas de mal, mais ce qu'elles apportent se trouve tout aussi bien dans l'eau, le jus de fruit et certains sels minéraux. Les boissons pétillantes en boîte qui ne sont pas pour le sport doivent être évitées, elles n'apportent rien de bon.

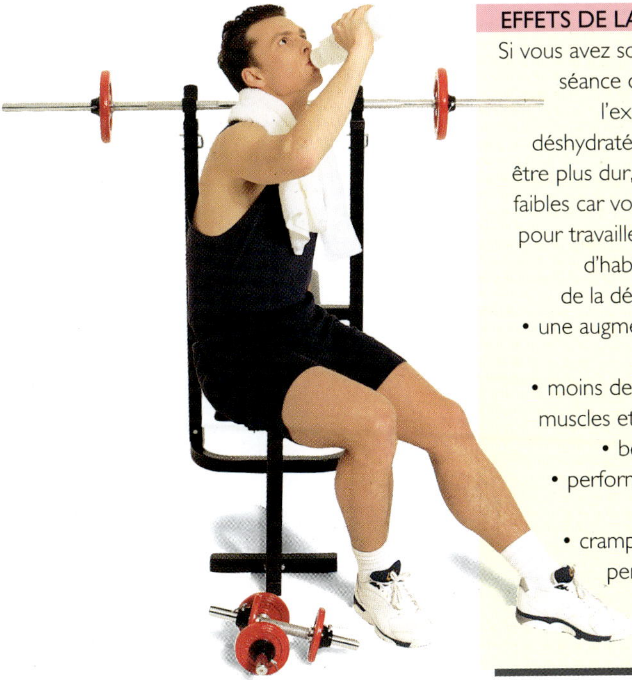

**EFFETS DE LA DÉSHYDRATATION**

Si vous avez soif avant ou pendant une séance d'exercice, quel que soit l'exercice, vous êtes déjà déshydraté. Votre entraînement va être plus dur, et vos résultats seront faibles car vous vous fatiguerez trop pour travailler aussi longtemps que d'habitude. Les effets de la déshydratation sont :

- une augmentation de la viscosité du sang
- moins de sang pompé dans les muscles et la peau par le cœur
- besoin de ralentir
- performance minable et début de fatigue
- crampe, qui peut arriver par la perte de liquide plutôt que par la perte de sels.

# CARTES DE SCORE

Les cartes de score ci-contre et p. 218 doivent être utilisées avec les menus de mise en forme; celles de la page 219 complètent les programmes d'endurance.

Choisissez la carte la plus adaptée à votre cas. Aux niveaux débutant et intermédiaire, la liste d'exercices est courte, utilisez alors celle d'en face.

Faites une photocopie de la page pour chaque semaine de votre programme, puis cochez les exercices, les répétitions et les séries que vous devriez travailler. Pendant ou immédiatement après votre entraînement, inscrivez le poids que vous avez utilisé et notez si le nombre de séries et répétitions que vous avez faites est différent de celui prescrit. Notez également comment vous vous sentez.: les dernières répétitions ont-elles été difficiles ? Auriez-vous pu en faire plus?

Aux niveaux avancé et entraînés, vous aurez peut-être besoin de la carte de score de la p. 218 pour s'accorder avec la liste plus vaste d'exercices, mais la procédure est la même.

Si vous vous concentrez sur l'endurance, photocopiez la carte de la p. 219 pour chaque semaine de votre programme. Notez chaque jour le temps et/ou la distance pour votre activité. Chaque programme comporte une liste d'exercices de force appropriés. Quand vous les faîtes, cochez les colonnes répétitions, éries et poids.

Si aucune de ces cartes de score ne satisfait vos besoins précis, créez votre propre carte en vous inspirant de celles proposées.

## COMMENT REMPLIR VOTRE CARTE DE SCORE

| Jour 1 | FORCE<br>Exercices | Poids | Répétitions et séries |
|---|---|---|---|
| 1 | Fentes | | 8 × 2 |
| 2 | Pompes à genoux | | 8 × 2 |
| 3 | Travail des adducteurs | | 8 × 2 |
| 4 | Élévation du tronc | | 8 × 2 |
| 5 | Élévation des mollets | | 8 × 2 |
| 6 | Curls aux haltères | 3 kg | 8 × 2 |
| 7 | Dips au banc | | 8 × 2 |
| 8 | Relevé partiel du buste | | 8 × 2 |
| 9 | Relevé latéral | | 8 × 2 |
| | ENDURANCE | Temps | Distance |
| Forme | Rameur | 10 min | non connue |
| NOTES | Bon entraînement ; épuisé ; oublié ma bouteille d'eau | | |
| Jour 2 | FORCE<br>Exercices | Poids | Répétitions et séries |
| 1 | | | |
| 2 | | | |
| 3 | | | |

# SEMAINE N°.......... NIVEAU ..........................

| Jour 1 | FORCE<br>Exercices | Poids | Répétitions<br>et séries |
| --- | --- | --- | --- |
| 1 | | | |
| 2 | | | |
| 3 | | | |
| 4 | | | |
| 5 | | | |
| 6 | | | |
| 7 | | | |
| 8 | | | |
| 9 | | | |
| | ENDURANCE | Temps | Distance |
| Forme | | | |
| NOTES : | | | |

| Jour 2 | Force<br>Exercices | Poids | Répétitions<br>et séries |
| --- | --- | --- | --- |
| 1 | | | |
| 2 | | | |
| 3 | | | |
| 4 | | | |
| 5 | | | |
| 6 | | | |
| 7 | | | |
| 8 | | | |
| 9 | | | |
| | ENDURANCE | Temps | Distance |
| Forme | | | |
| NOTES : | | | |

| Jour 3 | Force<br>Exercices | Poids | Répétitions<br>et séries |
| --- | --- | --- | --- |
| 1 | | | |
| 2 | | | |
| 3 | | | |
| 4 | | | |
| 5 | | | |
| 6 | | | |
| 7 | | | |
| 8 | | | |
| 9 | | | |
| | ENDURANCE | Temps | Distance |
| Forme | | | |
| NOTES : | | | |

# SEMAINE N°.......... NIVEAU ..........................

| JOUR 1/3 | FORCE exercices | Poids | Repetitions et sériess |
|---|---|---|---|
| 1 | | | |
| 2 | | | |
| 3 | | | |
| 4 | | | |
| 5 | | | |
| 6 | | | |
| 7 | | | |
| 8 | | | |
| 9 | | | |
| 10 | | | |
| 11 | | | |
| 12 | | | |
| 13 | | | |
| | ENDURANCE | Temps | Distance |
| Forme | | | |
| NOTES : | | | |

| JOUR 2/4 | FORCE exercices | Poids | Repetitions et séries |
|---|---|---|---|
| 1 | | | |
| 2 | | | |
| 3 | | | |
| 4 | | | |
| 5 | | | |
| 6 | | | |
| 7 | | | |
| 8 | | | |
| 9 | | | |
| 10 | | | |
| 11 | | | |
| 12 | | | |
| 13 | | | |
| | ENDURANCE | Temps | Distance |
| Forme | | | |
| NOTES : | | | |

# SEMAINE N°.......... NIVEAU ............................

| | | | |
|---|---|---|---|
| | ENDURANCE | Temps | Distance |
| Jour | Forme | | |
| 1 | | | |
| 2 | | | |
| 3 | | | |
| 4 | | | |
| 5 | | | |
| 6 | | | |
| 7 | | | |
| | | | |
| JOUR 1 | FORCE | | Repetitions |
| | exercices | Poids | et séries |
| 1 | | | |
| 2 | | | |
| 3 | | | |
| 4 | | | |
| 5 | | | |
| 6 | | | |
| | | | |
| JOUR 2 | FORCE | | Repetitions |
| | exercices | Poids | et séries |
| 1 | | | |
| 2 | | | |
| 3 | | | |
| 4 | | | |
| 5 | | | |
| 6 | | | |
| | | | |
| JOUR 3 | FORCE | | Repetitions |
| | exercices | Poids | et séries |
| 1 | | | |
| 2 | | | |
| 3 | | | |
| 4 | | | |
| 5 | | | |
| 6 | | | |
| | | | |

NOTES :

# INDEX

**Note :** Les exercices pour la souplesse et la force ont été indexés sous ces en-tête pour chaque partie du corps, après des informations plus générales et d'autres exercices. Ces sections comportent des exercices qui travaillent d'autres parties, mais qui peuvent être utiles.

## D



## E

# INDEX

# INDEX